すぐに使える
小児輸液
実践ハンドブック

編著 **金子一成**
関西医科大学小児科学講座教授

中外医学社

●執筆者一覧 （執筆順）

大橋　敦	関西医科大学小児科講師
鈴木康之	国立成育医療研究センター手術・集中治療部部長
郭　義胤	福岡市立こども病院・感染症センター　腎疾患科科長
山田昌由	静岡県立こども病院腎臓内科
和田尚弘	静岡県立こども病院腎臓内科医長
河崎裕英	関西医科大学小児科病院准教授
蓮井正史	はすい小児科院長/関西医科大学小児科非常勤講師
金子一成	関西医科大学小児科教授
有阪　治	獨協医科大学小児科教授
永田　智	順天堂大学医学部附属静岡病院小児科・新生児科先任准教授
生井良幸	太田西ノ内病院小児科部長
箕輪　圭	順天堂大学小児科
鈴木光幸	順天堂大学小児科
清水俊明	順天堂大学小児科教授
佐々木淳一	慶應義塾大学医学部救急医学専任講師
髙屋淳二	関西医科大学小児科病院准教授
依藤　亨	大阪市立総合医療センター小児代謝・内分泌内科部長
藤永周一郎	埼玉県立小児医療センター腎臓科科長
大友義之	順天堂大学医学部附属練馬病院小児科先任准教授
賀藤　均	国立成育医療研究センター器官病態系内科部長・循環器科医長
石川順一	大阪市立総合医療センター救命救急センター小児救急科医長
塩見正司	石井記念愛染園附属愛染橋病院小児科部長
根東義明	日本大学医学部医療管理学教授
大田敏之	県立広島病院小児腎臓科主任部長
小松康宏	聖路加国際病院腎臓内科部長/副院長
松山　健	公立福生病院副院長（小児科）

発刊にあたって

　医師国家試験に合格して初期研修を始めた先生や，初期研修を終え，専門研修を始めた先生に，「苦手な分野は？」と聞くと，「輸液，特に小児の輸液」という回答が多いのは昔も今も同じです．そのわりには，わが国には，研修医向けの輸液療法に関する総説的な本や輸液に関する雑誌の特集号はよく見かけますが，臨床の現場ですぐに使える実践的な小児への輸液療法に関するハンドブックとなると，その数は少ないようです．

　そこで今回，"病棟でスグに役立つ小児の輸液ハンドブック"を発刊しようと考えました．発刊に当たっては，「忙しい診療の中で，まず目の前にいる患者さんに適切な輸液療法が実施できるようになる本を作る」ことを第一の目標にしました．そのために，従来の医学書のような「Ⅰ．基礎編→Ⅱ．臨床編」ではなく「Ⅰ．臨床編→Ⅱ．基礎編」という順序にしました．つまり「このハンドブックを見れば，自分の受け持った患者さんの疾患や病態に応じた適切な輸液療法をすぐ行える」という本を目指し，まずは「Ⅰ．臨床編」で各疾患や特殊な病態における輸液療法の実践編を示し，余裕があれば，「Ⅱ．基礎編」で，基礎的事項を学習する，というコンセプトで構成しました．これは「輸液療法」が苦手だった私自身の経験に基づくものです．研修医時代，忙しい日常診療の中で，様々な病態，特殊な疾患の患者さんを受け持ち，じっくりと考える暇もなく，厳しくも優しい（？）先輩医師の指導を仰ぎながら，輸液療法を行い，その後で，じっくりと基礎的事項を勉強していきました．そうすると，「なぜそうしなければいけなかったのか？」が実際の患者さんの経験が活かされてスムーズに頭の中に入り，苦手意識は消えて行きました．

　本来，医学の学習法としては，"基礎"を学びその知識を"臨床"に活かすのが理想ではありますが，一方で，医師は，まず眼前の患者を速やかに治療しなければなりません．多忙な研修医，若手医師にとって基礎を学びよく理解してから輸液療法を始める，という時間的余裕はありません．そこで本書の各項目の執筆を依頼するに当たっては，各種病態のエキスパートの先生方にお願いするだけでなく，目の前にいる研修医を指導するようなお気持ちで，実践的輸液のノウハウを解説して頂きました．完成した本書を通読してみると，編者の発刊趣旨を執筆者によくご理解頂き，小児輸液学の「いろは」がよく理解できるようなハンドブックに仕上がったと自負しております．本書が，患者を前にした若い先生方にとってのオーベンのような役割を果たせれば編者としてこの上ない喜びです．また編者として編集者の方とともに，綿密な校正を致しましたが，内容の誤りや誤字脱字などがありましたら，ご叱責，ご指摘頂ければ幸いです．

2012年7月

関西医科大学小児科学講座 主任教授

金 子 一 成

目 次

I 臨床編

A．特殊な病態における輸液 …………………………………………………………… 2

1．新生児・未熟児における輸液 ……………………………………………〈大橋　敦〉 2
- 実践編：症例検討 ………………………………………………………………………… 2
- 解説編：新生児・未熟児の輸液の特殊性 ……………………………………………… 7
  1．体液組成の変動 ……………………………………………………………………… 7
  2．胎児・新生児の腎機能 ……………………………………………………………… 8
  3．不感蒸泄の変動 ……………………………………………………………………… 9
  4．電解質の調節 ………………………………………………………………………… 10

2．小児外科手術の周術期の輸液 ……………………………………………〈鈴木康之〉 13
- 実践編：症例検討 ………………………………………………………………………… 13
  1．肥厚性幽門狭窄症 …………………………………………………………………… 13
  2．術後低ナトリウム血症 ……………………………………………………………… 14
- 解説編：小児の術後輸液 ………………………………………………………………… 17
  1．小児の術後輸液に関する基本的な考え方 ………………………………………… 17
  2．周術期の糖濃度管理 ………………………………………………………………… 18
  3．頭蓋内圧亢進患者での周術期の輸液療法 ………………………………………… 19

3．電解質異常に対する輸液：ナトリウム濃度の異常 ……………………〈郭　義胤〉 22
- 実践編：症例検討 ………………………………………………………………………… 22
  1．低ナトリウム血症 …………………………………………………………………… 22
  2．高ナトリウム血症 …………………………………………………………………… 24
- 解説編：ナトリウム濃度の異常に対する治療 ………………………………………… 26
  1．概念 …………………………………………………………………………………… 26
  2．病態と病因 …………………………………………………………………………… 26
  3．症状 …………………………………………………………………………………… 29
  4．治療 …………………………………………………………………………………… 29

4．電解質異常に対する輸液：カリウム，カルシウム，マグネシウムの異常
　　　　　　　　　　　　　　　　　　　　　　　　　　〈山田昌由，和田尚弘〉 34
- 実践編：症例検討 ………………………………………………………………………… 34
  1．カリウム異常 ………………………………………………………………………… 34
  2．カルシウム異常 ……………………………………………………………………… 35

- 解説編：カリウム，カルシウム，マグネシウム異常の治療 ……………………………… 37
  - 1．カリウム異常 ……………………………………………………………………………… 37
  - 2．カルシウム異常 …………………………………………………………………………… 40
  - 3．マグネシウム異常 ………………………………………………………………………… 43
- 5．化学療法の際の輸液 〈河崎裕英〉 47
  - 実践編：症例検討 ……………………………………………………………………………… 47
  - 解説編：小児がんに対する化学療法と腫瘍崩壊症候群 …………………………………… 49
    - 1．小児がんの概念と疫学 …………………………………………………………………… 49
    - 2．小児がんの治療時における水分および電解質異常 …………………………………… 49
- 6．敗血症ショックに対する輸液 〈蓮井正史〉 54
  - 実践編：症例検討 ……………………………………………………………………………… 54
  - 解説編：小児の敗血症ショックとその治療 ………………………………………………… 57
    - 1．概念 ………………………………………………………………………………………… 57
    - 2．病態生理 …………………………………………………………………………………… 58
    - 3．診断および検査 …………………………………………………………………………… 58
    - 4．治療 ………………………………………………………………………………………… 59

B．小児疾患における輸液療法 64

- 1．乳幼児の急性胃腸炎に対する輸液療法 〈金子一成〉 64
  - 実践編：症例検討 ……………………………………………………………………………… 64
  - 解説編：小児の急性胃腸炎とその治療 ……………………………………………………… 68
    - 1．概念 ………………………………………………………………………………………… 68
    - 2．疫学 ………………………………………………………………………………………… 68
    - 3．病態生理・臨床症状 ……………………………………………………………………… 68
    - 4．診断および検査 …………………………………………………………………………… 69
    - 5．治療 ………………………………………………………………………………………… 69
- 2．尿崩症 〈有阪　治〉 75
  - 実践編：症例検討 ……………………………………………………………………………… 75
  - 解説編：小児の尿崩症とその治療 …………………………………………………………… 79
    - 1．概念 ………………………………………………………………………………………… 79
    - 2．中枢性尿崩症の治療 ……………………………………………………………………… 79
    - 3．高 Na 血症の治療と脳 …………………………………………………………………… 81
- 3．肥厚性幽門狭窄症に対する輸液療法 〈永田　智〉 83
  - 実践編：症例検討 ……………………………………………………………………………… 83
  - 解説編：肥厚性幽門狭窄症とその治療 ……………………………………………………… 87
    - 1．概念・疫学 ………………………………………………………………………………… 87

2．病態と原因 ·· 87
　　3．臨床症状と理学的所見 ·· 87
　　4．診断および検査 ·· 87
　　5．治療 ··· 87
4．小児気管支喘息に対する輸液療法 ················〈生井良幸〉 90
　■ 実践編：症例検討 ·· 90
　■ 解説編：小児気管支喘息とその治療 ··· 94
　　1．概念 ··· 94
　　2．疫学 ··· 94
　　3．病態生理・臨床症状 ·· 94
　　4．診断および検査 ·· 94
　　5．治療 ··· 94
5．急性膵炎に対する輸液療法 ············〈箕輪　圭，鈴木光幸，清水俊明〉 98
　■ 実践編：症例検討 ·· 98
　■ 解説編：小児の急性膵炎とその治療 ··· 101
　　1．概念 ··· 101
　　2．疫学 ··· 101
　　3．病態生理・臨床症状 ·· 101
　　4．診断および検査 ·· 102
　　5．治療 ··· 103
6．熱傷─小児熱傷患者に対する初期輸液 ············〈佐々木淳一〉 106
　■ 実践編：症例検討 ·· 106
　■ 解説編：小児熱傷とその治療 ·· 108
　　1．小児の特殊性（特徴） ··· 108
　　2．輸液の適応と開始時期 ··· 109
　　3．輸液の種類（組成） ·· 109
　　4．輸液の速度（量）とその指標 ·· 110
　　5．ABLSコースにおける初期輸液の考え方 ···························· 110
　　6．標準的な輸液法 ·· 111
7．糖尿病ケトアシドーシス ···························〈髙屋淳二〉 113
　■ 実践編：症例検討 ·· 113
　■ 解説編：小児の糖尿病ケトアシドーシスとその治療 ····················· 117
　　1．概念 ··· 117
　　2．疫学 ··· 117
　　3．病態生理・臨床症状 ·· 118
　　4．診断および検査 ·· 118

         5．治療··· 119
 8．急性肝不全···〈依藤　亨〉123
    ■実践編：症例検討·· 123
    ■解説編：小児の急性肝不全とその治療··· 125
         1．概念··· 125
         2．原因··· 125
         3．疫学··· 125
         4．病態生理・臨床症状··· 125
         5．診断および検査··· 125
         6．治療··· 127
 9．急性腎炎，急性腎不全···〈藤永周一郎〉130
    ■実践編：症例検討·· 130
    ■解説編：小児の急性腎炎とその治療··· 134
         1．概念··· 134
         2．疫学··· 134
         3．病態生理・臨床症状··· 134
         4．診断および検査所見··· 135
         5．治療··· 135
10．ネフローゼ症候群··〈大友義之〉138
    ■実践編：症例検討·· 138
    ■解説編：ネフローゼ症候群の体液管理·· 141
         1．概念··· 141
         2．治療··· 141
11．心不全における輸液療法··〈賀藤　均〉144
    ■実践編：症例検討·· 144
         1．急性心筋炎··· 144
         2．肥大型心筋症··· 145
         3．特発性肺動脈性肺高血圧症·· 146
         4．心室中隔欠損症··· 147
         5．拡張型心筋症··· 148
         6．フォンタン術後··· 149
         7．ファロー四徴症術後·· 149
    ■解説編：小児の心不全と輸液·· 151
         1．Frank-Starlingの心機能曲線から考える··· 151
         2．慢性心不全の神経体液性因子··· 152
         3．小児心不全患者における輸液の原則·· 153

4．心不全の型による対応 ……………………………………………………………… 154
12．急性脳炎・脳症の輸液療法 ……………………………………〈石川順一，塩見正司〉 157
　■ 実践編：症例検討 …………………………………………………………………… 157
　■ 解説編：小児の急性脳症・脳炎とその治療 ……………………………………… 161
　　　1．急性脳症とは ……………………………………………………………………… 161
　　　2．治療 ………………………………………………………………………………… 162
　　　3．急性脳炎 …………………………………………………………………………… 163

II 基礎編

1．小児の輸液療法に関する基本的な考え方 ……………………………〈金子一成〉 166
　　　1．小児の水分・電解質バランス ………………………………………………… 166
　　　2．小児の水・電解質輸液の種類と対象疾患 …………………………………… 170
　　　3．最近の輸液療法における議論 ………………………………………………… 171
2．小児の輸液療法において必要な体液・電解質調節の基礎知識 ………〈根東義明〉 175
　　　1．腎の構造と生理学 ……………………………………………………………… 175
　　　2．水代謝 …………………………………………………………………………… 178
　　　3．ナトリウム代謝 ………………………………………………………………… 180
　　　4．カリウム代謝 …………………………………………………………………… 180
　　　5．カルシウム代謝 ………………………………………………………………… 181
　　　6．マグネシウム代謝 ……………………………………………………………… 183
　　　7．リン酸代謝 ……………………………………………………………………… 184
3．小児の輸液療法において必要な酸塩基平衡異常の基礎知識 …………〈大田敏之〉 186
　　　1．酸塩基とは？ …………………………………………………………………… 186
　　　2．体内での酸の産生 ……………………………………………………………… 186
　　　3．緩衝系とは？ …………………………………………………………………… 187
　　　4．酸排泄のしくみ ………………………………………………………………… 187
　　　5．pHの定義，血液ガスの基礎知識 …………………………………………… 188
　　　6．アニオンギャップ（AG）とは？ …………………………………………… 189
　　　7．酸塩基平衡理論の変遷とその問題点 ………………………………………… 189
　　　8．呼吸性代償，代謝性代償とは？ ……………………………………………… 190
　　　9．ステップワイズ血液ガス分析 ………………………………………………… 190
　　　10．混合性酸塩基異常症を疑うには？ …………………………………………… 192
　　　11．実践的血液ガス分析（シンプル解釈）……………………………………… 192
　　　12．血液ガス一口メモ ……………………………………………………………… 192
　　　13．酸塩基障害時の輸液療法での基本的事項 …………………………………… 193

4．小児の輸液ベーシックガイド　小児の輸液療法において必要な検査とその解釈
　　　　　　　　　　　　　　　　　　　　　　　　　　〈小松康宏〉 195
　　1．必須検査 195
　　2．Na バランスの指標 195
　　3．水バランス―血清ナトリウム濃度異常の判断 197
　　4．カリウムバランス―血清カリウム濃度の異常に対処する 199
　　5．酸塩基平衡 202
5．誤った輸液療法を行わないための注意 〈松山　健〉 204
　　1．不必要な輸液をしない 204
　　2．考えて輸液剤を選択する 205
　　3．なるべくシンプルな輸液を（＝新たに調整しないにこしたことはない） 205
　　4．高浸透圧剤は可能な限り短期間に 206
　　5．病態改善の優先順位を考えた輸液を 207
　　6．排尿行為の意味を過大評価しない 207
　　7．輸液剤でもアレルギーに注意 207
　　8．初期治療の後も考えながら経過を診る 208
　　9．検査できない時の対処 208
　　10．検体の deep freezer 保存を 209

索引 210

I 臨床編

Ⅰ．臨床編―A．特殊な病態における輸液

 新生児・未熟児における輸液

実践編　症例検討

症例の経過と実際の輸液療法

症例❶
日齢0　男児

主　訴　低血糖，低出生体重児

分娩歴　在胎38週4日，体重2,110 g（−2.4 SD），身長47.5 cm（−0.5 SD），頭囲32.5 cm（−0.5 SD），アプガースコア8点（1分），9点（5分），経腟分娩にて出生した．

現病歴　出生時の簡易血糖測定で血糖値35 mg/dLと低血糖を認め，生後60分の再検では血糖値20 mg/dLとさらに低下したため，精査加療目的で新生児集中治療室に入院となった．

入院時現症　心拍数150回/分，呼吸数50回/分，体温37.2℃，血圧50/32 mmHg．SpO₂ 98％（FiO₂ 0.21）．

入院時検査所見　血算，電解質，生化学検査には異常を認めず．血糖値は33 mg/dLと低血糖を認めた．血液ガス分析ではpH 7.429と代謝性アシドーシスはなかった（表1）．腹部単純エックス線写真では，腸管の拡張やイレウス像はみられず．頭部超音波検査でも脳室内出血や脳室拡大は認めなかった．活気はやや低下していたが，意識レベルの低下や易刺激性はみられなかった．

入院後経過　以上の所見から，子宮内胎児発育遅延に起因する低血糖と診断し，治療計画を立てた．10％ブドウ糖液5 mLを緩徐に静脈内投与した後に，7.5％ブドウ糖液の持続輸液を55 mL/kg/日，ブドウ糖投与速度（glucose infusion rate, 以下GIR）2.9 mg/kg/分で開始した．治療後30分の血糖値は75 mg/dLまで改善していた．日齢1には輸液へのナトリウム添加を2 mEq/kg/日で開始し，2～3 mL/kg/時の尿量を認めていたので輸液量を70 mL/kg/日に増量した．日齢2からはカリウム添加を1 mEq/kg/日で開始し，輸液量を90 mL/kg/日に増量した．日齢2以降，尿量は3～4 mL/kg/時で安定していた．日齢3からは母乳の経口摂取が可能となり，総水分量が100 mL/kg/日になるように輸液量を減量した〔母乳：20 mL×8回（76 mL/kg/日），輸液量：25 mL/kg/日〕．日齢4には母乳摂取量が30 mL/回（114 mL/kg/日）

表1 入院時検査所見

【血算】		【血清・生化学】	
白血球数	11,500/μL	Na	141 mEq/L
赤血球数	471万/μL	K	3.9 mEq/L
ヘモグロビン	17.0 g/dL	Cl	108 mEq/L
血小板数	22.3万/μL	Ca	8.4 mg/dL
【血液ガス分析】		P	4.5 mg/dL
pH	7.429	総蛋白	5.1 g/dL
PaCO₂	37.8 mmHg	アルブミン	3.3 g/dL
PaO₂	67.4 mmHg	AST	31 U/L
HCO₃⁻	22.6 mEq/L	ALT	11 U/L
BE	−1.2 mEq/L	尿素窒素	15 mg/dL
		クレアチニン	0.65 mg/dL
		血糖値	33 mg/dL
		CRP	0.2 mg/dL

まで増量できたので，輸液を終了した．

症例❷
日齢0 女児

主 訴 超早産児，超低出生体重児，陥没呼吸・多呼吸

分娩歴 前期破水と胎児心拍数低下を認めたため，緊急帝王切開にて出生した．在胎26週1日，体重732 g，アプガースコア4点（1分），6点（5分）．出生直後に弱い啼泣を認めたが，無呼吸とチアノーゼを呈するようになったため，気管挿管し人工換気を行った．

入院時現症 体重732 g（−1.32 SD），身長32.1 cm（−0.63 SD），頭囲23.5 cm（＋0.05 SD）．心拍数165回/分，血圧34/20 mmHg，SpO₂ 92%（FiO₂ 0.6）．

入院時検査所見 電解質検査では軽度の低ナトリウム血症を認めた．血糖値は52 mg/dLと低血糖は呈していなかった．血液ガス分析ではpH 7.15，PaCO₂ 73.5 mmHgと呼吸性アシドーシスを認めた（表2）．胸部単純エックス線写真では，細網顆粒状陰影と樹枝状陰影がみられた．頭部超音波検査では脳室内出血や脳室拡大はみられなかった．

入院後経過 以上の所見から，超低出生体重児と呼吸窮迫症候群と診断し，治療計画を立てた．未熟な皮膚からの大量の不感蒸泄を抑制するために，100%加湿された保育器に収容し，初期輸液は10%ブドウ糖液20 mLと8.5%グルコン酸カルシウム（商品名：カルチコール®）2 mL（溶液比10：1）を混合した溶液を55 mL/kg/日，GIR 3.5 mg/kg/分で開始した．日齢0〜2にかけては，血清ナトリウム値が135〜145 mEq/Lを維持できるように尿量，体重を参考にしながら輸液量を調節し，日齢1は70 mL/kg/日，日齢2は90 mL/kg/日で管理した．血清ナトリウム値は一旦上昇した後に，日齢2から低下したので3 mEq/kg/日のナトリウム添加を開始し，日齢5には6 mEq/kg/日まで増量した．カリウムは，血清カリウム値が5 mEq/L以下

表2 入院時検査所見

【血算】		【血清・生化学】	
白血球数	9,200/μL	Na	133 mEq/L
赤血球数	330万/μL	K	4.6 mEq/L
ヘモグロビン	13.6 g/dL	Cl	110 mEq/L
血小板数	18.2万/μL	Ca	9.4 mg/dL
【血液ガス分析】		P	5.0 mg/dL
pH	7.154	総蛋白	3.4 g/dL
PaCO₂	73.5 mmHg	アルブミン	2.4 g/dL
PaO₂	68.3 mmHg	AST	21 U/L
HCO₃⁻	22.3 mEq/L	ALT	2 U/L
BE	−5.1 mEq/L	尿素窒素	5 mg/dL
		クレアチニン	0.35 mg/dL
		血糖値	52 mg/dL
		CRP	0.015 mg/dL

となった日齢3から1 mEq/kg/日で添加を開始した．日齢3以降は経腸栄養を開始することができ，経腸栄養と輸液を合わせて100～120 mL/kg/日で水分管理を行った．また，経静脈栄養として，日齢0からアミノ酸を1.0 g/kg/日，日齢1から脂肪を0.5 g/kg/日で開始した．最終的に，アミノ酸は3.0 g/kg/日，脂肪は2.0 g/kg/日まで増量した．

症例の解説

正期産児の低血糖は血糖値が40 mg/dL未満と定義されている．低血糖の原因としては，グリコーゲン貯蔵の不足や高インスリン血症がある．出生時のグリコーゲン貯蔵の不足は，早産児，胎盤機能不全による子宮内発育遅延児，および仮死を認めた児にみられる．症例1は体重は−2.4 SDになるが頭囲発育は正常であることから，臍帯胎盤因子による子宮内胎児発育遅延児であると判断できる．

低血糖の治療は，全身状態が良好であれば早期に授乳させることが望ましいが，授乳が困難な場合は経静脈的にブドウ糖を速やかに補充することである．10%ブドウ糖液2 mL/kgを緩徐に静脈内投与した後，5～7.5%のブドウ糖液を用いた持続輸液を行う．血糖値が上昇した後は，通常量の輸液を行う．日齢0での初期輸液は5～7.5%ブドウ糖液を用いて50～60 mL/kg/日で開始する．日齢1には尿中ナトリウム排泄量が増加するため，2～4 mEq/kg/日のナトリウム添加を開始し，尿量の増加に対応して輸液量は60～70 mL/kg/日まで増量する．血清ナトリウム濃度は血清浸透圧を規定する最も重要な因子であり〔血清浸透圧＝2(Na＋K)＋血糖/18＋BUN/2.8，正常値は285～295 mOsm/L〕，135 mEq/L以下にならないように注意する．日齢2からは腎血流量が増加し，尿中へのカリウム排泄が増加してくるので，1～2 mEq/kg/日のカリウム添加を開始し，輸液量は70～80 mL/kg/日まで増量する．日齢3以降，輸液量は100 mL/kg/日まで増量し，体重の増減や尿量を考慮して適宜調節する．

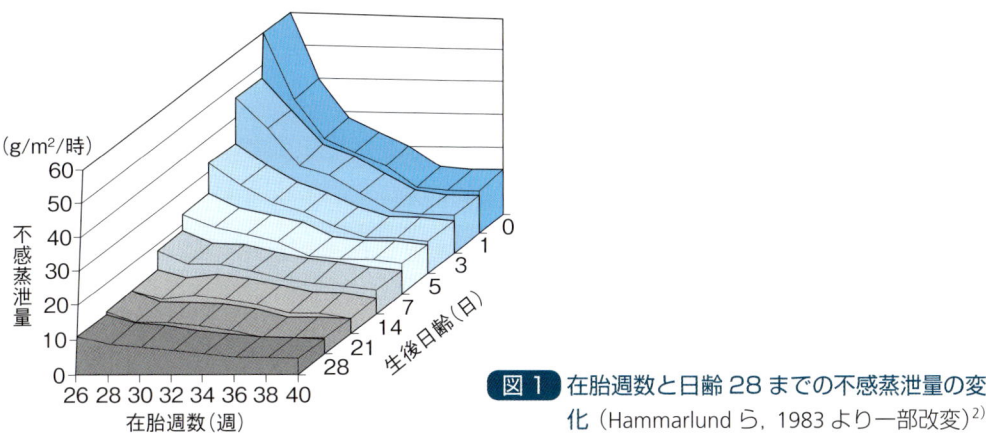

図1 在胎週数と日齢28までの不感蒸泄量の変化（Hammarlundら，1983より一部改変）[2]

表3 出生体重別の日齢1における不感蒸泄量

出生体重	不感蒸泄量（mL/kg/日）
＜1,000 g	60〜80
1,000〜1,500 g	40〜60
＞1,500 g	20

（Chawlaら，2008より一部改変）[3]

表4 低出生体重児の輸液組成と輸液速度

	日齢	輸液組成	輸液速度	GIR (mg/kg/分)	Na (mEq/kg/日)	WQ (mL/kg/日)
極低出生体重児 体重：1,300 g 中心静脈カテーテル	0	10%ブドウ糖液 45 mL カルチコール 5 mL ヘパリン 0.05 mL	3 mL/時	3.5	0	55
	1	10%ブドウ糖液 45 mL カルチコール 5 mL ヘパリン 0.05 mL	4.1 mL/時	4.7	0	75
	2	10%ブドウ糖液 45 mL カルチコール 5 mL 10%NaCl 1 mL ヘパリン 0.05 mL	5.1 mL/時	5.8	3.2	95
超低出生体重児 体重：700 g 中心静脈カテーテル	0	10%ブドウ糖液 18 mL カルチコール 2 mL ヘパリン 0.02 mL	1.6 mL/時	3.4	0	55
	1	10%ブドウ糖液 18 mL カルチコール 2 mL ヘパリン 0.02 mL	2 mL/時	4.3	0	70
	2	10%ブドウ糖液 18 mL カルチコール 2 mL 10%NaCl 0.5 mL ヘパリン 0.02 mL	2.6 mL/時	5.4	3.7	90

GIR：glucose infusion rate，WQ：water quantity

超低出生体重児は細胞外液が非常に多く，未熟な皮膚からの不感蒸泄が多いため，保育器内を高加湿状態（ほぼ100％）にして不感蒸泄を抑制することで輸液量が調節しやすくなる．輸液へのナトリウムの添加は，正期産児では2〜4 mEq/kg/日で開始するが，尿中喪失が多い早産児ではさらに多くの添加が必要となることが多い[1]．ナトリウム添加は，尿中ナトリウム排泄が多くなる（すなわち，一旦上昇した血清ナトリウム濃度が低下する）日齢2〜3頃から開始することが多い．カリウムの添加は時間尿量が3 mL/kg程度まで増量し，血清カリウム濃度が5 mEq/L以下となる日齢3以降に行われ，3.5〜5 mEq/Lを維持できるように1〜2 mEq/kg/日で開始する．

　早産児の輸液量は，在胎週数や出生体重により大きく異なるため，正期産児のような一般的な輸液量の設定が困難である．初期輸液は10％ブドウ糖液と8.5％グルコン酸カルシウムを混合した溶液（溶液比10〜20：1）を50〜60 mL/kg/日で開始する．日齢1〜3の輸液量は，新生児は生理的腎不全の状態にあるという考えに基づき，前日尿量＋不感蒸泄量を基本輸液量とする．在胎週数別の不感蒸泄量の出生後の推移を図1[2]に，体重別の日齢1での不感蒸泄量を表3[3]に示す．他の指標としては血清ナトリウム値が135〜145 mEq/Lを維持できるように輸液量を調節し，実際的には70〜120 mL/kg/日の範囲で調節することが多い．表4に輸液療法の具体例を示す．日齢4以降の輸液量は100〜120 mL/kg/日に安定することが多いが，症候性動脈管開存症が存在するような場合には，輸液を減量する必要がある．

解説編　新生児・未熟児の輸液の特殊性

　水と電解質のバランス維持は，児のおかれている環境（子宮の内外）にかかわらず重要で，恒常性維持のためには不可欠である．新生児のさまざまな病的状態は，水と電解質の複雑な制御機構を破綻させ，不可逆的な細胞障害を引き起こす．水と電解質の生理的変化の理解に基づいた輸液療法の実践は，新生児集中治療の基本といえる．新生児・未熟児の体液バランスには下記に述べる特徴があり，それぞれの要点について解説する．

1 体液組成の変動

　新生児は成人に比較して，身体の構成成分のうち水分の占める割合が高く，その傾向は在胎週数が少ない早産児ほど顕著である．体内総水分量（total body water：以下 TBW）は細胞外液（extracellular water：以下 ECW）と細胞内液（intracellular water：以下 ICW）に分けられ，ECW はさらに血管内成分である血漿と間質液とに分けられる．妊娠 3 カ月までは胎児体重の 94％が水分であるが，妊娠が進むにつれて TBW は減少する．TBW は在胎 24 週までに体重の 86％に，出産予定日までには 78％となる．また，ECW は在胎 24 週時には体重の 59％であるが，予定日には 44％まで減少し，一方 ICW は同期間に体重の 27％から 34％に増加する（表 5）[4]．出生後には TBW は減少するが，それは主として ECW の減少による．出生後にみられるこの ECW の減少は，主として不感蒸泄による間質液の減少と，尿排泄の増加による血漿成分の減少による．この ECW の減少は生理的体重減少と称され，正期産児では 5〜10％程度の減少であるが，早産児では 10〜20％にも達する．これは，早産児では ECW の比率が高いことによる．体重に対する ICW の比率は体重が増加に転じるよりも早期から増加し，生後 3 カ月には ECW の比率と逆転す

表 5　胎児期と生後早期の体水分の変化

	在胎週数（週）					生後 1〜4 週
	24	28	32	36	40	
TBW（%）	86	84	82	80	78	74
ECW（%）	59	56	52	48	44	41
ICW（%）	27	28	30	32	34	33

（Bell ら，1999 より一部改変）[4]

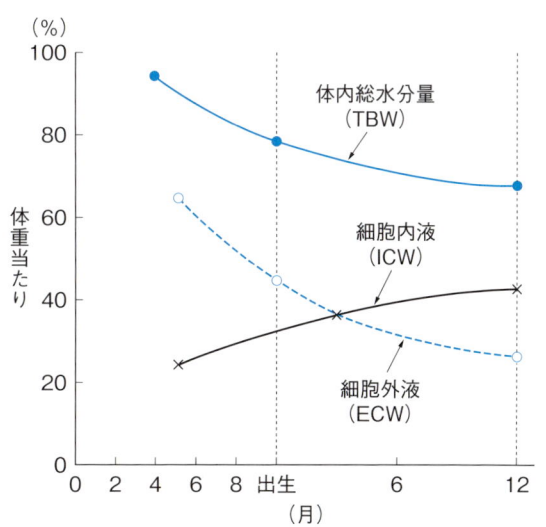

図 2　出生前，出生後の体水分分布の変化
（Friis-Hansen, 1961 より一部改変）[5]

る（図2）[5].

2 胎児・新生児の腎機能

1）尿の生成

胎児の尿生成は在胎10〜12週から始まり，妊娠週数とともに増加する．胎児の時間あたりの尿量は，在胎20週では5 mL，30週では10 mL，40週では30 mLに達する．胎児が乏尿をきたすと羊水過少が生じ，肺低形成の原因となる．

2）腎血流量

胎児の腎血流量（renal blood flow：以下RBF）は在胎25週には20 mL/分であるが，在胎40週には60 mL/分に増加する．成人のRBFは心拍出量の20〜25%であるが，胎児のRBFは心拍出量のわずか2〜4%でしかない．しかし，この割合は出生後に増加し，生後12時間には5%，生後1週には10%に達する．

3）糸球体濾過率

胎児の糸球体濾過率（glomerular filtration rate：以下GFR）はネフロンの数が増えるにつれて，急速に増加する．在胎28〜35週までGFRは在胎週数に比例して増加する（図3）[6]．GFRは在胎28週で8〜10 mL/分/1.73 m^{2}であり，在胎34週まではこの増加はわずかである．在胎34週以降は平均25 mL/分/1.73 m^{2}であるが，生後1週以内にGFRは3〜5倍に増加する．在胎28週で出生した早産児の場合，生後6週まで，すなわち受胎後週数が34週に到達するまでGFRはほとんど増加しない．レニン-アンギオテンシン-アルドステロン系（以下，RAA系），カテコラミン，プロスタグランジン，さらに心房性ナトリウム利尿ペプチド（atrial natriuretic peptide：以下ANP）やB型ナトリウム利尿ペプチド（B-type natriuretic peptide：以下BNP）に代表される血管作動性物質やホルモンなどの物質が，胎児のRBFとGFRの調節に関与している[1].

4）尿細管機能

尿細管機能も出生後に急速に成熟する．尿中ナトリウム排泄率（FE$_{Na}$）でみると，胎児期には20%と高値であるが，在胎週数が進むと徐々に減少し正期産児では0.2〜1%である．在胎30週未満の早産児では，胎児と同様にFE$_{Na}$は高値であるが，生後数日のうちに5%程度まで低下する[7]．

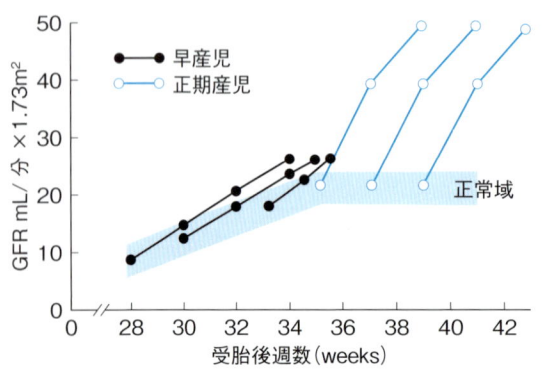

図3 受胎後週数とGFRの成熟との関連
（Guignardら，1986より一部改変）[6]

これらの早産児では，摂取量を超える過度の尿中へのナトリウム喪失のため負のバランスになりやすい．そのため正のバランスを維持するためには，2 mEq/kg/日のナトリウム補充が必要である．FE_{Na}を増加させる因子として，低酸素，呼吸窮迫，高ビリルビン血症，急性尿細管壊死，テオフィリンや利尿薬などの薬剤があげられる．増加する理由として，①近位尿細管での再吸収率の低さ，②遠位尿細管でのアルドステロンの反応性の乏しさ，③ANPの過剰などが考えられる．

3 不感蒸泄の変動

不感蒸泄とは，皮膚と気道からの蒸発による水分喪失のことで，30%は経気道的に，70%は経皮的に失われる．新生児は体重あたりの体表面積の割合が大きいこと，皮膚の角化層が未熟であること，皮膚の血流が多いこと，呼吸数が多いことにより不感蒸泄量は非常に多い．また，種々の環境や児の状態により不感蒸泄は変化する（表6）[3]．特にラジアントウォーマー（開放型保育器）とインキュベータ（閉鎖型保育器）との比較では，ラジアントウォーマーのほうが絶対湿度が低いため，不感蒸泄量が約50%多くなる（表7）[8]．不感蒸泄量は，次に示す式からも算出できる．

「不感蒸泄量＝輸液量－尿量－体重増加量」

在胎23～26週の超低出生体重児では，生後数日の間に皮膚の角化が急速に進行する．高い湿度環境下では角化が妨げられるが，超低出生体重児では生後3日間程度はインキュベータ内加湿を95～100%にすることにより不感蒸泄を抑制することができるため，適切な輸液管理を行うことが容易となる．しかし，高加湿環境は感染のリスクを高めるため，日齢4以降は徐々に加湿を下げる．

表6 不感蒸泄に影響を与える因子

不感蒸泄を増加させる因子
・呼吸数の増加
・皮膚損傷
・外科的疾患（腹壁破裂，臍帯ヘルニア，二分脊椎）
・体温の上昇（1℃上昇により不感蒸泄が30%増加する）
・環境温度の上昇
・ラジアントウォーマーや光線療法の使用
・環境湿度の低下

不感蒸泄を減少させる因子
・保育器の使用
・人工呼吸器の吸入ガスの加湿
・プラスチックフードの使用
・環境湿度の上昇

（Chawlaら，2008より一部改変）[3]

表7 新生児の不感蒸泄量（mL/kg/時）

出生体重(kg)	インキュベータ	ラジアントウォーマー
0.6～1.0	1.5～3.0	2.4～5.2
1.0～1.5	1.5～2.3	1.5～2.7
1.5～2.0	0.7～1.0	0.5～1.5
2.0～3.0	0.5	1.0

（el-Dahrら，1990より一部改変）[8]

4 電解質の調節

1）ナトリウムの調節

　RAA系，バソプレシン（arginine vasopressin：以下 AVP），ANP，BNP，プロスタグランジンといった因子がナトリウムや水分の排泄，体血管の抵抗および心筋の収縮を変化させる．

　RAA系の主な作用は，細胞外分画の容量を保持し，適切な組織灌流を維持することである．すなわち，腎毛細血管血流の減少および尿細管の傍糸球体装置へのナトリウム輸送の減少はレニン分泌を刺激し，次いでアンギオテンシンの産生を促す．さらに，アンギオテンシンは血管収縮を誘導し，尿細管でのナトリウムや水分の再吸収を増加させ，アルドステロンを放出させる．アルドステロンはカリウム分泌を増加させ，遠位尿細管でのナトリウム再吸収を増強させるが，低出生体重児では血中アルドステロン値が高値であるにも関わらず，尿細管のアルドステロン反応性が低いため低ナトリウム血症になりやすい[1]．

　AVPの主たる作用は，細胞外分画の浸透圧を維持することである．AVPは腎において自由水の再吸収を選択的に増加させ，その結果血圧を上昇させる．血漿AVP値は新生児（特に経腟分娩後）において著しく高値であり，心血管機能の子宮外への適応を促進させる．そのため，健康な正期産児では日齢0〜1の尿量は少ない．一方，早産児や病的正期産児ではAVP分泌の調節不全のため腎・心血管機能や水・電解質のバランスに影響を及ぼす．その代表的な疾患としてADH不適切分泌症候群（syndrome of inappropriate secretion of antidiuretic hormone：SIADH）がある．

　ANPは血管拡張作用とナトリウム利尿作用によって，胎児や新生児の細胞外分画の容量を調節している．RAA系と対立する作用であり，レニン産生とアルドステロン放出を直接抑制する．循環血液量の増加による心房壁の伸展は，ANPを分泌させる最も強い刺激である．

　BNPは心室壁圧上昇により心室心筋から分泌される．BNPはANPと類似しており，両者ともRAA系を抑制してナトリウム利尿作用，血管拡張作用をもたらす．BNPは日齢1には生下時の約20倍まで上昇するが，肺動脈圧の低下と関連して生後1週までに低下する[1]．しかし，症候性動脈管開存症ではBNPが高値を示すことが知られており，内科的・外科的治療の指標として用いられるようになりつつある[9]．

　プロスタグランジンは腎で産生され，血管拡張作用とナトリウム利尿作用とをもち，RAA系と拮抗的作用を有する．未熟児動脈管開存症治療薬であるインドメタシンによりプロスタグランジンの産生が阻害されると，血管収縮や活性化されたRAA系の作用によりナトリウム貯留が生じ，早産児では薬剤性腎障害をきたすことになる．

2）カリウムの調節

　カリウムの98%は細胞内にあり，その濃度は150 mEq/Lに近い．高い細胞内K濃度は，細胞の成長と分裂に不可欠である．カリウムは近位尿細管とヘンレループの上行脚で能動的に再吸収される．アルドステロンは細胞内カリウム濃度を上昇させるNa-K-ATPaseを刺激すること，カリウムの膜透過性を高めることにより，ナトリウムの再吸収を刺激しカリウム排泄を高める．カリウム排泄は胎児においては低値であり，在胎21〜24週の胎児の尿中カリウム濃度は3 mEq/L

以下である．正のカリウムバランスにある健康な正期産児では，カリウム排泄は生後1カ月は安定しており，平均1.29～1.48 mEq/kg/日である．

3）カルシウム，リン，マグネシウムの調節

カルシウムの細胞内と細胞外分画の分布は主に副甲状腺ホルモン（parathyroid hormone：以下，PTH）によって調節されている．PTHは骨吸収を刺激し，ホルモン作用を有する活性型ビタミンD（カルシトリオール）の合成を促進し，さらに遠位尿細管と集合管でのカルシウム再吸収を増加させて血漿カルシウム濃度を上昇させる．通常，濾過されたカルシウムの99％は近位尿細管とヘンレループで再吸収される．カルシウム排泄はアシドーシスによって増加し，アルカローシスによって減少する．在胎26～36週の間，胎児のカルシウムの蓄積は平均130 mg/kg/日である．ループ利尿薬は高カルシウム尿症をもたらし，新生児の腎石灰化をきたすことがある．

細胞内の貯蔵（主に骨）から放出されるリン酸塩は，PTHとカルシトリオールによって増加する．濾過されたリン酸塩の80％は近位尿細管で，10％は遠位尿細管で再吸収され，10％は尿中に排泄される．在胎26～36週の間，胎児の無機リン酸塩の蓄積は平均75 mg/kg/日であり，出生時Pの80％は骨にある．

マグネシウムは蛋白合成と骨形成の調節に主要な役割をはたしている．マグネシウムは近位尿細管とヘンレループ上行脚で受動的に再吸収され，濾過された3％のマグネシウムが尿中に排泄される．在胎26～36週の間，胎児のマグネシウムの蓄積は平均3.5 mg/kg/日である．新生児の低マグネシウム血症は子宮内胎児発育遅延と関連があり，高マグネシウム血症は陣痛抑制の目的で母体にマグネシウム製剤が投与されていた場合にみられることがある[10]．

新生児・未熟児における輸液療法のポイント

- 早産児は正期産児と比較して腎尿細管機能が低いため，個々の病態にあわせて輸液管理をより細やかに行う必要がある．
- 不感蒸泄を常に念頭において輸液量を決定する．
- 不感蒸泄量は在胎週数，出生体重，生後日齢，児の置かれている環境により異なる．
- 新生児は生理的腎不全状態にあるため，基本輸液量は「前日尿量＋不感蒸泄量」と考える．
- 体重の変化と尿量は，輸液量を決めるための重要な因子である．
- 新生児は急激な細胞外液の減少に伴い，生理的体重減少（正期産児で5～10％，早産児で10～20％）を認める．
- したがって，日齢1～2における体重増加は，輸液過剰の可能性を考慮する．
- 日齢0～1における血清ナトリウム濃度は，輸液量を調整する指標となる．

■ 文献

1) Posencheg MA, Evans JR. Acid-base, fluid, and electrolyte management. In: Gleason CA, et al. editors. Avery's disease of the newborn. 9th ed. Philadelphia: Saunders; 2011. p.367-89.
2) Hammarlund K, Sedin G, Stromberg B. Transepidermal water loss in newborn infants. Acta Pediatr Scand. 1983; 72: 721-8.
3) Chawla D, Agarwal R, Deorari AK, et al. Fluid and electrolyte management in term and preterm neonates. Indian J Pediatr. 2008; 75: 255-9.
4) Bell EF, Oh W. Fluid and electrolyte management. In: MacDonald MG, et al. editors. Neonatology. 6th ed. Philadelphia: Lippincott; 2005. p.362-79.
5) Friis-Hansen B. Body water compartments in children. Changes during growth and related changes in body composition. Pediatrics. 1961; 28: 169.
6) Guignard JP, John EG. Renal function in the tiny, premature infant. Clin Perinatol. 1986; 13: 377-401.
7) Nafday SM, Brion LP, Benchimol C, et al. Renal disease. In: MacDonald MG, et al. editors. Neonatology. 6th ed. Philadelphia: Lippincott; 2005. p.981-91.
8) el-Dahr SS, Chevalier RL. Special needs of the newborn infant in fluid therapy. Pediatr Clin North Am. 1990; 37: 323-36.
9) Ohashi A, Kaneko K. Serum brain natriuretic peptide for prediction of successful medical treatment of patent ductus arteriosus in premature infants. J Thorac Cardiovasc Surg. 2009; 138: 261-2.
10) Guignard JP, Sulyok E. Renal morphogenesis and development of renal function. In: Gleason CA, et al. editors. Avery's disease of the newborn. 9th ed. Philadelphia: Saunders; 2011. p.1165-75.

〈大橋　敦〉

Ⅰ．臨床編―A．特殊な病態における輸液

 ## 小児外科手術の周術期の輸液

実践編　症例検討

症例の経過と実際の輸液療法

1　肥厚性幽門狭窄症

症例
生後5週　男児
体重4kg

主訴　2週間前より，授乳のたびに嘔吐（噴水状嘔吐）するようになった．
現症　皮膚のツルゴールは低下，痛みや触診に反応するが活気がない．
毛細血管充満時間は3秒，血圧65/38 mmHg，脈拍数140回/分，呼吸数42回/分，体温37℃，Hb 12 g/dL，Na 130 mEq/L，K 3.1 mEq/L，Cl 87 mEq/L，HCO_3^- 34 mEq/L．
外科医は手術の適応といっているが，術前の輸液をどうしたらよいか？

症例の解説

1）肥厚性幽門狭窄症の病態

幽門部の筋層の著明な肥厚を特徴とした疾患であり，出生400人に対して約1人の頻度で男女比は4：1で男児に多い．他の先天性疾患を合併することはまれだが，10％以下の頻度で口蓋裂，鼠径ヘルニア，食道裂孔ヘルニアを合併することがある．臨床症状は生後数週から3カ月ごろまでの乳児に発症し，数日間から1週間程度続く噴水状の嘔吐が特徴である．

嘔吐による水素イオン，カリウムイオン，クロールイオンの喪失による代謝性アルカローシスと脱水がある．本症における代謝性アルカローシスに伴う低カリウム血症は，嘔吐によるカリウムイオンの喪失や，細胞外カリウムイオンと水素イオンの交換，腎臓でのカリウムの排泄などが原因で発症する．低カリウム血症が低ナトリウム血症に付随する．さらに脱水が進行すると，循環血液量減少性ショックとなり，進行すると代謝性アシドーシスとなる．

2）術前評価のポイント

意識状態はどうか，尿の流出があるか，流涙があるか，適切な皮膚のツルゴールが保たれているか，電解質に異常はないか，を確認する．脱水の程度は大泉門の陥没，眼球の陥凹，粘膜面の乾燥，唾液分泌の低下，頻脈，毛細血管再充満時間などで評価する．

理学所見で脈拍数140回/分は正常範囲, 血圧65/38 mmHgはPALS（pediatric advanced life support）では1〜12カ月の乳児の収縮期血圧の最低は70 mmHgのため, 低血圧性ショックと診断する. この患者の毛細血管再充満時間は3秒と延長しており, 正常は2秒未満である.

腹部の診察では腹部のはり, 胃の蠕動の可視, 上腹部に肥厚した幽門の腫瘤（オリーブ）を触知できるかを診察する.

3）術前輸液, 補正

まず, 循環血液量の補正のために生理食塩水または細胞外液型輸液製剤を10〜20 mL/kgをボーラスあるいは30分程度で投与し, 末梢循環, 毛細血管再充満時間, 血圧, 心拍で血管内容量を評価し, ショック状態から改善していなければ同様の輸液を繰り返す. ショックの状態から改善し, 循環が安定し排尿がみられたらカリウム入りの輸液製剤に変更する. 乳酸や重炭酸を含む輸液はアルカローシスを悪化させる可能性があり不適切であり, 生理食塩水：5%ブドウ糖液：1モルKCl＝1：1：0.04の輸液を行う. 輸液の速度は維持の1.5倍の速度で行う. 胃管を挿入し, 時々吸引し, 減圧しておく. 輸液で24時間から48時間かけてゆっくり補正する.

4）術後管理

手術はRamstedtの粘膜外筋層切開術である. 手術は脱水が改善され, Na 135 mEq/L, Cl 90 mEq/L以上になるまでは行わない. 輸液による脱水や電解質の補正は緊急で行う必要があるが, 外科手術は決して緊急ではない. 代謝性アルカローシスが是正されていないと, 麻酔後に無呼吸を起こす可能性がある.

術後は経鼻胃管を挿入し, 胃液の逆流を観察し, 多くの場合術後4〜5時間で逆流は止まり経口哺乳が可能となる. 哺乳量の増加に合わせて術後輸液量は減らすことができる.

2 術後低ナトリウム血症

症例
4歳 男児
15 kg

主訴 1年ほど前より睡眠時にいびきがあり, 風邪をひくと夜間のいびきの悪化と時々無呼吸が出現するため, A病院で扁桃腺摘出の手術が施行された.

既往歴 特になし.

入院時現症 術前検査では胸部エックス線異常なし, 血算異常なし, 電解質Na 138 mEq/L, K 3.8 mEq/L, Cl 101 mEq/Lと異常なし.

麻酔科医の指示で前投薬はなし, 術前2時間前まで飲水可となっていたが, まったく飲んでいなかった.

入院後経過 手術は1時間で終了し, 術中出血量は30 mLで術中輸液は細胞外液型輸液100 mLで終了した. 病棟帰室後, 術後輸液はソリタT3号®の維持輸液製剤（Na濃度が35 mEq/L）で施行された. 輸液の速度は80 mL/時で開始した. 術直後は意識清明であったが, 3時間後に咽頭痛と倦怠感を訴え, 主治医の指示によりアセトアミノフェンを投与した. その後9時間後にも同様の症状によりアセトアミノフェンを投与した. その後傾眠傾向, 術後12時間に突然けいれんを起こしたが自然に消失した. 術後15時間に再度けいれん, ミダゾラム静注してけいれんは頓挫

したが，無呼吸となり挿管人工呼吸を開始した．診察したところ，瞳孔散大して痛みにも反応しなかった．緊急で頭部 CT 検査を行ったところ，著明な脳浮腫の所見であった．同時に行った血液検査所見では血清 Na が 116 mEq/L と低ナトリウム血症を示していた．

症例の解説

近年，周術期の小児患者が術後低張液の輸液を受け，重篤な低ナトリウム血症を発症する症例が多数報告され，注目されるようになった．嘔気，疼痛，外科侵襲によるストレスが原因で外科手術中や術後に低容量状態ではなくても，抗利尿ホルモン（antiduretic hormone：ADH）の分泌が亢進していることが病因とわかった．術前，術後の低張液の輸液と ADH 分泌亢進により，術後早期に低ナトリウム血症を発症し，脳浮腫や呼吸停止などの重篤な合併症を引き起こすことがあり，周術期の輸液療法に低張液（維持輸液）を使用することに対して注意喚起がされている．

ADH はヒトではアルギニンバソプレシンであり，血漿浸透圧の上昇により脳下垂体後葉より分泌され，腎臓集合尿細管での水の再吸収を促進させ，その結果血漿浸透圧が低下する．血漿浸透圧の上昇は ADH 分泌刺激としてきわめて鋭敏で，血漿浸透圧の 1〜2% 程度の上昇で ADH が分泌される．しかし，術後に血漿浸透圧が低いにもかかわらず，ADH の分泌が継続する状態が起こる．従来，脳外科手術後，頭蓋内感染症，頭部外傷，頭蓋内腫瘍などの頭蓋内病変や肺腫瘍，気管支喘息発作，細気管支炎，肺炎などで ADH の分泌が増えるといわれていたが，扁桃腺摘出などの小児手術でも起こることがわかってきている．表 1 に SIADH の原因を示した．また，手術以外でも Gerigk は急性上気道炎，胃腸炎，細菌感染，ウイルス感染などの急性疾患で入院した 103 名の 3 カ月から 16 歳の小児患者のアルギニンバソプレシン濃度が対照群に比較して高く，血漿浸透圧が低下していることを報告した[1]．Halberthal らは病院内で発症した低ナトリウム血症を後ろ向き調査した結果，低ナトリウム血症を発症した 23 例全例で低張

表 1　SIADH の原因

中枢神経疾患	肺疾患	薬物
新生児仮死（頭蓋内出血）	無気肺，気胸	vincristine
脳炎	陽圧人工呼吸	cyclophosphamide
髄膜炎（ウイルス性，細菌性，結核）	肺硝子膜症	carbamazepine
脳血管障害	肺炎（ウイルス性，細菌性）	選択的セロトニン拮抗薬
下垂体後葉手術	肺膿瘍	
脳腫瘍	肺結核	
脳膿瘍	アスペルギルス肺炎	
水頭症		
頭部外傷		
Guillain-Barré syndrome		
ループス脳炎		

液を行っており，13例は術後の水分管理で低張液輸液を行っていたと報告した[2]．以上のことより小児での術後輸液では低張液の使用は控えるべきである．

　小児では症候性低ナトリウム血症を起こすリスクが高いといわれている．同じ低いナトリウム濃度でもより重篤な脳障害を引き起こす．その理由として，小児では脳実質の大きさが頭蓋骨の大きさに比して大きく，つまり脳・頭蓋骨比が高いため脳浮腫を起こすと，頭蓋内圧が上がりやすいからとされている[3,4]．

　小児においては低ナトリウム血症を発見するのが困難なときもある．初期症状は様々で，ナトリウム濃度との関連が少なく，ナトリウム低下速度とも関連がないとされている．頭痛，嘔気，嘔吐，筋力低下などの症状が一般的であるが，進行するとけいれん，呼吸停止，非心原性肺水腫などの脳ヘルニア症状を示す．

低ナトリウム血症の治療方法

　低ナトリウム血症の病因や病態をまず考える．まず，急性の低ナトリウム血症か慢性かを鑑別する．その鑑別のポイントは神経症状の有無で識別する．慢性の低ナトリウム血症では，通常経過が48時間以上のため脳内にグルタミン，タウリン，フォスフォクレアチニン，ミオイノシトールなどの浸透圧物質が上昇し，脳浮腫になりにくい．慢性患者での治療の注意点は低ナトリウムを急速に是正した場合の合併症として，橋中心髄鞘崩壊症（central pontine myelinolysis：CPM）を生じる恐れがあることである．また，橋以外でも基底核，内包，外側膝状体，皮質に脱髄が起こりうる．CPMの症状は意識障害，興奮，弛緩性または強直性四肢不全麻痺，呼吸筋麻痺，仮性球麻痺，最終的には死亡といった症状を呈する．そのため，慢性の低ナトリウム血症では血清ナトリウム値の補正の最大速度を0.5 mEq/L/時を超えないように注意深くナトリウム濃度をみながら補正することである．一方，急性の低ナトリウム血症では脳浮腫のリスクが高いため，急速な補正が必要である．

　低ナトリウム血症により，けいれん，意識障害，無呼吸などの重篤な症状を起こしている場合には高張食塩水の輸液により血清ナトリウムの急速な補正を行う．その結果脳浮腫を軽減することになる．血清ナトリウムを10 mEq/L上昇させるのに6 mEq/kgのナトリウムが必要（下のナトリウム補正式を参照）である．このナトリウムを30分から60分で静注すると症状が改善する．6 mEq/Lのナトリウムは3%NaCl（513 mEq/L）で12 mL/kg，10%NaCl（1,710 mEq/L）で3 mL/kgの量である．高いナトリウム濃度は浸透圧が高く，末梢血管を傷めるため，中心静脈から投与する．続いて急性期症状が改善したら，徐々にナトリウム濃度が上昇するように補正する．

　ナトリウムの欠乏量は以下の式で求められる．

　　　ナトリウム欠乏量＝0.6×Wt×（Na目標値－現在のNa値）

係数の0.6は体総水分量で，細胞外液量と細胞内液量を合わせた量である．

解説編 小児の術後輸液

1 小児の術後輸液に関する基本的な考え方

　乳児，小児に対する理想的な周術期の輸液に関しては今までに研究は数少ない．術中輸液の量は術前脱水に対する補液，維持輸液（水分，電解質の補充），サードスペースへの移行に対する補液，出血による血管内容量減少に対する補液，麻酔の影響による血管拡張に伴う循環血液量低下に対する補液，不感蒸泄量が含まれる．

　1986 年に Berry が提唱した[5]時間ごとの輸液計算式が現在もよく使用されているが以下の 4 つから成り立っている（表 2）．
　1）維持輸液は Holiday と Segar の年齢別の水分と電解質の必要量[6]に基づく．
　2）予測不足水分量の計算は術前の経口摂取制限に伴う脱水分や胃腸もしくは他の場所からの体液喪失分を合計する．その不足分の 1/3 は手術の前半 1 時間で補充し，2/3 を残りの手術時間で補充する．
　3）外科的侵襲や非外科手術による侵襲により，細胞外液コンパートメントから体液が大量に喪失し再分布が起こる．
　4）術中出血に対して，血圧を維持する輸液を行う．

　術前の経口摂取制限のガイドラインでは通常の待機手術の場合，澄水（clear water）は，手術前の 2 時間まで 10 mL/kg であれば摂取可能で，胃液を増加させないとしている．澄水というのは水，お茶，ポカリスエット，リンゴジュースなどの固形物や蛋白質を含まない水分のことである．体重に基づいた 1 時間毎の維持水分量は表 3 に示したように計算される．これは Holiday と Segar が健康小児で毎日必要な水分量はカロリー消費に基づき[2]，100 カロリー毎に 100 mL の水分が必要であるという理論から導き出されている．

　術前の経口を止めている時間を計算すると，不足している水分量の合計が算出できる．しかし実際には生体においては術前の脱水に対する生理学的な補正能力があるので，この計算はやや多

表2 新生児および小児の周術期輸液ガイドライン

年齢	最初 1 時間の輸液量 （欠乏量＋維持量）mL/時	その後の輸液
新生児		維持輸液（5〜10% 糖含有 3/4 生食＋20 mEq NaHCO$_3$）: 4 mL/kg/時 開腹手術: 細胞外液型 6〜10 mL/kg/時 開胸手術: 細胞外液型 4〜7 mL/kg/時
<3 歳	25	維持輸液（5% 糖含有生食）: 4 mL/kg/時
3〜4 歳	20	軽度侵襲手術: 4 mL/kg（維持）＋2 mL/kg（細胞外液型）＝6 mL/kg/時
>4 歳	15	中等度侵襲手術: 4 mL/kg（維持）＋4 mL/kg（細胞外液型）＝8 mL/kg/時 高度侵襲手術: 4 mL/kg（維持）＋6 mL/kg（細胞外液型）＝10 mL/kg/時

細胞外液型は乳酸リンゲル，酢酸リンゲル，重炭酸リンゲルなど
出血量に対して同量血液または 3 倍量の晶質液で補充し，20 mL/kg 以上の出血には同量の血液

表3 維持輸液の計算式

体重（kg）	1日必要量（mL/日）	時間輸液量（mL/時）
＜10 kg	100 mL×Xkg	4 mL/kg/時
10〜20 kg	1,000＋50 mL×(X−10)kg	40＋2×(X−10) mL/時
20＜	1,500＋20 mL×(X−20)kg	60＋1×(X−20) mL/時

Xは体重．必要水分と電解質：100 mLの水分（不感蒸泄 35 mL，尿 65 mL，2〜4 mEqのNa，K）100 kcaLの消費毎に

表4 細胞外液型輸液製剤の比較

製品名	Na	K	Ca	Mg	Cl	乳酸	酢酸	重炭酸	グルコン酸	クエン酸	糖（%）	浸透圧 mOsm/L
生理食塩液	154				154							308
ラクテック	130	4	3		109	28						274
ヴィーンF®	130	4	3		109		28					274
ヴィーンD®	130	4	3		109		28				Glu 5	552
ポタコールR®	130	4	3		109	28					Mal 5	404
フィジオ140®	140	4	3	2	115		25		3	6	Glu 1	353.6
ビカーボン®	135	4	3	1	113			25		5		286

Glu：glucose, Mal：maltose

めという考えもある．この不足分を最初の1時間で半分，その後の2時間で残りの半分を補う方法がある．扁桃腺摘出術のように手術時間が短いものでは，術後の嘔気，嘔吐のリスクも考慮し早急に補正したほうがよい．特に扁桃腺手術術後は術後嘔気嘔吐のリスクの高い手術の代表である．

3番目の外科侵襲に伴う細胞外液からの体液性分のシフトについては，いわゆるサードスペースへの移行である．サードスペースへの喪失分は乳酸リンゲルで代表される細胞外液型の輸液で補充される．低侵襲の手術であれば3〜4 mL/kg/時，中等度の外科的な侵襲であれば5〜7 mL/kg/時の輸液が血管内容量を保つために必要となる．乳児の開腹手術では不感蒸泄分と喪失量と合わせて10 mL/kg/時以上必要となる．表4に細胞外液型の輸液製剤の比較を示した．

周術期の輸液で大切なポイントは血管内容量を維持し，血清電解質を正常に維持することである．また，術後胃管，各種ドレーンよりの排液，創部よりの漏出などの量と電解質を補充することである．新生児ではその量が100 mL/kg/日ということもある．表5に各種体液の電解質組成を示した．

2 周術期の糖濃度管理

輸液製剤中に含まれるブドウ糖濃度はヴィーンD®などでは5%ブドウ糖を含有している．この濃度は5,000 mg/dLの濃度で血漿中の糖濃度の90〜100 mg/dLの約50倍の濃度に匹敵する．満期産新生児や早産児では術中に糖の補給が必要で，糖の維持量は8〜10 mg/kg/分といわれて

表5 体液の組成

部位	Na (mEq/L)	K (mEq/L)	Cl (mEq/L)	HCO₃⁻ (mEq/L)	pH	浸透圧
唾液	20〜50	15〜25	15〜45			
胃液	50	10〜15	150	0	1	300
膵液	140	5	0〜100	100	9	300
胆汁	130	5	100	40	8	300
小腸液	130	15〜20	120	25〜30	8	300
下痢	50	35	40	50		
汗	50	5	55	0		
尿	0〜100*	20〜100*	70〜100*	0	4.5〜7.5*	50〜1400*

*尿の組成は水の摂取量により変化する

いる．その一方，小児においては5％糖濃度の輸液により，術中高血糖になる患者が0.5〜2％の頻度で存在している．Welbornらは2.5％グルコース濃度の輸液で高血糖を認めず，この糖濃度を推奨している[7]．また，仁科らの研究によると，全くグルコースを含まない乳酸リンゲルと2％および5％グルコースを含有した乳酸リンゲルとを比較すると3群とも低血糖にはならなかった．しかし，5％グルコース含有群で高血糖がみられ，グルコースを含まない群では脂質が代謝されケトン体の上昇が手術終了時にみられた[8]．以上のことより輸液中の糖濃度は2％が適切としている．術前2〜4時間前まで糖質を含む飲水を積極的に行い，術後も比較的早期に経口摂取が開始されるならば術中の輸液にグルコースの添加は不要との意見もあるが，手術侵襲や時間を考慮し，高血糖をきたさず，また脂肪の動員を防げる1〜2％のブドウ糖添加した輸液が望ましい．総じて早産児や新生児では短時間に低血糖や高血糖になる可能性があり，周術期の血糖のモニタリングにより，糖濃度の調整が必要となる．

3 頭蓋内圧亢進患者での周術期の輸液療法

頭部外傷，脳腫瘍の術後，髄膜炎など頭蓋内圧亢進が疑われる患者では脳浮腫の予防のために基本的に等張液の輸液を行う．また続発するSIADHまたは脳性塩類喪失症候群（cerebral salt wasting syndrome：CSWS）などの病態により血清ナトリウムが低下することがあり，血清ナトリウムのモニタリングを細目に行い，高めに保つ必要がある．血清ナトリウムを高く保つことにより血漿浸透圧を維持し水分の細胞内への移動を防ぎ，脳浮腫の治療となる．血漿浸透圧は以下の式に示されるようにナトリウムが大きく寄与しており，以下の簡略式で求められる．

血漿浸透圧（Osm）＝2×Na＋BUN/2.8＋血糖値/18

頭部外傷患者などの脳圧の高い救急患者では脳圧を下げる目的で7.5％高張食塩水が有効という報告がある．

また，中枢性尿崩症を引き起こすと，尿の浸透圧低下を引き起こし，高ナトリウム血症となる．脳神経外科術後の電解質異常として起こりうる病態として尿崩症（DI），ADH不適応分泌症候群（SIADH），CSWSの鑑別が必要となる（表6）．

表6 脳神経外科疾患術後電解質異常

	尿崩症	SIADH	CSWS
病態	ADH分泌不全	ADH過剰分泌	ANPあるいはBNPの分泌
尿比重	<1.002		
尿中Na	<15 mEq/L	>20 mEq/L	>50 mEq/L
血清浸透圧	高ナトリウム血症 高浸透圧	低ナトリウム血症 低浸透圧	低ナトリウム血症
血管内容量	減少	正常から増加	減少

　SIADHではADHの分泌過剰により，尿中ナトリウムの排泄増加，血清ナトリウムの低下，低浸透圧血症となる．治療の基本は水を制限し，等張液の輸液を行う．しかし，血清ナトリウムが115 mEq/L以下の場合には脳浮腫の増悪による生命の危険があるため，補正の速度に注意しながら，3％濃度の高張食塩水にて急速に補正治療する必要がある．ただし，血清ナトリウム濃度を10 mEq/L/時以上で補正すると橋中心髄鞘崩壊症を引き起こす可能性がある．

　CSWSは心房性ナトリウム利尿ペプチド（atrial natriuretic peptide：ANP）や脳性ナトリウム利尿ペプチド（brain natriuretic peptide：BNP）の過剰分泌が関与していると考えられている．尿中ナトリウム排泄増加，血清ナトリウム低下，循環血液量が減少して脱水となる．根本的原因をできるかぎり治療し，生理食塩水などで尿中ナトリウム喪失量と同じ量を継続的に補充する．

　DIでは抗利尿ホルモン（ADH）分泌低下が原因となり，尿細管での再吸収の障害のため，尿濃縮障害を起こし，多尿，高ナトリウム血症，低比重尿（<1.002），脱水を呈する．治療は中心静脈圧や時間尿量を参考に0.45％食塩水で補正を行い，アルギニンバソプレシンの持続投与を行う．

小児外科周術期管理の輸液療法のポイント

- 周術期患者においては経口水分の摂取制限，嘔吐下痢などによる胃腸からや他の場所からの体液の喪失による循環血液量の減少の程度や電解質異常，血液 pH の異常の有無を評価し，術前に十分に補正する必要がある．
- 循環血液量が不足している場合は，基本的に生理食塩水や細胞外液型の輸液で補正する．
- 術中に必要な輸液量は術中の出血や体液の喪失，不感蒸泄以外の外科的侵襲，非外科侵襲による細胞外液のコンパートメントからサードスペースへのシフトの影響を考慮して輸液を行う．
- 小児術後患者ではADHの分泌が亢進していることがしばしばあり，術後の低ナトリウム血症に注意し，ナトリウムのモニタリングが必要であり，低張液（維持輸液）の輸液は避ける．
- 低ナトリウム血漿の患者の治療は急性と慢性に分類し，慢性の低ナトリウム血漿の患者のナトリウム濃度は 0.5 mEq/時以下の速度で補正を行う．急速に補正を行うと橋中心髄鞘崩壊症（central pontine myelinolysis）を起こすことがある．
- 周術期の血糖管理では満期新生児や早産児では術中の糖の補給が必要となる．術前からの飢餓状態が長い患者では術中の低血糖に注意し，糖の負荷による高血糖にも注意する必要がある．長時間の手術では周術期の血糖モニタリングを行い，輸液中の糖濃度の調整を行う．
- 脳神経外科の周術期の頭蓋内圧亢進症の患者ではナトリウム異常が起こりやすく，尿崩症による高ナトリウム血症，ADH 不適応分泌症候群（SIADH），脳性塩類喪失症候群（CSWS）による低ナトリウム血症を鑑別する．

■ 文献

1) Gerigk M, Gnehm HE, Rascher W. Arginine vasopressin and rennin in acutely ill children: implication for fluid therapy. Acta Paediatr. 1996; 85: 550-3.
2) Halberthal M, Halperin ML, Bohn D. Acute hyponatraemia in children admitted to hospital: retrospective analysis of factors contributing to its development and resolution. BMJ. 2001; 322: 780-2.
3) Moritz M, Ayus JC. Disorders of water metabolism on children: Hyponatremia and hypernatremia. Pediatr Rev. 2002; 23: 371-80.
4) Arieff AI, Kozniewska E, Roberts TP, et al. Age, gender, and vasopressin affect survival and brain adaptation in rats with metabolic encephalopathy. Am J Physiol. 1995; 268: R1143-52.
5) Berry CA, Rector FC Jr. Renal transport of glucose, amino acids, sodium, chloride and water. In: Brenner BM, Rector FC Jr, editors. The kidney. Philadelphia: WB Saunders; 1991. p.245.
6) Holiday MA, Segar WE. The maintenance need for water in parenteral fluid therapy. Pediatrics. 1957; 19: 823-32.
7) Welborn LG, Hannallah RS, McGill WA, et al. Glucose concentrations for routine intravenous infusion in pediatric outpatient surgery. Anesthesiology. 1987; 67: 427-30.
8) Nishina K, Mikawa K, Makawa N, et al. Effects of exogenous intravenous glucose on plasma glucose and lipid homeostasis in anesthetized infants. Anesthesiology. 1995; 83: 258-63.

〈鈴木康之〉

Ⅰ．臨床編―A．特殊な病態における輸液

 電解質異常に対する輸液：
ナトリウム濃度の異常

実践編　症例検討

症例の経過と実際の輸液療法

1 低ナトリウム（Na）血症

症例❶
2歳1カ月
女児

主　訴　嘔吐

既往歴・家族歴　精神運動発達遅滞

現病歴　入院前日の朝より嘔吐3回．下痢はなかった．その後ぐったりしてきたため，翌朝受診．

入院時現症　体重8.8 kg，脈拍120回/分．活気なく，意識レベルはJapan coma scaleでⅠ-2～3．皮膚ツルゴールは軽度低下していた．

入院時主要検査成績　BUN/Cr比は上昇し，血清Naは124.6 mEq/Lであった（表1-症例1）．

入院後経過　急性腸炎に伴う中等度の低張性脱水と判断し，1号液（Na 90mEq/L）の輸液を100 mL/時の速度で開始した．入院後も嘔吐と低Na血症が持続したため，比較的Na濃度が高い輸液（50～136 mEq/L）を続行していたが，入院3日目の午後，突然全身性のけいれん出現．血清Na 119 mEq/Lであった．血清浸透圧は低下していたが，尿浸透圧は589 mOsm/L，尿Naは215 mEq/Lと高値であった．血清Na，尿Na，尿Kを数時間毎に測定し，過剰な補正とならないよう慎重に高張Na液（300～500 mEq/L）を用い補正を行い，翌日午後には血清Na 130 mEq/Lとなり自発呼吸，発語がみられるようになった．後日けいれん出現時の血中抗利尿ホルモン（ADH）濃度が17.6 pg/mLで，全身状態改善後2.0 pg/mLに低下していたことが判明した．

症例❷
1歳1カ月
女児

主　訴　けいれん重積

既往歴・家族歴　特記すべきことなし．

現病歴　入院2日前の夕方より嘔吐出現．イオン飲料の摂取と嘔吐を頻回に繰り返していた．入院当日の午前11時33分，全身強直性けいれん出現．同56分，救急

表1 臨床検査成績（症例1, 2, 3）

	BUN (mg/dL)	Cr (mg/dL)	Na (mEq/L)	K (mEq/L)	血漿浸透圧 (mOsm/L)	尿Na (mEq/L)	尿K (mEq/L)	尿浸透圧 (mOsm)
症例1								
入院時	23.8	0.26	124.6	4.6				
けいれん時	3.4	0.14	119	4.3	243	215	43	589
約24時間後	3.4	0.23	130	4.1	254	255	27	594
症例2								
入院時（11：53）	5	0.4	116	5.2	249			
13：00			116	4.5		161	55	451
15：00	3	0.4	117	5.2		142	24	364
18：00	3	0.4	129	4.9		88	43	319
翌日	4	0.4	131	5.1	268	28	20	105
症例3								
入院時	24	1.6	140	4.4				
転科時	41	1.9	156	5.2	326	43	27	255
転科翌日	10	1.5	145	4.0	303	45	11	174
退院時	39	1.5	138	4.1	291	26	10	147

車にて来院．

入院時現症 体重8.1 kg，体温36.6℃，四肢強直，眼球正中固定．皮膚ツルゴール低下なし．冷感なし．

入院後経過 1号液で輸液開始するとともに採血施行．ジアゼパム4 mg静脈投与したところけいれんは頓挫したが，その時点で静脈血ガス分析の結果で血清Naが116 mEq/Lと低下していることが判明した．輸液を生食100 mL/時に変更し急速輸液を行ったが1時間後も116 mEq/Lと変化はなかった．腎機能障害は認められなかった．高張Na溶液（372 mEq/L）を作成し20 mL/時の速度で開始したが，15時の採血でも117 mEq/Lと改善していなかった．尿Na＋Kは13時，15時の排尿でそれぞれ216 mEq/L，166 mEq/Lであった．輸液Na濃度をさらに高張（537.5 mEq/L）にしたところ，18時00分に血清Na 129 mEq/Lまで上昇した．尿Na＋Kは131 mEq/Lに低下していた．血清Naがさらに上昇しないように輸液を3号液（Na 35 mEq/L）へ変更し，頻回に血清と尿の電解質を測定した．入院翌日の血清Naは131 mEq/L．入院7日目に後遺症なく退院した（検査成績は表1-症例2参照）．

症例の解説

2症例とも急性胃腸炎に伴う低Na血症である．症例1は入院時より低Na血症がみられていたため比較的Na濃度の高い輸液を行っていたが低Na血症が進行し，けいれん重積を合併した．けいれん時のADHは血清浸透圧に比し高値で，嘔吐による非浸透圧性ADH分泌が推測される．尿Na＋Kは258 mEq/Lと輸液のNa濃度より高く，電解質自由水（自由水）が貯留した

ことが低Na血症進行の原因と考えられる．低Na血症発症から48時間以上経過していたため緩徐な補正を行い，後遺症なく改善することができた．低Na血症では尿Na＋K濃度の測定が不可欠である．

症例2は急性発症例で低張なスポーツドリンクの多飲に加え，尿Na＋Kが高値であったことから，症例1と同様に嘔吐によるADH分泌が関与していたと考えられる．当初は低張性脱水と考え，生食で脱水と低Na血症を補正しようと試みたが尿中のNa＋Kが216 mEq/Lと高値で，Na 154 mEq/Lの生食では補正できず，高張NaCl溶液を用いて補正することができた．血清Naが上昇した後は過剰な補正とならないよう低張液による輸液を行った．脱水症あるいは神経症状を伴う症例では輸液療法開始と同時に血清Naの確認を行い，血清Naの異常を認めたならば尿のNa，Kの確認も必要である．また尿Na＋Kの上昇を伴う症候性急性低Na血症の補正には高張NaCl溶液が必要である．

2 高ナトリウム（Na）血症

症例
4歳7カ月
女児

主訴 高Na血症，腎機能低下

既往歴・家族歴 超低出生体重児（在胎25週，出生体重678 g），脳性麻痺，重度精神運動発達遅滞，両側腎低形成，腎機能低下

現病歴 ロタウイルス腸炎のため200X年5月21日小児感染症科に入院．腸炎改善後に輸液を中止すると，血清Naの上昇（156 mEq/L）と腎機能低下，低張尿（255 mOsm/L）がみられるため6月5日に腎疾患科に転科した（検査成績は表1-症例3参照）．

転科後経過 体重8.7 kg，1日尿量約1,500 mLであった．1号液と5%ブドウ糖を1：1で混合した輸液（Na 45 mEq/L）を40 mL/時の速度で輸液し，飲水と注入量を合計して1,000 mL/日（うちラコール® 200 mL）とし，慎重に経過観察したところ翌日にはNa 145 mEq/Lに低下した．その後徐々に経口摂取量と注入量を増加し輸液量を減量．サイアザイド系利尿薬（トリクロルメチアジド：フルイトラン®）0.7 mg/日を開始したところ，輸液を中止しても血清Naの上昇はみられなくなり退院した．転科時の血漿ADHは15 pg/mLであった．

症例の解説

脱水補正後に輸液を減量中止しても尿量が減少せずに高Na血症を呈した症例である．尿浸透圧は低値で尿崩症が疑われた．両側腎低形成であり，ADHは上昇していたため続発性腎性尿崩症と診断した．慢性の高Na血症であるため緩徐な補正を行った．脱水は補正されており自由水の不足と考え，24時間で血清Naを145 mEq/Lまで低下させるために補充が必要な自由水は，

$$8.7\, kg \times 0.5\, (156/145 - 1) \fallingdotseq 330\, mL$$ と計算した．

尿から排泄される自由水は

$$1{,}500 \text{ mL} \times [1-(43+27)/156] \fallingdotseq 800 \text{ mL}$$

不感蒸泄を 500 mL/日程度と見積もり，投与する自由水は 330＋800＋500＝1,630 mL

投与水分量（尿量＋不感蒸泄量）は 2,000 mL．飲水は 800 mL．ラコール® (Na 35 mEq/L, K 32 mEq/L) 200 mL のうち自由水は

$$200 \text{ mL} \times [1-(35+32)/156] \fallingdotseq 120 \text{ mL} \quad \text{と計算される．}$$

24 時間輸液量 1,000 mL のうち必要な自由水は 1,630－(120＋800)＝710 mL

投与 Na 濃度は〔156×(1.0－0.71)/1.0〕≒45 mEq/L

　腎機能障害があり血清 K がやや高値であったため，K を含まない 1 号液を 5%ブドウ糖液で 1/2 に希釈し Na 45 mEq/L として 40 mL/時の速度で輸液したところ，24 時間後には目標とした血清 Na 145 mEq/L を得ることができた．以後は血清 Na と尿 Na＋K を観察しながら過剰な補正とならないよう輸液電解質濃度を調整した．

解説編　ナトリウム濃度の異常に対する治療

1 概念

1）ナトリウム濃度の異常

血清 Na 135 mEq/L 未満を低 Na 血症，145 mEq/L を越えたものを高 Na 血症と定義する．血清 Na の異常は血漿浸透圧の異常であり，診断と治療のためには実際の細胞内外の水の移動に関係する有効浸透圧（effective osmolality または張度：tonicity）と自由水（電解質自由水：electrolyte-free water）に対する理解が不可欠である．

2）有効浸透圧と電解質自由水

血漿浸透圧は細胞外液量とその中の総粒子数によって決まるが，尿素は水の移動に関係せず，細胞外液中の陽イオンのほとんどは Na^+ なので，

（1式）有効浸透圧 ≒ 2×[Na^+]＋[血糖]/18　であり，

著しい高血糖がなければ

（2式）有効浸透圧 ≒ 2×[Na^+]　である．

細胞内外の浸透圧は均衡していて，総体内浸透圧に等しいので

（3式）総体内浸透圧 ≒ (細胞外＋細胞内の粒子数)/体内総水分量　となる．

細胞内の主な陽イオンは K^+ であり，Na_e^+，K_e^+ をそれぞれ体全体の移動可能な Na イオンと K イオンとすると 2 式と 3 式から

（4式）血漿［Na^+］≒ Na_e^+＋K_e^+/体内総水分量

となり，有効血漿浸透圧すなわち血清 Na の変化は身体に出入りする Na＋K と水との割合だけで規定されている．

血清 Na 異常でもう一つ重要な概念が自由水である．基本的にすべての溶液は等張液（体液と有効浸透圧が等しい溶液）と浸透圧物質を含まない自由水を足したものと考えられる．ブドウ糖液は体内で分解され有効浸透圧を生じないため自由水である．尿や輸液による浸透圧物質（Na と K）と水の出納を考える際に重要である．Na＋K が 77 mEq/L の尿 1 L は等張液 0.5 L と自由水 0.5 L から成り立っていると考えられ，他に Na，K，水の出入りがなければ体全体の自由水は減少し血清 Na は上昇する．逆に Na＋K が 231 mEq/L の張度が高い尿 1 L が排泄されるときは等張液 1.5 L から尿細管において自由水 0.5 L が再吸収されていると考えられ，血清 Na は低下する（図1）．このようなときに生食を投与しても血清 Na はかえって低下する．

血漿有効浸透圧を規定しているのは血清 Na が主だが，体全体の有効浸透圧を規定しているのは Na＋K と体内水分量であり，輸液や尿の有効浸透圧や自由水を考える際には Na だけでなく，K も忘れてはならない．

2 病態と病因

1）低 Na 血症

上述のように血清 Na が低下すれば血漿有効浸透圧も通常低下し低浸透圧性低 Na 血症を呈す

(1) Na＋K＝154mEq/L の尿 1L

Na＋K＝154mEq/L の等張液 1L　　自由水は 0

体内自由水変化なし→
　　　血清 Na 変化なし

(2) Na＋K＝77mEq/L の尿 1L

Na＋K＝154mEq/L の等張液 0.5L　排泄された自由水 0.5L

体内自由水減少→血清 Na 上昇

(3) Na＋K＝231mEq/L の尿 1L

Na＋K＝154mEq/L の等張液 1.5L

再吸収された自由水 0.5L

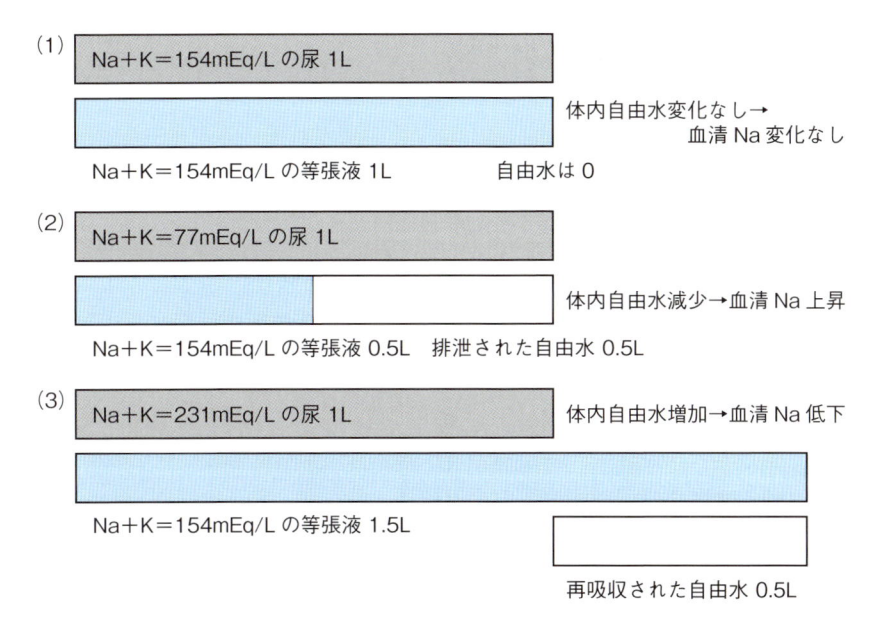

体内自由水増加→血清 Na 低下

図1 尿 Na＋K と尿の自由水

他に Na, K, 水の出入りがなければ,
(1) 尿 Na＋K が体液と同じなら体内の自由水に変化はなく血清 Na は変化しない.
(2) 尿 Na＋K が体液より低値であれば自由水は排泄され体内の自由水が減少して血清 Na は上昇する.
(3) 尿 Na＋K が体液より高値であれば自由水は再吸収されており体内の自由水が増加して血清 Na は低下する.

る．正浸透圧性，高浸透圧性の低 Na 血症がみられることもあるが本稿では割愛する．鑑別が困難な場合には血漿浸透圧を測定して低浸透圧血症であることを確認する．低浸透圧性低 Na 血症は細胞外液量によって，①細胞外液量減少型，②細胞外液量正常型，③細胞外液量増加型の 3 型に分類される．細胞外液量の評価には脱水所見（皮膚所見，頻脈，低血圧など）とともに尿 Na の測定が有用である．

a）細胞外液量減少型低 Na 血症

水分の喪失とそれを上回る Na の喪失がみられ，低張性脱水ともよばれる．Na と水の喪失が腎外性か腎性かを鑑別する．

(1) 腎外性 Na 喪失

嘔吐や下痢など腸管からの Na 喪失によるものが多いが，腸管液の Na は細胞外液よりも低く，低張性の水分補給が行われた場合に低 Na 血症が発生する．尿 Na は 20 mEq/L 未満となる．しかし，症例 1, 2 のように嘔気や体液量減少などによる非浸透圧性の ADH 分泌が低 Na 血症の維持・進展に寄与している場合もあり，尿中 Na 濃度が上昇していることもある．この時尿 Na＋K を測定し尿の有効浸透圧，自由水を検討することがその後の治療にきわめて重要である．

(2) 腎性 Na 喪失

腎疾患（特に低形成腎や閉塞性腎症）や利尿薬，浸透圧利尿，副腎不全などにより腎性 Na 喪

失をきたす場合がある．尿 Na は 20 mEq/L より高値となる．近年 SIADH (syndrome of inappropriate secretion of antidiuretic hormone) との鑑別が難しい低 Na 血症として中枢神経疾患に伴って起こる CSWS (cerebral salt wasting syndrome) が注目されているが，SIADH との重要な鑑別点は細胞外液量の減少を伴う点である．

b) 細胞外液量正常型低 Na 血症

基本的に水の排泄機構が障害された希釈性の低 Na 血症であり，細胞外液量は軽度増加していることが多い．循環不全症状はなく低浸透圧血症による中枢神経症状がみられる．尿中 Na 濃度は通常 20 mEq/L を越えている．典型例は SIADH で ADH 分泌による水貯留に伴い血清 Na が低下する．薬剤性低 Na 血症として DDAVP，ADH 分泌を増強するビンクリスチンなど低 Na 血症を招来する薬の使用歴にも注意が必要である．短時間に多量の水分投与を受けると水中毒となり低 Na 血症が起こりうる．正常な腎機能を有する小児にはまれだが，乳児や ADH 分泌が亢進している術後の患者では注意が必要である．ADH 分泌抑制に必要な糖質コルチコイド欠乏や高度の甲状腺機能低下症では ADH の分泌亢進を招き低 Na 血症がみられることがある．

c) 細胞外液量増加型低 Na 血症

体内の Na と水分の双方が増加しているが相対的に水分が過剰な状態である．うっ血性心不全とネフローゼ症候群が含まれる．両者とも細胞外液量は増加しているが有効循環血液量の減少がみられ，その結果尿細管での水再吸収が増加し低 Na 血症を生じる．尿 Na の再吸収も亢進しており尿 Na は 20 mEq/L 未満である．乏尿性の急性あるいは慢性腎不全において過剰な水の投与が行われれば細胞外液量の増加を伴う低 Na 血症が生じる．尿中 Na 濃度は様々だが通常 40 mEq/L より高値である．

2) 高 Na 血症

高 Na 血症は，①Na に対する体内水分の欠乏と，②体内水分に対する Na 過剰の 2 つに分類される．①では水分摂取の不足と水分喪失の増加に二分されるが，発熱性疾患や胃腸炎など両者が混在したものが多い．

a) 体内水分欠乏

(1) 水分摂取の不足

高齢者，乳幼児，嘔吐，意識障害，または種々の障害のために渇中枢が正常でも十分な水分摂取ができないと血清 Na は上昇する．母乳栄養の新生児では哺乳指導が不十分だと高 Na 血症の頻度が高く，出生後の生理的体重減少の程度に留意すべきである．

(2) 水分喪失の増加

① 腎外性の水分喪失

下痢便中の Na^+ は 30～60 mEq/L と低張であり，高 Na 血症をきたす．しかし低張性の経口補液・輸液のために等張～低張脱水となる場合も多い．発熱や高温環境などによる不感蒸泄の増加でも高 Na 血症をきたす．

② 腎性の水分喪失

尿崩症では持続的な低張性多尿による水分欠乏が起こる．フェニトインは中枢性尿崩症，

腎性尿崩症ともに起こしうる薬剤である．年長児では口渇感から多飲し高 Na 血症をきたさないが，乳幼児や意識障害を伴う場合などでは血清 Na が上昇する．

b）Na 過剰
（1）Na 排泄の低下
原発性アルドステロン症や Cushing 症候群など鉱質コルチコイド作用が過剰な場合に高 Na 血症がみられることがある．

（2）Na 過剰投与
重炭酸ナトリウムの急速・過剰投与やペニシリン系・ホスホマイシンなど Na 含量の多い薬剤の投与，溺水時の海水多量飲水などによる高 Na 血症がみられる．虐待による salt poisoning も報告されている．通常尿は高張であり，尿 Na 濃度は 20 mEq/L 以上となる．

水分摂取不足のみによる高 Na 血症では尿浸透圧が 700 mOsm/L を越えるのに対し，水分の摂取不足に腎性の水分喪失が加わった場合には尿浸透圧は 700 mOsm/L を越えない．また腎外性の水分喪失では一般的に尿中 Na 濃度が 20 mEq/L 未満とされるが，高度の脱水による高 Na 血症では高値を示す場合があり salt poisoning と鑑別が難しいこともある．病歴聴取と fractional excretion of Na（FE_{Na}）の推移，体重の増減が診断の鍵となることがある．

3 症状

1）低 Na 血症の症状
細胞外液の低い有効浸透圧のために細胞外から細胞内への水が移行し，細胞内が浮腫となる．特に頭蓋骨に囲まれた脳細胞で深刻な結果をもたらし，頭痛，悪心，嘔吐，脱力，傾眠，けいれん，昏睡，呼吸停止などを引き起こす．脳は急性の細胞浮腫に対し間質からの水分除去や脳室の圧縮などで対応するが，Na 濃度が 120 mEq/L まで低下した場合には防御機構が破綻し，その後の Na 低下が軽度であっても危険な症状をもたらす．

2）高 Na 血症の症状
高 Na 血症では細胞外の高い有効浸透圧のため脳細胞の脱水が起こり，傾眠傾向や脱力，易刺激性などの神経症状が出現する．また脳容積の減少に伴い脳と頭蓋内側を結ぶ血管が進展され脳出血・くも膜下出血の危険が増大する．

4 治療

1）低 Na 血症
低 Na 血症の治療では低浸透圧による脳浮腫の危険性と過度の Na 補正による浸透圧性脱髄症候群（ODS: osmotic demyelination syndrome）の危険性とを検討しなければならない．そのためには「症候性か無症候性か」と「急性か慢性か」という 2 つの基準が重要である．また，症状と血清・尿電解質の注意深い観察と，原因となった疾患・病態への対応が必要である．

a）症候性急性低 Na 血症の治療
48 時間以内に発症したと考えられる症候性急性低 Na 血症では脳浮腫の危険性が ODS の危険

性を上回るため，高張食塩水（3% NaCl, 513 mEq/L）を用いた速やかな治療を行わなければならない．症状が改善するまで，あるいは最初の1～2時間で血清Naを5～6 mEq/L上昇させるまで，静注あるいは点滴静注を行う．3% NaCl溶液の1 mL/kgの投与により血清Naはおおよそ1 mEq/L上昇する．不十分なNa補正は不良な予後と関連していると報告されている．症状改善後はODS予防のため緩徐な補正を行い，15～25 mEq/L/48時間以上の過剰補正は避けなければならない．しかし，腎機能の回復や脱水の補正，あるいは低浸透圧血症によるADH産生抑制により，尿Na＋Kが低い尿が排泄され体液中の自由水が失われると，予想外に急速かつ過剰なNa補正になってしまうことがある．そのため血清Na濃度ならびに尿Na＋K濃度の頻回の測定が必要である．

b）症候性慢性低Na血症の治療

症候性でありながら発症から48時間以上経過した例，あるいは発症時期が不明な例では治療はより慎重に行う．重要な点は，初期治療として血清Na濃度を10%あるいは10 mEq/L上昇させた後に1～1.5 mEq/L/時あるいは15 mEq/L/日を越えぬ速度で補正を行う点である．

例として体重20 kg（体液量12 L）で血清110 mEq/Lを示した症例について10時間で120 mEq/Lまで補正することを考えてみる．

現在の体内浸透圧物質数＝現在の体液量×現在の血漿浸透圧＝補正後体液量×補正後血漿浸透圧であるから，

　　　現在の体液量×2×110＝補正後体液量×2×120
　　　補正後体液量＝現在の体液量×（110/120）＝12×（110/120）
　　　過剰水分量＝現在の体液量－補正後体液量＝12×（1－110/120）＝1.0 L

この過剰水分を10時間かけて除去するので1時間あたりの除去自由水は100 mLとなる．尿中へ排泄されたNa，K，必要な自由水は補給する必要がある．1時間尿量が200 mL，尿Na，Kがそれぞれ70 mEq/L，20 mEq/Lならば，1時間に5%ブドウ糖100 mL，Na 14 mEq，K 4 mEqを補給する．尿量が減少すればフロセミドを投与し，以後も同様の手順を繰り返して補正を行う．

c）無症候性慢性低Na血症の治療

急速なNa濃度の補正は不必要であり，原疾患の検索と治療を優先する．原疾患がSIADHで有効な治療法がない場合には水分制限を行い，摂取水分量は維持水分量の1/2～2/3とする．食塩とフロセミドの併用により飲水制限の緩和が可能である．

d）細胞外液量減少を伴う低Na血症の治療

通常この型の低Na血症では体液量減少が脳浮腫の進行を妨げるため中枢神経症状は不顕性であることが多い．まず原疾患の治療を行うとともに生理食塩水を投与して循環不全の改善を行う．一度循環不全が改善されたならADHの非浸透圧性分泌は抑制され，自由水の排泄と低Na血症の補正が行われる．重篤な症状がみられる場合には高張食塩水が用いられる場合もある．低張液は低Na血症を悪化させる危険性がある．

e）細胞外液量増加を伴う低Na血症の治療

原疾患に対する治療とともに水分制限，塩分制限を行う．Na補給は心不全や浮腫を悪化させる

ので行わない．ループ利尿薬を投与し自由水の排泄を促す．ネフローゼに対しては適宜アルブミンの補給も行い有効循環血液量を維持する．

2）高 Na 血症

　高 Na 血症治療の原則は循環不全の改善と急激すぎる Na 濃度変化の回避である．このため無症候性の高 Na 血症であれば緩徐に補正を行う．慢性に経過した高 Na 血症では浸透圧適応が行われており，急速あるいは過剰な血清 Na 濃度の補正を行うと脳浮腫を招き，不可逆的な神経学的後遺症や死亡をもたらす危険がある．症候性で急性の高 Na 血症では数時間で異常を是正すべき場合もあるが，その場合でも急速な補正は 150～155 mEq/L まででその後は緩徐に補正する．高 Na 血症自体の症状がなければ安全な Na 補正速度は最大で 1 時間あたり 0.5 mEq/L, 1 日 12 mEq/L とされる．

　水分の欠乏による高 Na 血症の場合，不足している水分量（自由水）は低 Na 血症の場合と同様に下の式で計算される．

　　現在の体内浸透圧物質数＝現在の体液量×現在の血漿浸透圧
　　　　　　　　　　　　　＝補正後体液量×補正後血漿浸透圧　より
　　現在の体内水分量×2×現在の血清 Na＝正常体内水分量×2×目標 Na
　　正常体内水分量＝現在の体内水分量×（現在の Na/目標 Na）
　　不足水分量＝正常体内水分量−現在の体内水分量
　　　　　　　＝現在の体内水分量×（現在の Na/目標 Na−1）

　通常体内水分量は体重の 50～60% だが，高 Na 血症では水分欠乏もあるので 10% 程低く見積もったほうがよく 40～50% で計算される．実際の計算は呈示した症例を参考にして欲しい．尿中へ失われる自由水の計算のためには尿 Na＋K の測定が必要である．血清 Na 160 mEq/L の患者の尿 Na が 40 mEq/L, K が 35 mEq/L であった場合，尿の（40＋35）/160＝47% は等張で，残り 53% が自由水である．この尿中自由水が負の場合には腎が自由水を保持しようとしているのであるから補正する自由水から減ずる．腎臓の自然補正力を軽視して過剰な補正にならないよう留意する．現実の診療においては循環血漿量の状態が重要である．

a）循環血漿量の低下を伴う高 Na 血症の治療

　まず生理食塩水の投与によって循環虚脱の改善を行う．この際 90 mEq/L 程度の Na 濃度の輸液でも急速な血清 Na 濃度の低下を生じることがあるので，生理食塩水を用いる．その後過剰補正にならないよう慎重に欠乏水分の補正を行う．

b）循環血漿量正常の高 Na 血症の治療

　急速輸液は必要なく，経口的な水分補給が第一選択である．経口的に補給できない場合は 5% ブドウ糖あるいは 1/4 生食を用いて緩徐に欠乏水分量を補正する．中枢性尿崩症に対する長期的な治療には ADH のアナログである DDAVP の点鼻（1 回 1～10 μg, 1 日 2～3 回）が行われるが，水中毒に注意が必要である．腎性尿崩症に対しては低塩・低蛋白食による溶質制限の他にサイアザイド剤（ハイドロクロロサイアザイド 1～2 mg/kg/日）の投与が行われる．

c）循環血漿量過剰の高 Na 血症の治療

まず Na 過剰をきたした原因を除去する．利尿薬（フロセミド）で Na 利尿をはかり，尿量に応じて 5％ブドウ糖などの自由水を投与するが，循環血漿量過剰による肺水腫などに注意が必要である．

一般に脱水による高 Na 血症では Na 濃度が 170 mEq/L を越えることはまれであるが，salt poisoning では 180 mEq/L を越えることもあり，このような高度の高 Na 血症では血液透析や腹膜透析が必要となる．

■ おわりに

ナトリウム濃度異常の病態を理解し治療するためには，尿の Na と K の測定を忘れてはならない．補正速度も急速な補正が必要な場合もあれば緩徐な補正が必要な場合もある．有効浸透圧や自由水の計算は紙と鉛筆があればできる簡単なものであるので，臨床の場でためらわずに行って欲しい．

ナトリウム濃度の異常における輸液療法のポイント

- 血清 Na の異常は血漿浸透圧の異常であり，有効浸透圧と電解質自由水の理解が必要．
- 有効浸透圧すなわち血清 Na の変化は身体に出入りする Na＋K と水との割合だけで規定されており，Na の異常があれば尿 Na＋K 濃度を測定し，電解質自由水の出入りを検討する．
- 低浸透圧性低 Na 血症は，①細胞外液量減少型，②細胞外液量正常型，③細胞外液量増加型の 3 型に分類され，細胞外液量の評価が重要である．
- 細胞外液量減少型低 Na 血症では Na と水の喪失が腎外性か腎性かを鑑別する．
- 嘔吐などによる非浸透圧性 ADH 分泌による低 Na 血症に注意する．
- 低 Na 血症の治療では低浸透圧による脳浮腫の危険性と過度の Na 補正による浸透圧性脱髄症候群（ODS）の危険性を比較検討する．
- 症候性急性低 Na 血症では高張食塩水を用いた速やかな治療を行う．
- 高 Na 血症は，①Na に対する体内水分の欠乏と，②体内水分に対する Na 過剰に分類される．
- 高 Na 血症治療の原則は循環不全の改善と急激すぎる Na 濃度変化の回避である．
- 慢性に経過した高 Na 血症では浸透圧適応が行われており，急速あるいは過剰な血清 Na 濃度の補正を行うと脳浮腫を招く．

■ 文献

1) Rose BD, Post TW. In: Clinical physiology of acid-base and electrolyte disorders. 5th ed. New York: MacGraw-Hill; 2001.
2) Halperin ML, Kamel KS, Goldstein MB. In: Fluid, electrolyte, and acid-base physiology. 4th ed. Philadelphia: Saunders; 2010.
3) 柴垣有吾. In: 深川雅史, 監. より理解を深める！体液電解質異常と輸液. 3版. 東京: 中外医学社; 2007.
4) 小松康宏, 西崎　祐, 津川友介. In: シチュエーションで学ぶ輸液レッスン. 東京: メジカルビュー社. 2011.
5) Coulthard MG, Haycock GB. Distinguishing between salt poisoning and hypernatraemic dehydration in children. BMJ. 2003; 326: 157-60.
6) 郭　義胤. なぜ高Na血症, 低Na血症を急速に治療してはいけないのですか？小児内科. 2011; 786-8.

〈郭　義胤〉

Ⅰ．臨床編―A．特殊な病態における輸液

4 電解質異常に対する輸液： カリウム，カルシウム，マグネシウムの異常

実践編　症例検討

症例の経過と実際の輸液療法

1 カリウム（K）異常

症例❶
12歳 女児

原疾患　心房中隔欠損，大動脈弁逆流

経　過　大動脈弁逆流に対する大動脈弁形成術後，房室ブロック，徐脈となり，心臓ペーシング開始し，循環動態は安定したが，血清 K 4.5 mEq/L であったものが，6.8 mEq/L に上昇し，不整脈など致死的な状況になりうる可能性もあり治療を開始した．カルチコール®，ラシックス®，8.4%メイロン®，グルコース＋インスリン療法を行うも K 低下みられず，7.0 mEq/L と高値持続のため血液浄化療法施行し，血清 K 改善し，血液浄化療法中止後も血清 K の再上昇はみられなかった．

検査所見　血清 Na 145 mEq/L，K 6.8 mEq/L，尿素窒素 20 mg/dL，クレアチニン（Cr）0.50 mg/dL，尿酸 2.0 mg/dL，血液ガス pH 7.40，PaCO$_2$ 35.3 mmHg，HCO$_3^-$ 21.7 mEq/L，BE －2.5 mEq/L，FE$_K$ 24.7%，推算 GFR 92.4 mL/分/1.73 m^2 とアシドーシス，K 排泄低下もなく，一時的な循環不全と術中からの細胞内に蓄積したものが細胞外へ移動したことによる高 K 血症と判断した．

症例❷
8カ月 男児

原疾患　左水腎水尿管

経　過　繰り返す発熱のため外来にて精査中に左水腎水尿管，尿路感染症（尿白血球数＞1,000/μL，尿培養 *Klebsiella oxytoca* 10^4 CFU/mL），電解質異常（血清 Na 127 mEq/L，K 6.8 mEq/L）がみられ入院加療となる．

　全身状態としては安定しており，まずは尿路感染症に対して生理食塩液での輸液と抗生剤投与にて治療開始し，それとともに原因検索を行った．

入院時検査所見　白血球 20,900/μL，CRP 1.53 mg/dL，血清 Na 127 mEq/L，K 6.8 mEq/L，尿素窒素 13 mg/dL，Cr 0.28 mg/dL，尿酸 4.8 mg/dL，血清浸透圧 245 mOsm/L，血液ガス pH 7.321，PaCO$_2$ 30.1 mmHg，HCO$_3^-$ 15.2 mEq/L，BE －9.7 mEq/L，尿蛋白（1＋），潜血（1＋），白血球＞1,000/hpf，赤血球 7/hpf，FE$_{Na}$ 0.21%，

FE_K 1.3%，レニン活性 450 ng/mL/ 時（基準値：0.3〜5.4），アルドステロン 25,900 pg/mL（基準値：20〜130），ACTH 8.16 pg/mL（基準値：乳児 1.4〜46.2），コルチゾール 54.31 μg/dL（基準値：乳児 2.38〜22.9），17α-OHP 1.2 ng/mL（基準値：〜2.55）であった．輸液，抗生剤の治療にて尿路感染症は軽快し，電解質異常も翌日には血清 Na 139 mEq/L，K 4.3 mEq/L と改善し，その後血清アルドステロンも 87 pg/mL と正常化し，水腎症，尿路感染症に伴う一過性の偽性低アルドステロン血症と診断した．

症例の解説

2 例とも血清 K 6 mEq/L 台後半であり不整脈なども危惧され，特に循環器疾患はより注意が必要であるため，症例 1 は原因検索よりも即座に治療を開始した．症例 2 も高 K 血症に対する治療も考慮されたが，血清 K は年齢により基準値に違いがあり（新生児 3.9〜5.9，乳児 4.1〜5.3，小児 3.4〜4.7，成人 3.5〜5.1 mEq/L），乳児は小児，成人よりは高値であり，全身状態も安定していたため，原因検索を行いながら経過観察とした．

2 カルシウム（Ca）異常

症例
1 歳 4 カ月
女児

原疾患 Williams 症候群

経過 循環器科にて大動脈弁上狭窄，末梢性肺動脈狭窄にてフォローされていたが，顔貌も含め Williams 症候群を疑われ，遺伝科受診．その際の血液検査にて高 Ca 血症，腎不全がみられ当科入院となる．1 歳頃から便秘気味で，よく食べていた離乳食は摂取しなくなり，フォローアップミルクのみとなっていた．

入院時検査所見 血清 Na 138 mEq/L，K 4.2 mEq/L，Ca 16.9 mg/dL，P 4.4 mg/dL，Mg 2.3 mg/dL，尿素窒素 33 mg/dL，Cr 0.72 mg/dL，尿酸 4.1 mg/dL，血液ガス pH 7.471，PaCO_2 32.8 mmHg，HCO_3^- 23.4 mEq/L，BE 0.0 mEq/L，尿蛋白（−），潜血（−），尿 Ca/Cr 1.29，intact PTH 10 pg/mL（基準値：14〜66），1,25-(OH)_2 ビタミン D 35.0 pg/mL（基準値：20〜70），25-OH ビタミン D 31 pg/mL（基準値：7〜41）であった．

入院後経過 全身状態良好で心電図異常もみられないため，生理食塩水での輸液とラシックス®で治療開始した．直近の体重変化は不明（入院時 6,701 g，1 歳時 6,895 g）であったが，皮膚は乾燥しており，生理食塩水 100 mL/時で開始し，利尿はみられていたため，2 時間輸液したところで，ラシックス® 1 mg/kg 静注した．その後は生理食塩水 100 mL/kg/日で維持するとともに 12 時間後にラシックス® 1 mg/kg を追加投与し，Ca 13.5 mg/dL と低下がみられた．輸液継続とともに，フォローアップミルクを低 Ca ミルクに変更して経口栄養を開始した．その後も Ca 再上昇はなく，10 mg/dL 台まで改善し退院となり，腎機能も最終的に尿素窒素 9 mg/dL，Cr 0.25 mg/dL まで低下した．

症例の解説

　　副甲状腺ホルモンやビタミンDなどの異常なく機序は不明な部分が多いが，Williams症候群による一過性高Ca血症と診断した．高Ca血症は尿細管障害による濃縮力低下による多尿や嘔吐などにより脱水傾向となり，高Ca血症をさらに悪化させるため，まずは十分な輸液を行い，必要に応じてループ利尿薬にてCa排泄を促すようにする．これらにより改善がみられることが多いが，大量の輸液を要することもあるため，溢水には注意が必要である．本症例は腎不全を伴う著明な高Ca血症であり，透析療法も要する可能性があったが，輸液，ループ利尿薬にて軽快し，明らかな腎石灰化もみられず，腎機能も改善したが，治療が遅れ，腎石灰化のため慢性的な腎障害を呈した症例もある．

解説編　カリウム，カルシウム，マグネシウム異常の治療

1　カリウム（K）異常

　Kは通常食事により体内に取り込まれ，90％が腎臓より尿中に，残りが便中に排泄される．また体内のカリウムは98％が細胞内に分布し，インスリン，β_2カテコラミン，プロトンなどにより細胞内外への移動を行っている．このため，K異常には腎臓による調節と細胞内外への移動の変化が重要な因子となる．

　原因検索を行うにあたっては，詳細な病歴聴取やバイタル所見の把握とともに，血清Na，K，Cl濃度，血液ガス分析，血漿レニン活性，アルドステロン，グルココルチコイド，コルチゾールなどの血液検査に加え，尿中K，Na，Cl，Cr濃度などの尿検査も施行し，FE_K（fractional excretion of K）やTTKG（transtubular K gradient）を参考にする．

1）高K血症

　血清K濃度が5.5 mEq/L以上が高K血症と定義され，当然ながら原因検索を行い，原疾患の治療を行うことが原則だが，高K血症は致死的な不整脈など緊急性を要する場合があり，原因検索より治療を優先しなければいけない場合がある．

a）鑑別診断（図1）

　高K血症の原因はK過剰摂取，細胞内からの移動，排泄低下であるが，偽性高K血症も少なくない．

（1）偽性高K血症

　溶血などにより細胞内のKが排泄される．

（2）K過剰

　食事，輸血，薬剤などの体外からの負荷と横紋筋融解，血管内溶血など体内からの負荷による．ただし，Kが過剰となっても腎機能が正常であれば，緊急治療を要するような高K血症にはなりにくい．

（3）細胞内から外への移動

　①アシドーシス：細胞外液に増加したプロトンが細胞内に取り込まれる際に細胞内のKが放出される．

　②インスリン欠乏：Na-K ATPaseの活性化により細胞内にKを取り込む作用が減弱する．

　③高浸透圧血症：細胞内から外への水の移動とともにKが細胞外へ移動する．

　④β遮断薬：β_2受容体を介してのKを細胞内に取り込む作用を減弱する．

（4）排泄低下

　①腎不全：糸球体濾過量低下により排泄が低下する．

　②アルドステロン分泌障害：アルドステロンは主に皮質集合管におけるNa再吸収とK排泄を担うため，分泌障害によりK排泄が低下する．

　③アルドステロン作用障害：アルドステロン分泌が正常でも皮質集合管の機能障害によりK排泄が低下する．

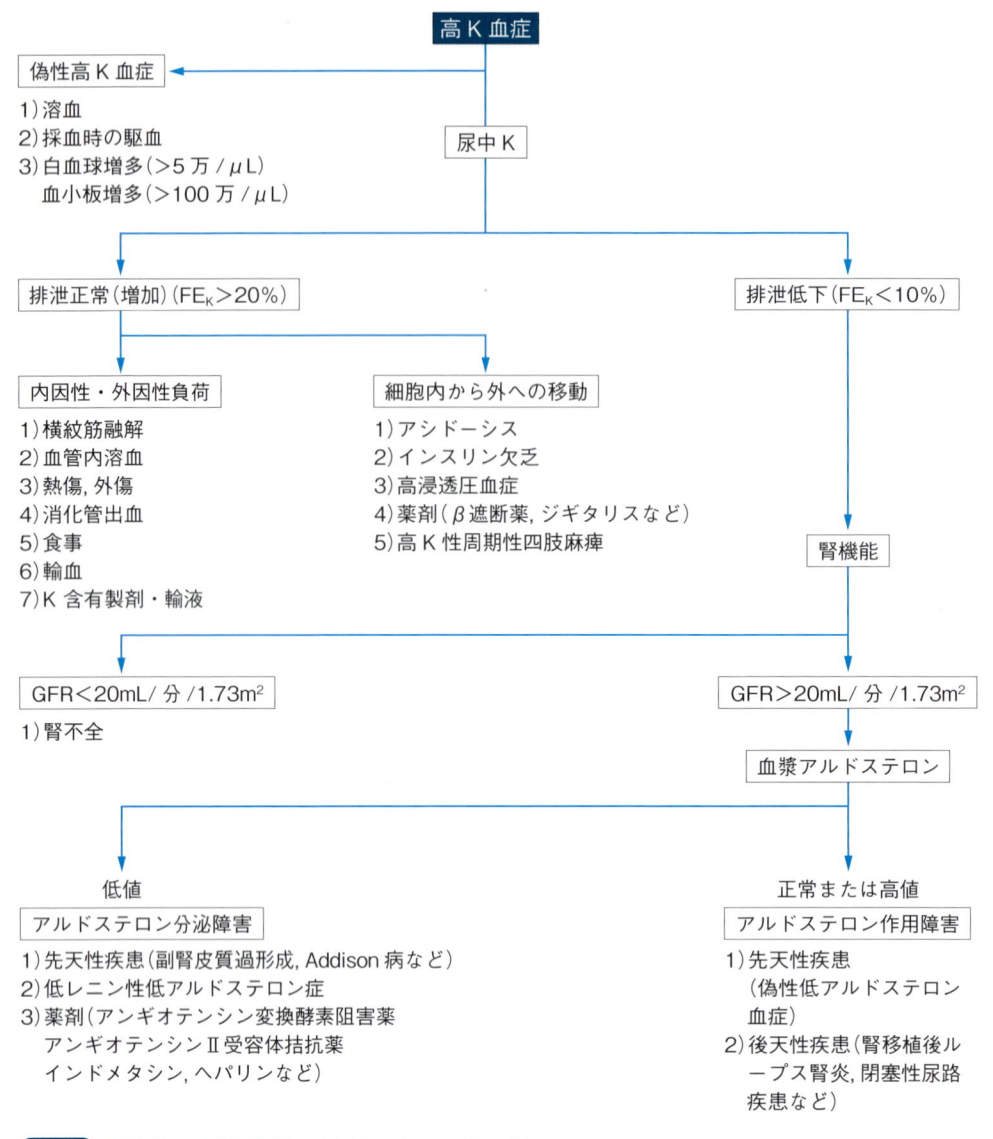

```
                            高K血症
                               │
           ┌───────────────────┤
    偽性高K血症 ←──────          │
     1)溶血                    尿中K
     2)採血時の駆血               │
     3)白血球増多(>5万/μL)        │
       血小板増多(>100万/μL)      │
                               │
        ┌──────────────────────┴──────────────────┐
  排泄正常(増加)(FE_K>20%)                  排泄低下(FE_K<10%)
        │                                         │
   ┌────┴────┐                                   │
内因性・外因性負荷   細胞内から外への移動                    │
 1)横紋筋融解       1)アシドーシス                       │
 2)血管内溶血       2)インスリン欠乏                      │
 3)熱傷,外傷       3)高浸透圧血症                       │
 4)消化管出血      4)薬剤(β遮断薬,ジギタリスなど)          腎機能
 5)食事           5)高K性周期性四肢麻痺                   │
 6)輸血                                                │
 7)K含有製剤・輸液                                       │
                                                      │
GFR<20mL/分/1.73m²                          GFR>20mL/分/1.73m²
 1)腎不全                                               │
                                                 血漿アルドステロン
                                                       │
        ┌──────────────────────────────────────────────┤
       低値                                      正常または高値
  アルドステロン分泌障害                             アルドステロン作用障害
   1)先天性疾患(副腎皮質過形成,Addison病など)        1)先天性疾患
   2)低レニン性低アルドステロン症                       (偽性低アルドステロン
   3)薬剤(アンギオテンシン変換酵素阻害薬                 血症)
     アンギオテンシンⅡ受容体拮抗薬                   2)後天性疾患(腎移植後ルー
     インドメタシン,ヘパリンなど)                       プス腎炎,閉塞性尿路
                                                    疾患など)
```

図1 高K血症の鑑別診断(文献1より一部改変)

b) 治療(表1)

血清K濃度が6 mEq/L以上で心電図変化,不整脈がみられる場合は緊急治療が必要となる.
超緊急的にはグルコン酸カルシウムを投与し,致命的な不整脈を予防する.ただし,ジギタリス製剤投与中の場合はジギタリス中毒を誘発する可能性があり注意が必要である.また,グルコース+インスリン(GI)療法により多くの場合,一時的にはKの低下が期待できる.

2) 低K血症

低K血症は高K血症とは異なり緊急治療を要することは少なく,Kの補正は経口投与が基本とはなるが,不整脈や筋力低下(特に呼吸筋麻痺)などが認められる場合は経静脈投与を要することがある.

表1 高K血症の治療（文献2より一部改変）

薬剤	作用機序	投与方法	作用発現時間	持続時間
グルコン酸カルシウム	細胞膜安定化	カルチコール® 0.5 mL/kgを10分かけて静注	数分	30～60分
インスリン	細胞内への移行	10%ブドウ糖 10 mL/kgにレギュラーインスリン0.2単位/kgを加え、1時間以上かけて静注	10～20分	4～6時間
重炭酸ナトリウム	細胞内への移行	8.4%メイロン® 2～3 mL/kgを5分以上かけて静注	30分	約2時間
β刺激薬	細胞内への移行	ベネトリン® 0.02 mL/kgをネブライザーで吸入[3]	30分	1～2時間
ループス利尿薬	体外排泄	ラシックス® 1～3 mg/kgを静注	約30分	
イオン交換樹脂	体外排泄	カリメート® 1 g/kgを微温湯に溶いて注腸	1～2時間	4～8時間
透析療法	体外排泄	血液透析なら3～4時間	開始後数分	2～8時間

a）鑑別診断（図2）

低K血症の原因はK摂取低下，細胞内への移動，排泄亢進であるが，偽性低K血症は除外しておく．

（1）偽性低K血症

白血病など白血球数が著明に増加している血液を室温に放置しておくとKが血清から白血球に移動して生じる．

（2）K摂取低下

食事によるKの摂取量低下による．

（3）細胞外から内への移動

　①アルカローシス：細胞内のプロトンが細胞外に放出される代わりに細胞外のKが細胞内に取り込まれる．

　②インスリン：Na-K ATPaseの活性化により細胞内にKを取り込む．

　③β刺激薬：$β_2$受容体を介して，Na-K ATPaseを活性化しKを細胞内に取り込む．

（4）排泄亢進

　①腎性喪失：尿細管からの排泄が亢進する．

　②腎外性喪失：消化管からの排泄が亢進する．

b）治療

（1）緊急治療（経静脈投与）

必ず心電図モニタリングを行い，末梢静脈からの投与は静脈炎などの予防のために，K濃度40 mEq/L以下で，0.4 mEq/kg/時（最大20 mEq/時）以下で投与し，数時間後には再検査をする．

また，高度低K血症においては，ブドウ糖液とともに急速に投与したり，アシドーシスがみられる場合にK補充前に補正すると低K血症が増悪することがあるので注意する．

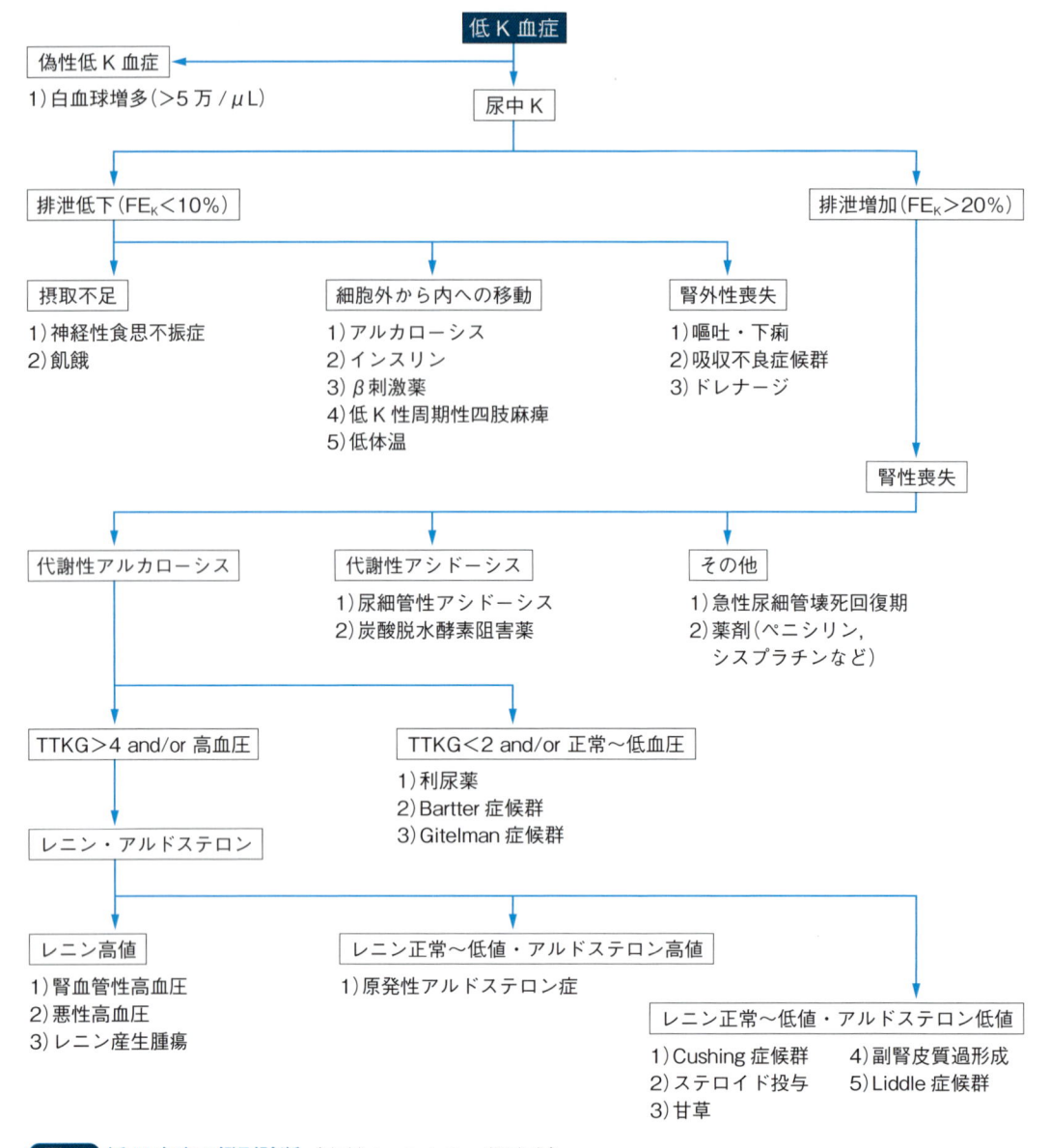

```
                              低 K 血症
偽性低 K 血症 ←
1) 白血球増多（>5 万/μL）    尿中 K

    ┌─────────────────────────────────┴──────────────────┐
排泄低下（FE_K＜10%）                            排泄増加（FE_K＞20%）

┌─────────┬─────────────┬──────────┐
摂取不足   細胞外から内への移動   腎外性喪失
1) 神経性食思不振症  1) アルカローシス   1) 嘔吐・下痢
2) 飢餓            2) インスリン      2) 吸収不良症候群
                  3) β 刺激薬       3) ドレナージ
                  4) 低 K 性周期性四肢麻痺
                  5) 低体温
                                              腎性喪失
    ┌──────────────┬──────────────┐
代謝性アルカローシス  代謝性アシドーシス     その他
                1) 尿細管性アシドーシス   1) 急性尿細管壊死回復期
                2) 炭酸脱水酵素阻害薬    2) 薬剤（ペニシリン，
                                         シスプラチンなど）

TTKG＞4 and/or 高血圧    TTKG＜2 and/or 正常～低血圧
                        1) 利尿薬
                        2) Bartter 症候群
レニン・アルドステロン      3) Gitelman 症候群

レニン高値          レニン正常～低値・アルドステロン高値
1) 腎血管性高血圧    1) 原発性アルドステロン症
2) 悪性高血圧                             レニン正常～低値・アルドステロン低値
3) レニン産生腫瘍                          1) Cushing 症候群   4) 副腎皮質過形成
                                        2) ステロイド投与    5) Liddle 症候群
                                        3) 甘草
```

図2 低 K 血症の鑑別診断（文献 1，4 より一部改変）

（2）経口投与

K として 3～10 mEq/kg/日を分 3～4 にて投与開始し，適宜増減する．

2 カルシウム（Ca）異常

Ca は腸管から吸収され，同量を腎臓から排泄して，体内のバランスを保っている．体内の Ca の 99% は骨に存在し，残りの 1% が血中に存在するため，骨は血中 Ca 濃度調整の緩衝作用をもち，骨吸収と骨形成により平衡を保っている．これらの調整には副甲状腺ホルモン（PTH），活

性型ビタミンDが重要な役割を担っている．また，血清Caは約半分が蛋白と結合しているため，血清Ca濃度はアルブミン濃度の影響を受け，血清アルブミン4 g/dL以下では，補正Ca濃度（mg/dL）＝実測Ca値（mg/dL）＋4-血清アルブミン値（g/dL），またはイオン化Caの測定が必要である．さらに，Ca値をみるときは血清リン（P），マグネシウム（Mg）濃度を合わせてみて判断することも重要である．

1）高Ca血症

補正Ca値で12 mg/dLあたりまで無症状なことが多く，それを超えるようになると消化器症状，腎症状，精神症状がみられることがある．

a）鑑別診断（図3）

(1) 副甲状腺ホルモン過剰
　①副甲状腺機能亢進症：PTHが骨からCaを動員することと腎でのビタミンD活性化を促し，Caの腸管からの吸収や尿細管からの再吸収を促進することによる．

(2) ビタミンD過剰
　①ビタミンD摂取過剰：ビタミンD製剤，肝油などのサプリメント，中心静脈栄養の過剰投与による．
　②慢性肉芽腫性疾患：$1,25(OH)_2$ビタミンDの産生による．

(3) 骨吸収亢進
　①悪性腫瘍：PTHrP産生や骨転移により骨吸収が亢進する．
　②長期臥床：骨に負荷がかからない状態では骨吸収が亢進する．

(4) 腎臓での再吸収亢進
　①サイアザイド利尿薬：遠位尿細管でのCa再吸収が亢進する．
　②家族性低Ca尿性高Ca血症：Ca sensing receptorの異常による．

b）治療（表2）

(1) 生理食塩水

血管内容量を増加することによる希釈に加え，糸球体濾過量を確保し，尿中へのCa排泄を促す．また，Na負荷により近位尿細管でのCa再吸収を抑制する．

10〜20 mL/kg/時（脱水の程度による）で輸液

(2) ループ利尿薬

ヘンレループにおけるCaの再吸収を抑制することと輸液による溢水を予防する．

フロセミド（ラシックス®）1 mg/kg静注

(3) ビスホスホネート製剤

破骨細胞を抑制することにより骨吸収を抑える．

パミドロ酸二ナトリウム（アレディア®）1 mg/kgを4時間以上かけて静注[6]

(4) カルシトニン製剤

破骨細胞を抑制することにより骨吸収を抑える．

エルカトニン（エルシトニン®）1日1〜4単位/kgを筋注または点滴静注[3]

```
                          高 Ca 血症
                             │
                           尿中 Ca
                    ┌────────┴────────┐
         排泄低下(尿 Ca/Cr＜0.21)    排泄増加(尿 Ca/Cr＞0.3)
            ┌────┴────┐                │
         PTH 正常   PTH 高値            │
```

PTH 正常
1) サイアザイド利尿薬
2) Addison 病
3) ミルク・アルカリ症候群

PTH 高値
1) 二次性副甲状腺機能亢進症
2) 家族性低 Ca 尿症性高 Ca 血症

PTH 高値
1) 原発性副甲状腺機能亢進症
2) 異所性 PTH 産生腫瘍
3) リチウム服用

PTH 正常

ビタミン D 高値
1) ビタミン D 中毒
2) 慢性肉芽腫性疾患(サルコイドーシス, 結核)

ビタミン D 正常

骨吸収亢進
1) 悪性腫瘍
2) 長期臥床
3) 甲状腺機能亢進症
4) ビタミン A 中毒

骨吸収亢進なし
1) Williams 症候群

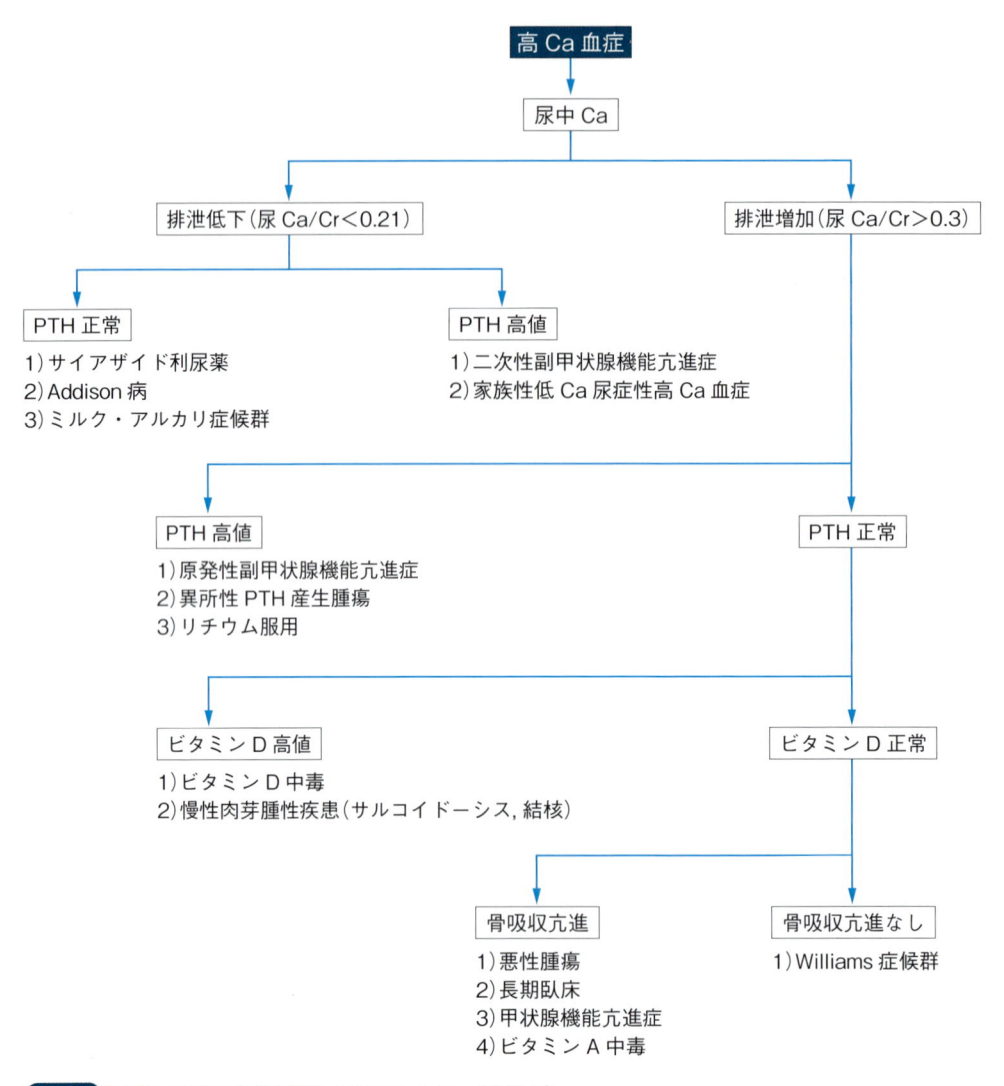

図3 高 Ca 血症の鑑別診断（文献 5 より一部改変）

表2 高 Ca 血症の治療

血清 Ca 濃度	治療		
〜 12 mg/dL	Ca, ビタミン D 摂取制限		
12〜16 mg/dL	無症候性	生理食塩水＋ループ利尿薬	
	症候性	生理食塩水＋ループ利尿薬＋ビスホスホネート＋カルシトニン	
16 mg/dL〜または腎不全	上記＋透析		

(5) 透析療法

症候性や腎不全などにより十分な輸液が困難な場合は血液透析や腹膜透析を考慮する.

2）低 Ca 血症

補正 Ca 値で 7 mg/dL 以下となってくるとテタニーやけいれんなどの神経症状，Chvostek-Trousseau 徴候，血圧低下や QT 延長などの循環器症状がみられる．

a）鑑別診断（図 4）

（1）慢性腎不全
活性型ビタミン D の産生低下による．

（2）副甲状腺機能低下
PTH の分泌低下による．

（3）偽性副甲状腺機能低下
尿細管の PTH に対する反応の低下による．

（4）低 Mg 血症
PTH 分泌低下，作用不全による．

（5）ビタミン D 作用不全
低栄養などの欠乏，合成障害，受容体異常による．

b）治療

（1）緊急治療
心電図モニタリングを行いながら，グルコン酸カルシウム（カルチコール®）新生児・乳児 1〜2 mL/kg, 幼児以降 0.5〜1 mL/kg を 10 分以上かけて静注する．反復投与が必要な場合は新生児・乳児 3〜4 mL/kg/日，幼児以降 1〜2 mL/kg/日を持続静注する．ただし，Ca 製剤は沈殿を生じやすいことや点滴漏れにより壊死を起こしやすいことなどに注意する．

（2）経口投与

①カルシウム製剤
　乳酸カルシウム　　　　40〜100 mg/kg/日，分 3〜4
　沈降炭酸カルシウム　　20〜60 mg/kg/日，分 3〜4

②ビタミン D 製剤
　アルファカルシドール（アルファロール®）　0.05〜0.1 μg/kg/日
　カルシトリオール（ロカルトロール®）　　　0.03〜0.08 μg/kg/日

＊ビタミン D 製剤は腎結石を起こしやすいため，原因疾患にもよるが上記投与量よりもさらに少量（アルファカルシドール 0.02 μg/kg/日，カルシトリオール 0.01 μg/kg/日）から開始するほうが安全で，尿中 Ca/Cr は 0.3 を超えないように注意する．

3　マグネシウム（Mg）異常

Mg は主に小腸から吸収され，腎臓より排泄される．体内の Mg の 99% は細胞内に，残り 1% が細胞外に存在する．Mg は PTH などにより尿細管での再吸収に影響は受けるが，Na, K, Ca などと違い細胞内外の移動に関してホルモンなどの影響を受けにくいため，腸管，腎臓の状況により比較的容易に異常をきたしやすい．

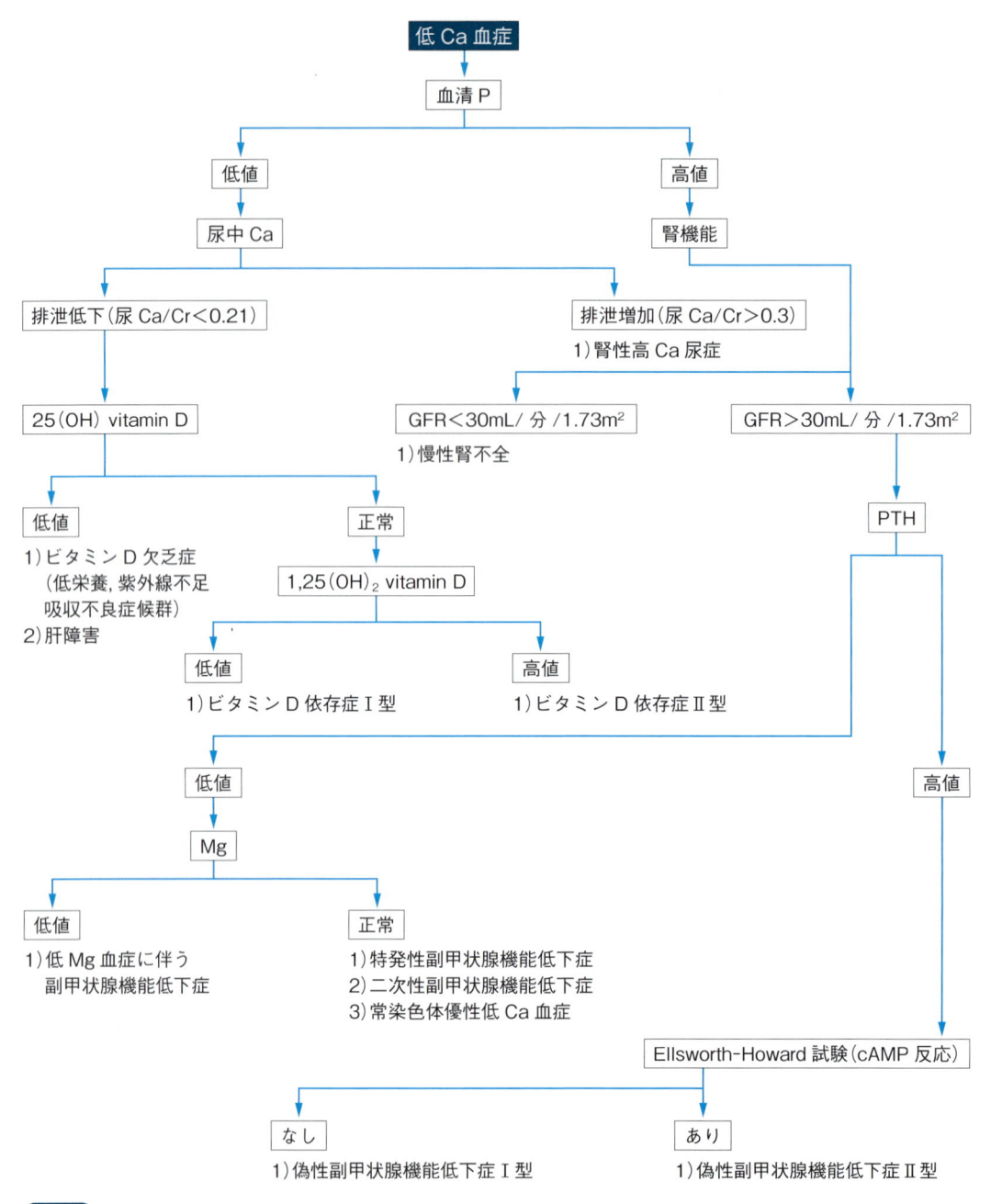

```
                        ┌──────────┐
                        │ 低Ca血症 │
                        └────┬─────┘
                             │
                        ┌────┴─────┐
                        │  血清P   │
                        └────┬─────┘
                  ┌──────────┴──────────┐
                  低値                   高値
                  │                      │
              ┌───┴────┐            ┌────┴───┐
              │ 尿中Ca │            │ 腎機能 │
              └───┬────┘            └────┬───┘
         ┌────────┴────────┐             │
    排泄低下          排泄増加(尿Ca/Cr>0.3)
  (尿Ca/Cr<0.21)    1)腎性高Ca尿症
```

```
        ┌──────────────┐    ┌────────────────────┐   ┌────────────────────┐
        │25(OH) vit D  │    │GFR<30mL/分/1.73m²  │   │GFR>30mL/分/1.73m²  │
        └──────┬───────┘    │ 1)慢性腎不全        │   └──────────┬─────────┘
               │            └────────────────────┘              │
        ┌──────┴──────┐                                      ┌──┴──┐
       低値          正常                                     │ PTH │
                                                             └─────┘
```

低値:
1) ビタミンD欠乏症 (低栄養, 紫外線不足 吸収不良症候群)
2) 肝障害

正常 → 1,25(OH)₂ vitamin D
- 低値: 1)ビタミンD依存症Ⅰ型
- 高値: 1)ビタミンD依存症Ⅱ型

低値 → Mg
- 低値: 1)低Mg血症に伴う副甲状腺機能低下症
- 正常:
  1) 特発性副甲状腺機能低下症
  2) 二次性副甲状腺機能低下症
  3) 常染色体優性低Ca血症

PTH 高値 → Ellsworth-Howard 試験(cAMP反応)
- なし: 1)偽性副甲状腺機能低下症Ⅰ型
- あり: 1)偽性副甲状腺機能低下症Ⅱ型

図4 低Ca血症の鑑別診断（文献7より一部改変）

1) 高Mg血症

血清Mg濃度が4.8 mg/dL以上となってくると神経症状, 循環器症状, 低Ca血症などがみられ始める. 高Mg血症の程度の推測には深部腱反射の減弱の程度が簡便で有益な指標となる.

a) 鑑別診断
①腎不全: 排泄低下による.

②Mg 含製剤の大量投与
　b）治療
　　①グルコン酸カルシウム（カルチコール®）1～2 mL/kg 静注
　　②生理食塩水＋ループ利尿薬（ラシックス®）
　　③透析療法

2）低 Mg 血症

　血清 Mg 濃度が 1.2 mg/dL 以下となってくると神経症状，循環器症状，電解質異常（低 K，低 Ca 血症），PTH 分泌低下，作用不全などがみられる．

　a）鑑別診断
　　①消化管からの喪失：Mg は小腸全般と大腸の一部で吸収されるため，この部位に病変があると吸収不良により起こる．
　　②腎臓からの喪失：糸球体で濾過された Mg は 60～70％がヘンレの上行脚，15～20％が近位尿細管，5～10％が遠位尿細管から再吸収されるため，それぞれの部位の障害により再吸収が障害されて起こる．
　b）治療
　　①緊急治療：硫酸マグネシウムを Mg として 1 mEq/kg を 10 分かけて静注する．
　　②経口投与：硫酸マグネシウム 100～250 mg/日 分 3～4

電解質異常（K, Ca, Mg）における輸液療法のポイント

- 電解質異常のあるとき（特に緊急治療を要する場合）は必ず心電図モニタリングを行いながら，治療，経過観察をする．
- 電解質異常をみるときは血清のみならず尿中電解質の評価も重要である．
- 高カリウム血症は致死的な不整脈など緊急性を要する場合があり，原因検索より治療を優先しなければいけないことがある．
- 特に高カリウム血症の場合は必ず，数時間後には再検査し，治療の追加，変更を考慮する．
- カルシウム異常をみるときは，アルブミン値で補正する必要があることとともに，リンと合わせて評価しなければいけない．
- カルシウム製剤は他剤との配合により沈殿を生じやすいことや点滴漏れにより壊死を起こしやすいことなど，投与方法に注意が必要である．

■ 文献

1) 武藤重明. 血清 K 値の異常をどう読むか. 診断と治療. 2005; 93: 883-90.
2) 松本真輔, 幡谷浩史.【輸液 Q & A】高 K 血症で Ca を投与するのはなぜですか？ 小児内科. 2011; 43: 774-6.
3) 金子一成.【水・電解質異常】電解質異常に対する治療の原則. 小児内科. 2003; 35: 1801-6.
4) 柴垣有吾. In: 深川雅史, 監. より理解を深める！体液電解質異常と輸液. 改訂 2 版. 東京: 中外医学社; 2006. p.97-102.
5) 樋口千恵子, 佐中 孜.【電解質異常への対応】電解質異常の考え方と対応 Ca の上昇 その鑑別の根拠と病態生理, 対応. 腎と透析. 2006; 60: 83-8.
6) 田中弘之.【輸液療法 新しい知見】高カルシウム血症の治療. 小児内科. 2006; 38: 1027-30.
7) 平田結喜緒.【副甲状腺疾患・カルシウム代謝異常】診断の進め方 低カルシウム. 日内会誌. 1999; 88: 1189-94.

〈山田昌由, 和田尚弘〉

Ⅰ. 臨床編―A. 特殊な病態における輸液

5 化学療法の際の輸液

実践編 症例検討

症例の経過と実際の輸液療法

症例
7歳 男児

主訴 持続する発熱，点状出血斑

既往歴・家族歴 特記すべきことなし．

現病歴 入院1週間前から38℃台の発熱をきたした．近医で急性上気道炎を疑われ抗生剤を処方されたが解熱傾向はなく，3日前からは下肢に点状出血斑も出現してきたため，精査目的で紹介入院となった．

入院時現症 体重23 kg（年齢平均），身長120 cm（年齢平均）．体温38.8℃，血圧100/60 mmHg，心拍数120回/分，呼吸数30回/分．意識状態は清．顔色は不良で眼瞼結膜も蒼白．下肢に点状出血斑と紫斑を多数認めた．また胸部エックス線検査で胸腺の腫大も認めた．

入院時主要検査所見 末梢血白血球数が85,000個/μLと著明に増加しており，貧血，血小板減少もみられた．白血球分画で，芽球を45％認めた．尿酸値とLDHの上昇，および高カリウム（K）血症，高リン（P）血症，低カルシウム（Ca）血症を認めた（表1）．同日骨髄検査を行い，骨髄有核細胞数45万個/μLであり，その細胞分画でミエロペルオキシダーゼ陰性の芽球を95％に認めた．細胞表面マーカーでは，CD2，CD3，CD5，CD7が陽性であった．

入院後経過 以上の所見から「T細胞性急性リンパ性白血病（T-ALL）」と診断し，治療を開始するための支持療法を行った．

中心静脈カテーテルを挿入した後，腫瘍崩壊症候群の治療と予防のために，Kを含まない開始液（ソリタT1号®）3,000 mL/m²/日の大量の輸液を行った．排尿毎に尿量を測定し，利尿が60 mL（投与量の約半分）/m²/時以下の時はアセタゾラミド（ダイアモックス®）（5歳未満125 mg，5歳以上250 mg，経口または静注）を使用し，尿量を80～100 mL/m²/時以上に保つようにした．

同時に尿酸産生を抑制する目的でアロプリノール（ザイロリック®）（10 mg/kg/日，経口，分3毎食後）の内服を開始した．また感染予防としてST合剤と抗真菌

表1 入院時検査所見

【血算】		【血清・生化学】	
白血球数	85,000 個/μL	総蛋白	5.8 g/dL
赤血球数	262×10⁴個/μL	アルブミン	2.7 g/dL
ヘモグロビン	7.1 g/dL	AST	62 IU/L
血小板数	2.2×10⁴個/μL	ALT	68 IU/L
		LDH	987 IU/L
		尿酸	10.2 mg/dL
		血液尿素窒素	17 mg/dL
		クレアチニン	1.0 mg/dL
		Na	137 mEq/L
		K	5.9 mEq/L
		Cl	101 mEq/L
		Ca	6.7 mg/dL
		P	6.5 mg/dL
		CRP	7.1 mg/dL

薬の投与も開始した．それらの支持療法を行った後，T-ALL の治療としてプレドニゾロンの投与を始めた．

治療開始後経過 プレドニゾロンの開始を始めてから末梢血白血球数は減少していった．しかし，高尿酸血症は改善されないため，治療開始 2 日後からアロプリノールの内服を中止し，ラスブリカーゼ（ラスリテック®）（0.2 mg/kg，1 日 1 回）の投与を開始した．翌日から尿酸値の低下傾向を認めたため，ラスブリカーゼは 4 日間の投与で終了した．高 K 血症と高 P 血症も正常化した．プレドニゾロン開始後 8 日目に末梢血白血球数の正常化と芽球の消失を確認し，ビンクリスチンなどの化学療法を開始した．

症例の解説

症例は，小児の T-ALL の治療前，治療開始直後に合併した腫瘍崩壊症候群（tumor lysis syndrome：TLS）の典型例である．急性白血病の中でもこの症例のように診断時末梢血白血球数の多い例や胸腺肥大を認める例はリスクが高くなる．TLS の予防の原則は，大量輸液による利尿の確保と尿酸産生抑制である．それらの予防を行っても高尿酸血症が進行する場合は，ラスブリカーゼを使用する．ラスブリカーゼの有効性は高く，この症例も投与後速やかに高尿酸血症が改善し，続く化学療法が行えた．

解説編　小児がんに対する化学療法と腫瘍崩壊症候群

1　小児がんの概念と疫学

　小児がんは小児の1万人に約1人の割合で発症する．頻度は高くはないが，小児の死因では不慮の事故に次いで多く，今日でも難治性の疾患であることにかわりはない．腫瘍の種類としては，成人と異なり非上皮性腫瘍がほとんどを占め，その中でも白血病，特に急性白血病が約40％を占める．小児がんは一般的に抗癌剤に対する感受性の高いものが多いため，化学療法と必要によって外科治療，放射線治療を組み合わせた集学的治療を行うことにより治癒も期待できる[1]．実際に年々生存率は改善され，最も頻度の高い急性リンパ性白血病（ALL）の標準危険群の5年無イベント生存率は90％に到達している[2]．

　なお小児の急性白血病やリンパ腫の治療を開始するにあたっては日本小児血液学会が発行している小児白血病・リンパ腫の診療ガイドライン2011年度版[3]を読み，治療総論，化学療法各論，支持療法各論について十分に理解することが必要である．

2　小児がんの治療時における水分および電解質異常

1）腫瘍崩壊症候群（tumor lysis syndrome: TLS）

a）病態

　TLSは，抗癌剤によって腫瘍細胞が崩壊した際に生じる病態で，高尿酸血症，高K血症，高P血症などを引き起こし，時に急性腎不全などの重篤な合併症もきたす代謝異常症である．いわゆるoncologic emergencyのひとつであり，小児がんの診断時および治療開始時に最も注意すべき病態である[4]．

　がん細胞は，核内の核酸量が多くPとアデニン，グアニンなどのプリン体（代謝されて尿酸となる）を多く含み，細胞質にはKを多く含んでいることから，核や細胞質が破壊されるとそれらの尿酸，P，Kが細胞外液に放出されTLSの病態を形成する（図1）．それらの代謝産物は腎から排泄される際，尿細管内に尿酸塩やリン酸カルシウムの結晶を形成しやすく腎不全の原因となる．がん患児は，発熱により不感蒸泄が増え，食思不振により水分摂取が減少し，貧血や低蛋白

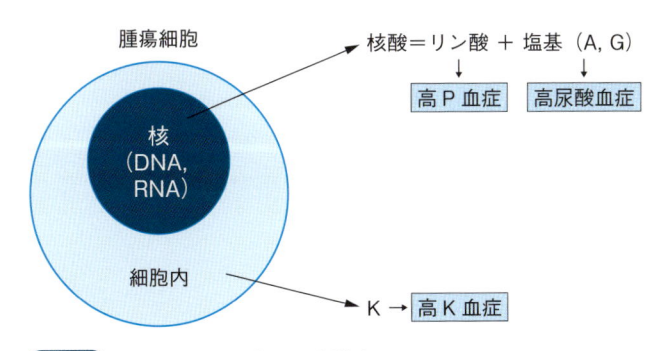

図1 腫瘍崩壊症候群の発症機序

表2 検査による腫瘍崩壊症候群の定義

	検査値
高尿酸血症	>7.5 mg/dL（成人） >6.5 mg/dL（1〜12歳） >5.5 mg/dL（1歳未満）
高リン血症	>4.5 mg/dL（成人） >6.5 mg/dL（小児）
高カリウム血症	>6.0 mEq/L
低カルシウム血症	<7.0 mg/dL

表3 腫瘍崩壊症候群のリスク分類

疾患	高リスク	中間リスク	低リスク
NHL	バーキット リンパ芽球性 B-ALL	DLBCL ALCL	
ALL	WBC 10万以上 （個/μL）	5〜10万	5万未満
AML	WBC 5万以上 （個/μL） 単球性	1〜5万	1万未満

NHL：非ホジキンリンパ腫，ALL：急性リンパ性白血病，AML：急性骨髄性白血病，DLBCL：びまん性大細胞性，ALCL：未分化大細胞型リンパ腫，B-ALL：成熟B細胞性ALL

により体液の血管外漏出が多くなる傾向にあり，TLSの病態をさらに悪化させる．白血病細胞などは非常に細胞回転の速い細胞なので診断時や抗癌剤を使用する以前でもすでにTLSの状態にあることが多い．TLSの検査上の診断基準を表2に示す．

b）TLSを合併しやすい疾患と頻度

腫瘍量が多く，かつ治療に反応しやすい疾患がTLSを合併しやすい．急性白血病はその代表的疾患であるが，特に初診時末梢血白血球数が10万以上のALL（特にT細胞性やフィラデルフィア染色体陽性例），末梢血白血球数が5万以上の急性骨髄性白血病（AML）（特に単球性）に合併しやすい．胸腺肥大や巨大な肝脾腫，リンパ節腫大を伴うものはさらにTLSを合併するリスクが高い．非ホジキンリンパ腫では，バーキットリンパ腫，リンパ芽球性リンパ腫，B細胞性リンパ腫に合併しやすい．TLSのリスク分類を表3に示す．TLSを合併する頻度は，ALLの高リスク群で約60%，リンパ腫の高リスク群で約20%とされる[5]．

c）TLSの臨床症状

高K血症は，治療開始6〜72時間後から起こり，嘔吐や下痢などの消化器症状，脱力や筋肉のけいれんなどの神経症状，心室性不整脈や心室細動などの循環器症状をきたす．

高P血症は治療開始24〜48時間後から起こり，高P血症そのものの腎障害に加え，低Ca血症をきたしテタニーなどの神経症状を引き起こす．

高尿酸血症も治療開始24〜48時間後から起こり，尿酸の結晶が遠位尿細管から集合管に析出し，時に急性腎不全を引き起こす．また嘔吐，下痢などの消化器症状もみられる．

d）TLSの予防

小児がんはそのほとんどが化学療法に感受性の高い腫瘍なので小児がんの治療に際してはTLSの予防を行うことは必須である．

（1）大量輸液と利尿促進

Kを含まない輸液（ソリタT1号液® などの開始液）を2,500〜3,000 mL/m²/日で投与し利尿を促す．従来8.4%炭酸水素ナトリウム（メイロン®）によるアルカリ化が行われてきたが，最近の

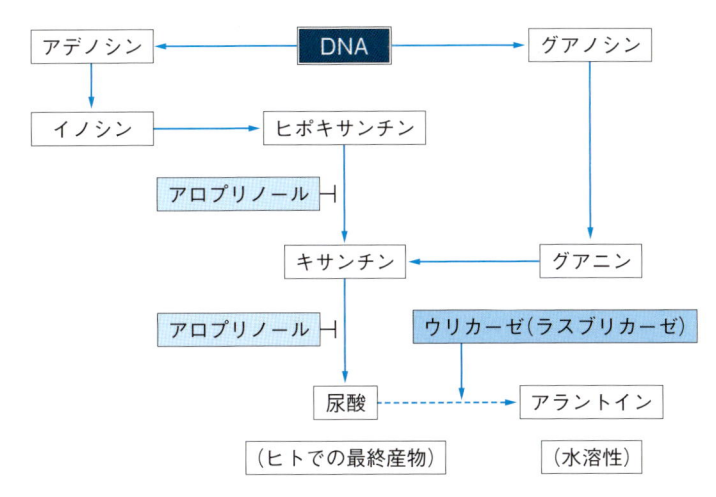

```
アデノシン ← DNA → グアノシン
    ↓              ↓
  イノシン → ヒポキサンチン        
         ┤アロプリノール
            ↓
          キサンチン ← グアニン
         ┤アロプリノール   ウリカーゼ（ラスブリカーゼ）
            ↓         ↓
           尿酸 ---→ アラントイン
        （ヒトでの最終産物） （水溶性）
```

図2 プリン代謝と高尿酸血症治療薬の作用機序

ガイドラインでは代謝性アシドーシスをきたしている場合を除きアルカリ化は推奨されていない．これは尿のpHが7.0以下になると尿酸の水溶性は高まる一方で，その前駆物質であるキサンチンやヒポキサンチンの水溶性は高まらないことと，尿酸の結晶化の予防には尿pHよりも尿量を十分に確保するほうが重要であることがわかってきたことによる．加えてアロプリノールを使用し尿酸産生を抑制した場合には，キサンチンやヒポキサンチンの結晶化を予防することが重要となってくる（図2を参照）[6]．

大量輸液によっても十分な尿量（80〜100 mL/m^2/時以上）が確保できない場合はアセタゾラミド（ダイアモックス®）（5歳未満125 mg，5歳以上250 mg，経口または静注）の投与を行う．以前はフロセミドは尿を酸性化するために以前は使用されなかったが，上記の理由でフロセミド（ラシックス®）（0.5〜1.0 mg/kg，静注）も用いられるようになってきている．ただしK保持性の利尿薬（スピロノラクトンなど）は用いてはならない．

(2) 高尿酸血症治療薬

① ラスブリカーゼ（ラスリテック®）

TLS高リスク群に対しては，ラスブリカーゼ（0.2 mg/kg，1日1回，最長7日間）の投与を行う．ラスブリカーゼ投与開始後4〜24時間以内に化学療法を開始する．

ヒトのプリン代謝の最終産物は尿酸であるが霊長類以外の哺乳類ではウリカーゼという尿酸オキシダーゼを有しており尿酸を酸化してアラントインを生成する（図2）．尿酸は水に溶けにくいため尿中への排泄が悪いのに対し，アラントインは尿酸の5〜10倍も水溶性であるために尿中に容易に排泄される．ラスブリカーゼはウリカーゼ同様尿酸をアラントインに代謝させる尿酸オキシダーゼとして遺伝子組換え技術により合成されたものである．ラスブリカーゼを投与する際はヒポキサンチンやキサンチンから尿酸を誘導したほうが有効であるのでアロプリノールの投与は行わない．実際にTLS高リスク群の小児を対象とした臨床試験やアロプリノールとラスブリカーゼの比較試験において，ラスブリカーゼの高尿酸血症に対する高い有効性が示されている[7]．

②アロプリノール（ザイロリック®）

TLS中リスク群に対しては尿酸産生抑制作用をもつアロプリノール（10 mg/kg/日, 経口, 分3）の投与を行う. アロプリノールの投与は化学療法開始の12時間以上前から行う. TLS低リスク群の治療にはアロプリノールの使用は行わず大量輸液による利尿促進のみでよい. 一方, プロベネシドやベンズブロマロンなどの尿酸排泄型の高尿酸血症治療薬は用いてはならない.

e）TLSの治療

(1) 高尿酸血症の治療

以上のTLS予防を行っても高尿酸血症が発症した場合はただちにラスブリカーゼの投与を行う. 高尿酸血症の診断は, 12歳以下では6.5 mg/dL以上, 13歳以上では7.5 mg/dL以上である.

(2) 高K血症, 高P血症の治療

血清K値が7.0 mEq/L以上になる場合や心電図上の変化を認める場合は, 早急にグルコン酸カルシウムの投与（0.1〜1.0 mL/kg）, グルコース・インスリン療法（20%ブドウ糖液50 mLに即効性のレギュラーインスリン2単位を溶解し2.5 mL/時で点滴投与）を行う. 高P血症に対しては血液浄化療法を行う.

2）TLS以外の合併症

a）高Ca血症

小児ではまれではあるが, 急性白血病〔特に染色体17番と19番の転座［t(17;19)］を伴うALL〕や骨転移のある固形腫瘍, 原発性骨腫瘍において認めることがある[8]. がんに伴う高Ca血症は, 腫瘍細胞が過剰に産生・分泌する副甲状腺ホルモン関連蛋白質（parathyroid hormone-related protein: PTHrP）という体液性物質による骨吸収亢進が原因の腫瘍随伴性体液性高Ca血症（humoral hypercalcemia of malignancy: HHM）と, 広範な骨転移に伴う局所的な骨破壊が原因の局所性骨溶解性高Ca血症（local osteolytic hypercalcemia: LOH）に分けられる.

高Ca血症の臨床症状は, 食欲不振, 嘔気, 口渇, 多尿, 便秘などであるが, 血清Ca濃度が16 mg/dL以上になると, 傾眠, 昏睡をきたす.

治療はまず生理食塩水の大量輸液でCa排泄の増大をはかる. これにフロセミドなどの利尿薬を併用する. 病態に応じてカルシトニンやビスホスホネートなどの骨吸収抑制薬を用いる.

b）抗利尿ホルモン不適切分泌症候群（syndrome of inappropriate secretion of antidiuretic hormone: SIADH）

小児では脳腫瘍を除けば原疾患によるものはまれである. しかし, 白血病をはじめとする小児がんのキードラッグのひとつであるビンクリスチンを使用時にはしばしば認められる病態である. ビンクリスチンをはじめとするビンカアルカロイド系抗癌剤使用時における低Na血症は中枢性の抗利尿ホルモンの分泌調節の異常によって生じる. 血清Na値が125 mEq/L以下になるとけいれんや昏睡がみられる. 診断は, 血清Naが低値であるにもかかわらず尿中Na値が20〜40 mEq/L以上認めることによる. 治療は水分制限（HollidayとSegarの示した1日維持水分量の1/2〜2/3）を行う.

化学療法の際の輸液のポイント

- 小児がんは化学療法に反応が良好なものが多いため，診断時，治療開始時には腫瘍崩壊症候群（TLS）に対する予防策が必要である．
- TLS の基本病態は，高尿酸血症，高 K 血症，高 P 血症，低 Ca 血症である．
- TLS の予防策の基本は，K を含まない輸液（開始液）を 2,000～3,000 mL/m^2/日で大量輸液し，十分な尿量を確保することである．
- TLS の高リスク群に関しては，アロプリノールやラスブリカーゼを用いる．
- ラスブリカーゼは，尿酸を水溶性のアラントインに変換する酵素で，TLS に対し高い臨床的有効性を有する．

文献

1) Pui CH, Gajjar AJ, Kane JR, et al. Challenging issues in pediatric oncology. Nat Rev Clin Oncol. 2011; 28: 540-9.
2) Pui CH, Carroll WL, Meshinchi S, et al. Biology, risk stratification, and therapy of pediatric acute leukemias: an update. J Clin Oncol. 2011; 29: 551-65.
3) 日本小児血液学会. In: 小児白血病・リンパ腫の診療ガイドライン 2011 年度版. 東京: 金原出版; 2011.
4) Howard SC, Jones DP, Pui CH. The tumor lysis syndrome. N Engl J Med. 2011; 364: 1844-54.
5) Cario MS, Coiffier B, Reiter A, et al. Recommendations for the evaluation of risk and prophylaxis of tumour lysis syndrome (TLS) in adults and children with malignant diseases: an expert TLS panel consensus. Br J Haematol. 2010; 149: 578-86.
6) Coiffier B, Altman A, Pui CH, et al. Guidelines for the management of pediatric and adult tumor lysis syndrome: an evidence-based review. J Clin Oncol. 2008; 26: 2767-78.
7) Will A, Tholouli E. The clinical management of tumour lysis syndrome in haematological malignancies. Br J Haematol. 2011; 154: 3-13.
8) Trehan A, Cheetham T, Bailey S. Hypercalcemia in acute lymphoblastic leukemia: an overview. J Pediatr Hematol Oncol. 2009; 31: 424-7.

〈河崎裕英〉

Ⅰ．臨床編―A．特殊な病態における輸液

6 敗血症ショックに対する輸液

実践編　症例検討

症例の経過と実際の輸液療法

症例
10 カ月　男児

主　訴　発熱，嘔吐，顔色不良
既往歴・家族歴　特記すべきことなし．
予防接種歴　DPT（1 期 3 回），BCG，ポリオ（2 回）は接種していたが，Hib と肺炎球菌ワクチンは未接種であった．
現病歴　入院 2 日前から発熱（39℃）をきたし，前医で抗菌薬を処方された．入院当日の朝から嘔吐，顔色不良のため前医を再診．白血球 5,900，CRP 20.4 mg/dL のため紹介入院となる．
入院時現症　顔面蒼白で意識障害（呼びかけにも開眼せず，痛み刺激に対し払いのける動作あり，Japan coma scale：Ⅲ-100）あり．体重は 8.5 kg（病前体重は 8.6 kg），体温 38.9℃，心拍数 158 回/分，呼吸数 72 回/分，血圧 60/35 mmHg．対光反射は迅速であるが眼球の左右偏位あり，瞳孔両側 3 mm．心肺に異常なし．肝脾腫なし．大泉門膨隆と項部硬直あり．毛細血管再充満時間（capillary refilling time：CRT）は 4 秒と延長していた．
入院時主要検査所見　CRP，プロカルシトニン（procalcitonin：PCT）の著明な上昇と血小板数の低下，PT 低下，APTT 延長，FDP 上昇を認めた．髄液検査では細胞数の増多，髄液糖の低下を認めた．入院 2 日後に血液と髄液からインフルエンザ桿菌が同定された（表 1）．
入院後経過　心原性ショックを疑うギャロップ音，ラ音，静脈怒張や肝腫大などの徴候なく，循環血液量減少性ショックを疑う高度の脱水所見（大泉門陥凹，口腔内乾燥，体重減少）も認めなかった．髄膜炎を示唆する身体所見と前医での採血結果から血液分布異常性ショック（細菌性髄膜炎に伴う敗血症性ショック）と暫定診断した．末梢静脈路の確保を試みたが 5 分間のトライアルで確保困難なため骨髄路確保に変更した．生理食塩水 170 mL（20 mL/kg）をシリンジにて 5 分間で急速投与した．低血圧と末梢冷感が持続したため同量の生理食塩水を再度投与した．その後，

表1 入院時検査成績

【血算】		【血液ガス分析】	
白血球	4,800/μL	pH	7.263
赤血球	427万/μL	PaCO₂	38.9 mmHg
ヘモグロビン	10.8 g/dL	PaO₂	86.7 mmHg
血小板	4.1万/μL	HCO₃⁻	17.2 mEq/L
		BE	−9.2 mEq/L
【血清・生化学】		【髄液検査】	
総蛋白	6.4 g/dL	細胞数	837/μL（多核球85%）
アルブミン	3.4 g/dL	蛋白	147 mg/dL
AST	56 IU/L	糖	27 mg/dL
ALT	47 IU/L	Cl	112 mEq/L
尿酸	5.8 mg/dL	【培養検査】	
尿素窒素	15.9 mg/dL	血液：インフルエンザ桿菌	
クレアチニン	0.3 mg/dL	髄液：インフルエンザ桿菌	
血糖値	78 mg/dL	いずれも遺伝子検査からBLNAR（β-lactamase negative ampicillin-resistant *Haemophilus influenzae*）と判明．	
Na	133 mEq/L		
K	3.9 mEq/L		
Cl	99 mEq/L		
Ca	10.5 mg/dL		
PCT	12.6 ng/mL（基準値＜0.5）		
CRP	21.9 mg/dL		
【止血・凝固】			
PT	38.8%		
APTT	61.9秒		
Fib	455 mg/dL		
FDP	26.1 μg/mL		

血圧は 87/45 mmHg と正常化したが，末梢冷感がまだ持続し，CRT は 3 秒であった．内頸静脈から中心静脈を確保し，中心静脈血酸素飽和度（ScvO₂）の持続測定を開始した．血液培養（小児の場合は 1 セットでもよいが充分な血液量を接種する）を実施し，意識障害があるため頭部 CT 検査を施行したが脳浮腫や出血は認めなかった．髄液検査は白色に混濁しており，塗抹染色にてグラム陰性桿菌が検出された．神経学的後遺症（聴力障害）を予防するためにデキサメタゾン 0.15 mg/kg を投与した．インフルエンザ桿菌を起炎菌と想定し，メロペネム（meropenem：MEPM）（120 mg/kg/日，分 3）とセフトリアキソン（ceftriaxone：CTRX）（120 mg/kg/日，分 2）の投与を行った．血小板数低下，FDP 上昇，PT 低下から播種性血管内凝固症候群と診断しヘパリン（5〜10 単位/kg/時）とメシル酸ガベキサート（1.0 mg/kg/時）の持続投与を開始した．ScvO₂は 67%と低下（基準値は 70〜80%）し，心原性ショックも混在していた．血管拡張作用と強心作用を併せもつホスホジエステラーゼⅢ阻害薬のミルリノンを 0.125 μg/kg/分で開始し，0.5 μg/kg/分まで増量した．ミルリノン開始 3 時間後に ScvO₂は 75%まで上昇し，末梢冷感は改善したので敗血症性ショックから離脱したと判断した．

症例の解説

　　細菌性髄膜炎による敗血症性ショックの症例を呈示した．乳幼児が突然の高熱，嘔吐，意識障害をきたした場合は細菌性髄膜炎をまず念頭におく．症例は髄膜炎の起炎菌の大部分を占めるHibならびに肺炎球菌のワクチンの接種を受けていなかった．わが国では年間400名以上の細菌性髄膜炎の報告があるが，欧米では両ワクチン導入後，発症数は激減した．

　　敗血症性ショックではエンドトキシン血症や高サイトカイン血症が惹起され，感染症のコントロールのみでは多臓器不全への進行を断ち切ることは困難である．敗血症を早期に認識し，ショック時の早急かつ適切な支持療法が重要となる．2008年のSurviving Sepsis Campaign guidelines (SSCG) では敗血症性ショックの初期治療アルゴリズムが示されている[1]（後述）．本症例もガイドラインに準じて治療を行った．

解説編 小児の敗血症ショックとその治療

1 概念

敗血症（sepsis）とは「SIRS（全身性炎症反応症候群）の基準を満たす感染症」と 2005 年に定義された[2]．血液培養が陽性か否かは問題としないため，血液培養の陽性率は平均 40％程度（報告によって 20〜70％）である．この新たな定義により，細菌性髄膜炎はもちろんのこと SIRS の基準を満たせば「ロタウイルスによる胃腸炎」，「RS ウイルスによる細気管支炎」も敗血症の範疇に入る．菌血症（bacteremia）は血液中から菌が検出された状態を指すが SIRS の存在は問わない．

小児の SIRS の定義は以下の 4 項目のうち，少なくとも体温異常か白血球数異常のいずれかを含む 2 項目以上が該当した場合をいう．具体的な数字は表 2-1 に示した[2]．

① 体温：中枢の体温（直腸，膀胱，口腔，中心静脈温）が＞38.5℃ または＜36.0℃
② 心拍数：年齢相応の心拍数から 2 SD をこえて上昇，あるいは説明できない心拍上昇が 0.5〜4 時間にわたって持続．1 歳未満では年齢相当の心拍数の 10 パーセンタイル未満の徐脈．
③ 呼吸数：各年齢の正常呼吸数の 2 SD を超える多呼吸または人工呼吸管理が必要な状態．
④ 白血球数：白血球数が各年齢の正常範囲より上昇または低下，もしくは未熟好中球の割合が全白血球数の＞10％

敗血症に心血管系機能障害か急性呼吸窮迫症候群，あるいはそれ以外の 2 臓器以上の機能障害を伴えば重症敗血症（severe sepsis）とする．小児の敗血症性ショック（septic shock）とは敗血症に心血管系機能障害（表 2-2）を伴う状態と定義され，敗血症の最重症型で通常の輸液負荷や血管作動薬投与でも循環維持が困難な状態である．

ショックとは組織の酸素需要に対して供給が不十分なため生じる全身の危機的な状態である．血圧が正常値であってもショックを起こしている可能性がある．ショックの初期では頻脈や体血管抵抗の増加，心収縮力の増加，容量血管の収縮・重要臓器への血流シフトなどの代償機序が働くため，見た目の血圧は維持される．この状態を代償性ショックとよぶ．代償性機序が働いている間にショックに対する治療を開始しなければ徐々に組織の低灌流が進行し臓器障害が顕在化する．

表 2-1 小児 SIRS における基準値

年齢	中枢体温（℃）	心拍数（回/分）	呼吸数（回/分）	白血球数（/μL）
0 日〜1 週	＞38.5℃ または ＜36.0℃	＞180 または＜100	＞50	＞34,000
1 週〜1 カ月		＞180 または＜100	＞40	＞19,500 または＜5,000
1 カ月〜1 歳		＞180 または＜90	＞34	＞17,500 または＜5,000
2〜5 歳		＞140	＞22	＞15,500 または＜6,000
6〜12 歳		＞130	＞18	＞13,500 または＜4,500
13〜＜18 歳		＞110	＞14	＞11,000 または＜4,500

表 2-2 小児の敗血症における心血管系機能障害の定義[1]

■ 1時間に 40 mL/kg 以上の等張液の輸液を行っても以下のいずれかを認める場合
　①血圧が年齢相当の 5 パーセンタイル未満か−2 SD 未満に低下
　②血圧を正常範囲内に維持するために血管作動薬が必要（ドパミン＞5 μg/kg/分かドブタミン，アドレナリン，ノルアドレナリンを使用した場合）
　③以下の所見のうち 2 項目を認める
　　・説明できない代謝性アシドーシス：BE＜−5 mEq/L
　　・血中乳酸値（動脈血）が正常上限の 2 倍以上に上昇
　　・尿量が＜0.5 mL/kg/時の乏尿
　　・毛細血管再充満時間が＞5 秒の延長
　　・体幹と末梢の体温差が＞3℃

2 病態生理

ショックの分類は従来，原因別に分類されていた．近年は血行動態から，心拍出量が減少する心原性ショック，前負荷が減少する循環血液量減少性ショック，末梢血管が拡張し末梢血管抵抗（後負荷）が低下する血液分布異常性ショック，心タンポナーゼや緊張性気胸を呈する心外性閉塞性ショックに分類される．

敗血症性ショックは TNF-α や IL-1 などの炎症性サイトカインの過剰分泌により心原性ショック，循環血液量減少性ショック，血液分布異常性ショックの 3 者が混在した状態である．動静脈の血管抵抗が異常に低下するため静脈プーリングの増大と相対的な循環血液量減少と血圧低下をきたす（血液分布異常性ショック）．さらに，毛細血管透過性が亢進し，血管内から血管外へ水分の移動が生じるため絶対的な循環血液量の減少も生じる（循環血液量減少性ショック）．また，炎症性サイトカインは心筋細胞を障害し心機能を低下させる（心原性ショック）．

3 診断および検査

1）問診

PALS（pediatric advanced life support）の 2 次評価に相当する SAMPLE が基本となる[3]．つまり，S：主訴（Sign & Symptom），A：アレルギー歴（Allergy），M：内服薬情報（Medication），P：既往歴（Past history），L：最後の食事情報（Last intake），E：現病歴（Event）を聴取する．菌血症，細菌性髄膜炎の 2 大起因菌はインフルエンザ桿菌と肺炎球菌である．これらの予防である Hib，肺炎球菌ワクチンの接種率は本邦では欧米に比べ低く，未接種者は敗血症発症のリスク因子となる．したがって I：予防接種歴（Immunization）を含めた SAMPLE-I が重要である．

2）診察

「頭から足先まで」と称されるように全身の詳細な診察が必要となるが全身状態が不良であれば時間をかけず，焦点を絞った診察を行う．どこに焦点をしぼるかは PALS の 2 次評価の Airway（気道），Breathing（呼吸），Circulation（循環），Disability（神経学的評価），Exposure（全身観察）の状態や SAMPLE-I から判断する．

3）検査

血液培養を症状発現後のできるだけ早期，とくに抗菌薬投与前に必ず採取する．全身状態が悪い時は髄液検査を抗菌薬投与後に行う．髄液検査が数日遅れても髄液細胞数は急激に低下しないので細胞数の上昇から髄膜炎の診断は可能であり，起因菌は血液培養から同定できる．

組織低灌流による組織酸素代謝失調が引き起こす臓器障害では血中乳酸値と$ScvO_2$が有用である．血中乳酸値は正常 2 mmol/L 未満，4 mmol/L 以上で組織代謝失調と判断する．$ScvO_2$の基準値は 70～80％で動脈血酸素飽和度の低下，酸素消費量亢進，貧血，心拍出量低下により低値となる．

その他，必要に応じて胸部エックス線，頭部 CT，心臓超音波検査を行う．

4 治療

SSCG の敗血症性ショックに対する初期治療のガイドラインを図 1 に示す[1]．

1）敗血症性ショックの抗菌薬治療

市中発症であればインフルエンザ菌と肺炎球菌を念頭におき，セフトリアキソン（CTRX）を投与する．院内発症，CV カテーテルや VP シャント留置例では MRSA や緑膿菌もカバーするようにバンコマイシン（VCM）やカルバペネム系薬を併用する．敗血症性ショックと診断した時点から 15 分以内に抗菌薬を開始することが薦められている．

2）初期輸液に使用する輸液製剤

他のショック時の対応と同様に「糖を含まない等張電解質輸液製剤」を使用する．等張とは浸透圧が血漿とほぼ同程度で，生理食塩水，乳酸リンゲル液（ラクテック®），酢酸リンゲル液（ヴィーン F®）が相当する．膠質液（人血由来の血清アルブミンや加熱血漿蛋白，人工膠質のヒドロキシエチルスターチ，デキストランなど）を用いても晶質液（電解質輸液）と同等の効果であること，安価で多くの医療機関が常備していることから生理食塩水の選択が一般的である．膠質液を使用する場合はデキストラン群（サヴィオゾール®など）でアレルギー性の副作用が有意に多いので，ヒドロキシエチルスターチ（ヘスパンダー®）を使用するのが好ましい．

従来，初期輸液として，いわゆる 1 号液（開始液）が頻用されていた．これらはブドウ糖によって等浸透圧になっているが，ブドウ糖は体内ですみやかに水（自由水；溶質を含まない水）に代謝されるので細胞内と細胞外に均等に分布してしまう．つまり，1 号液は機能的には低浸透圧と考えられ細胞外液である循環血液量の補充には不十分である．さらに糖の含有や Na 濃度が低いため，大量輸液により高血糖や低 Na 血症を助長することにもなる．

ただし生理食塩水を投与する場合も大量投与によって高クロール性代謝性アシドーシスをきたすことに，また乳酸リンゲル液や酢酸リンゲル液では低濃度であるがカリウムが含まれていることに注意が必要である．初期輸液にはブドウ糖が含まれておらず，乳児では嘔吐や哺乳量低下により低血糖をきたしやすいので簡易測定器で血糖値を測定する．

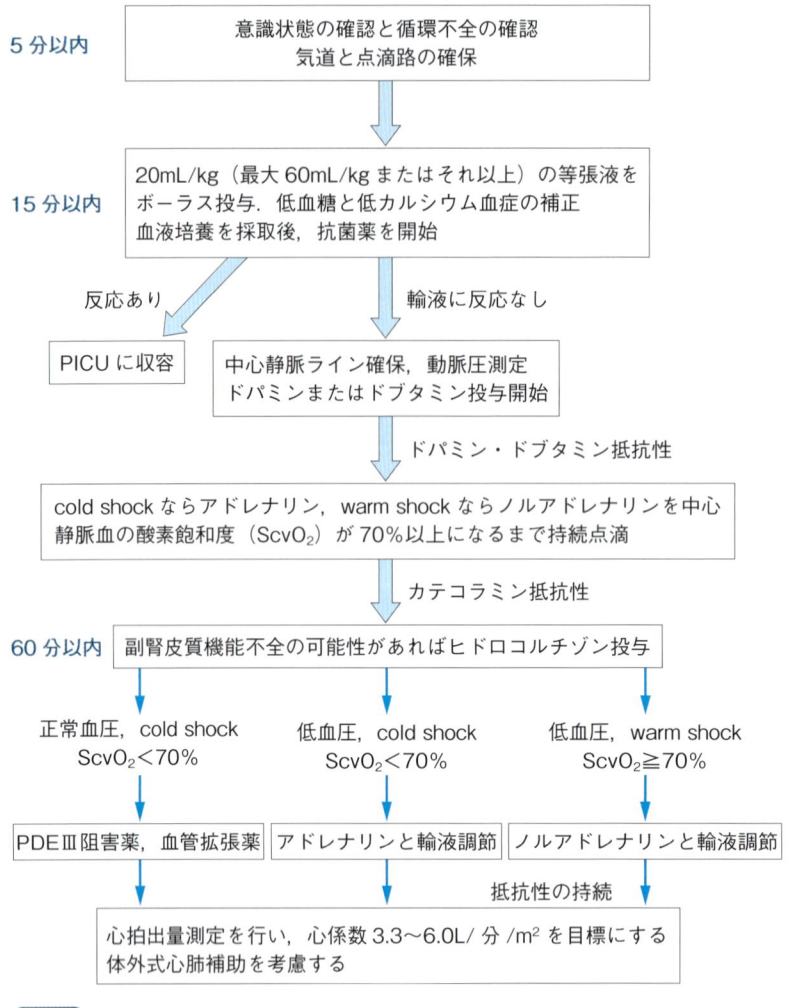

図1 敗血症ショックの初期治療アルゴリズム（文献1を一部改変）

3）輸液治療の実際

a）輸液量

　SSCGのガイドラインによれば，最初の15分以内に生理食塩水などの等張液を初回20 mL/kg，必要であれば60 mL/kg程度までの急速輸液を行う．同時に低血糖と低カルシウム血症のチェックを行い，必要であれば補正する．

　しかし，この初期蘇生アルゴリズムに対して問題点も指摘されている．すなわち大量輸液負荷による肺への影響があるため循環動態安定後には負荷中止，積極的な利尿薬の投与，人工呼吸管理が前提となる．このガイドライン作成に際し関連したRCTは4件のみであり，しかも対象はデングショック患者が多く，本邦で遭遇するseptic shockとは異なった病態を示していた可能性も高い．必ずしも強固なエビデンスに基づいたものではなくエキスパートのコンセンサスによって作られたものと理解する必要がある[4]．

b）循環管理

十分な急速輸液にてもショックが持続する症例には60分以内にドパミンやドブタミンを使用する．これらのカテコラミン製剤の投与にもかかわらずショックが遷延する場合は末梢循環の評価と上大静脈酸素飽和度からアドレナリン，ノルアドレナリン，ホスホジエステラーゼⅢ阻害薬を選択する．昇圧目的でのバソプレシンの使用は積極的に推奨する根拠はないとしている．

上記のカテコラミン製剤投与にても改善がみられない場合で副腎皮質機能不全の可能性が示唆されればヒドロコルチゾン50 mg/m^2/日の投与を考慮する．しかし，ステロイドの使用は重症敗血症の死亡率を約2倍増加させる可能性が指摘されており，安易な投与は慎みたい[5]．

■骨髄針による骨髄路の確保

敗血症ショックでは循環不全のため末梢・中心静脈ラインの確保が困難なことがある．骨髄内輸液は全年齢に施行でき，抗菌薬，輸血，カテコラミンの持続投与や急速輸液（1,000 mL/時間以上）も可能である[6]．

（1）適応

緊急に血管確保を必要とする小児の末梢血管確保が困難な場合，適応となる．特に血管穿刺を2回失敗した時，血管確保に90秒以上費やした時は骨髄輸液路を確保するほうが賢明である．

（2）禁忌

穿刺骨に感染や骨折がある場合，穿刺部位の近位側大血管に損傷がある場合は絶対的禁忌となる．

（3）骨髄針穿刺の手順

可能な限り清潔操作（手袋を使用）で行う．意識のある患児には局所麻酔を行うが心肺蘇生時は必要ない．穿刺部位は脛骨近位部の内側が第一選択となる．

1) 脛骨近位部の内側を穿刺する場合，背臥位で下腿の内側を術者に向けるように左手で固定する．ポビドンヨードで消毒し，脛骨結節から1～2 cm遠位かつ内側に穿刺する（図2-A）[7]．
2) 骨表面に対し骨髄針を垂直に当てながら挿入する．針先から1 cm手前を母指と示指でしっかりつかみ（深く貫通しないためのストッパーとなる），骨髄針の基部は手掌に当てて固定する．針を垂直に保ったまま，ゆっくりと左右に回転を加えながら押し出すように骨髄内に挿入する．
3) 骨髄針が髄腔に到達すると抵抗がなくなり手を離しても骨髄針は倒れない．小児の場合，表皮から骨皮質を貫通するまで1 cm以内である．
4) 内針を抜き，生理食塩水10 mL程度を注入し，過度の抵抗がないこと，局所の腫脹がないことを確認する．通常の輸液チューブを接続し，自然落下または加圧下で輸液を開始する（図2-B）[7]．
5) 骨髄針はそのまま直立させてもよいが，穴開きガーゼや紙コップに穴を開けて刺入部を保護し，ガーゼやテープで固定する（図2-C）[7]．

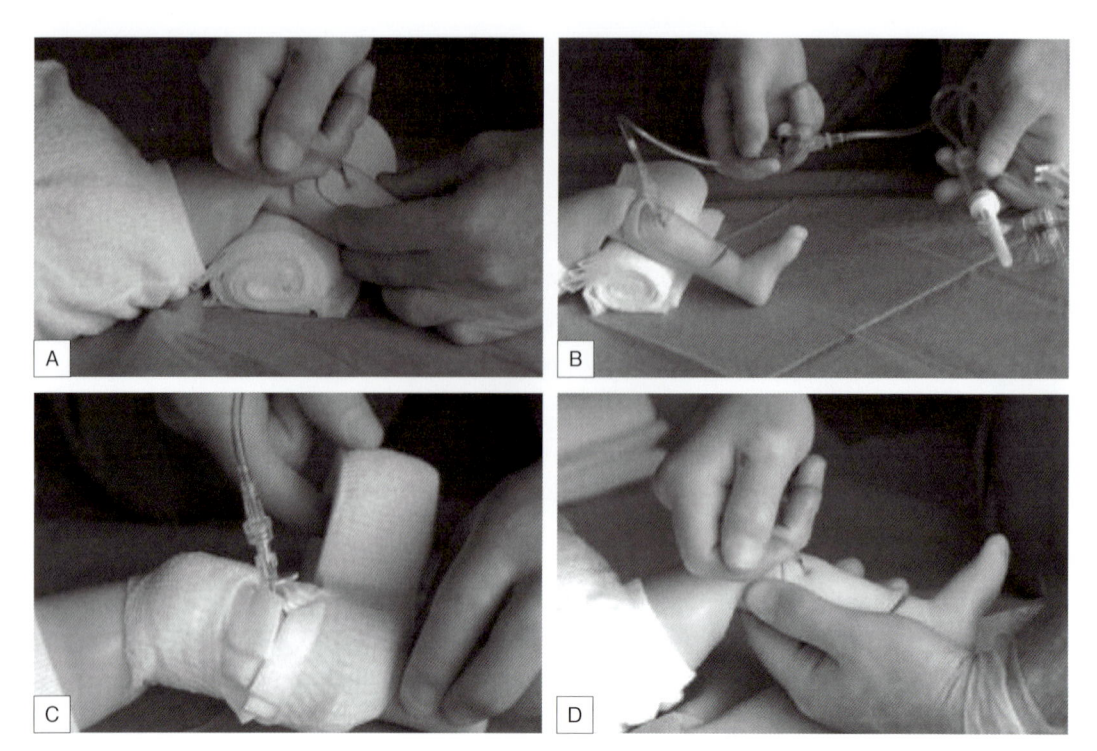

図2 骨髄針穿刺の手順（Stephen ら[7], 2008）

c）合併症と注意点

1) 最も多い合併症は輸液の皮下漏れである．骨髄炎をきたすことがあるので速やかに（24時間以内に）通常の静脈路を確保し骨髄針を抜去する．
2) 時に骨髄針が貫通し，術者の手を損傷することがあるので児を抑制する手は下腿の裏側に置かない（図2-D）[7]．
3) 骨髄針の固定が不安定になるため三方活栓は骨髄針に直接つながない．
4) 試験注入に失敗した時は反対側の脛骨に挿入を試みる．骨皮質に孔ができ，輸液が漏れる可能性があるので同側に骨髄針の再挿入は行わない．

> **敗血症性ショックの輸液療法のポイント**
> - 敗血症性ショックの早期認知には身体所見（呼吸数，脈拍数，体温）の異常が重要である．
> - 血圧が正常でもショックをきたしていることがある．
> - 抗菌薬投与前に血液培養を実施する．
> - 初期治療は生理食塩水（20 mL/kg）を15分以内にボーラスで投与する．
> - 十分な輸液でも改善なければドパミンまたはドブタミンを使用する．
> - 輸液ルートが確保困難な時は躊躇せずに骨髄輸液を選択する．

文献

1) Dellinger RP, Levy MM, Carlet JM, et al. Surviving Sepsis Campaign: international guidelines for management of severe sepsis and septic shock: 2008. Crit Care Med. 2008; 36: 296-327.
2) Goldstein B, Giroir B, Randolph A. International pediatric sepsis consensus conference: definitions for sepsis and organ dysfunction in pediatrics. Pediatr Crit Care Med. 2005; 6: 2-8.
3) American Heart Association. PALS プロバイダーマニュアル（日本語版）．東京：シナジー；2008.
4) 志馬伸朗．セプシス救命ガイドラインにおける小児septic shock初期治療介入アルゴリズムを検討する．ICU と CCU．2008; 32: 1027-33.
5) Markovitz BP, Goodman DM, Watson RS, et al. A retrospective cohort study of prognostic factors associated with outcome in pediatric severe sepsis: what is the role of steroids? Pediatr Crit Care Med. 2005; 6: 270-4.
6) 林　寛之．輸液路と気道確保―骨髄輸液と急速導入―．治療．1999; 81: 2775-81.
7) Blumberg SM, Gorn M, Crain EF. Intraosseous infusion: a review of methods and novel devices. Pediatric Emerg Care. 2008; 24: 50-6.

〈蓮井正史〉

I．臨床編－B．小児疾患における輸液療法

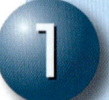

1 乳幼児の急性胃腸炎に対する輸液療法

実践編　症例検討

症例の経過と実際の輸液療法

症例
5カ月　男児

主訴　発熱，意識障害，下痢，嘔吐
既往歴・家族歴　特記すべきことなし．
現病歴　入院2日前より10回以上の頻回の嘔吐と水様性下痢が出現した．翌日，嘔吐は鎮静化したが，下痢は増悪（1日30回以上）したため，近医を受診し止痢薬を処方された．しかし，翌々日には顔色不良となり意識障害も認めたため，近医を再受診，重症脱水症の診断で当科へ紹介，緊急入院となった．
入院時現症　全身状態，顔色ともに不良で，意識障害（Japan coma scale：Ⅲ-200）も認めた．入院時体重は7.3 kg（病前体重は不明），体温39.2℃．血圧は80/40 mmHgと低血圧は認めなかったが，心拍数168回/分，呼吸数58回/分と頻脈・多呼吸がみられた．眼球陥凹や大泉門陥凹は認めなかった．毛細血管再充填時間（capillary refilling time）は3秒と延長していた．
入院時主要検査所見　尿酸値，クレアチニン値，BUNの著明な上昇，高Na血症，高K血症，高Cl血症および高P血症を認めた．また軽度の肝機能障害も存在した．血液ガス分析では著明な代謝性アシドーシスが，また尿検査では血尿と軽度の蛋白尿がみられた．FE_{Na}は2.5%と高値であった．便中ロタウイルス抗原検査は陽性であったが便培養は陰性であった（表1）．
入院後経過　以上の所見から「ロタウイルス性急性胃腸炎に伴う重症の高張性脱水症」と診断し治療計画を立てた．まず高度の代謝性アシドーシスおよび高K血症に対して，7 mLの8.4%メイロンを緩徐に静注した．次に脱水症に対する輸液計画を立てた（表2）．患児の病前体重は不明なため，検査所見・理学的所見から約10%の水分を喪失した重症脱水症と考えた．喪失水分量を約800 mL（予測健康時体重8 kg×10%＝800 mL），維持水分量も800 mL（予測健康時体重8 kg×100 mL/kg＝800 mL/日）と推測し，輸液初日の予定輸液総量を1,200 mL（喪失水分量の1/2量400 mL＋維持水分量800 mL）とした．急速初期輸液にはヴィーンD注®（酢酸リンゲル

表1 入院時検査成績

【血算】		【血液ガス分析】	
白血球数	8,300/μL	pH	7.15
赤血球数	534×10⁴/μL	PaCO₂	19.4 mmHg
ヘモグロビン	14.6 g/dL	PaO₂	80.2 mmHg
血小板数	51.5×10⁴/μL	HCO₃⁻	6.5 mEq/L
【血清・生化学】		BE	−21.5 mEq/L
総蛋白	7.4 g/dL	【一般尿検査】	
アルブミン	5.3 g/dL	蛋白（定性）	1+
AST	112 IU/L	潜血反応	2+
ALT	130 IU/L	沈渣赤血球数	各視野50個
尿酸	30.0 mg/dL	沈渣白血球数	各視野2〜3個
血液尿素窒素	75 mg/dL	【尿生化学検査】	
クレアチニン	2.4 mg/dL	尿比重	1.014
血糖値	106 mg/dL	尿浸透圧	361 mOsm/kg・H₂O
Na	159 mEq/L	FE_Na	2.5%
K	6.9 mEq/L	（新生児期以降<1%)	
Cl	136 mEq/L	NAG	2.8 U/L
Ca	8.8 mg/dL	（基準値<7.0)	
P	10.4 mg/dL		
CRP	0.4 mg/dL		

液：Na 130 mEq/L，K 4 mEq/L，Cl 109 mEq/L）を用い，重症脱水症における通常の投与速度（20 mL/kg/時）の2/3の速度（100 mL/時）で行ったところ，6時間後に2回目の排尿がみられたため，緩速均等輸液に移行した．この時点で血清クレアチニン値1.7 mg/dL，血清Na値154 mEq/L，血清K値4.9 mEq/Lと改善していた．輸液療法初日の緩速均等輸液量は，予定輸液総量1,200 mLから急速初期輸液量600 mLを引いた量（600 mL）とした．投与時間は24時間から急速初期輸液の6時間を引いた18時間とし，輸液速度は30 mL/時（600 mL÷18時間）とした．輸液製剤はソリタT2号®（Na 84 mEq/L，K 20 mEq/L，Cl 66 mEq/L）を用いた．結局初日の輸液総量は予定輸液総量1,200 mLに対して1,140 mL（急速初期輸液量：600 mL＝100 mL×6時間，緩速均等輸液量：540 mL＝30 mL×18時間）であった．

以上の輸液によって輸液開始後24時間で約500 mLの排尿を認め，意識状態も回復した．第2日目からはソリタT3号®（Na 35 mEq/L，K 20 mEq/L，Cl 35 mEq/L）を用いた緩速均等輸液（速度30 mL/時）を行うとともに，経口補水療法を併用し，輸液開始後96時間で輸液療法を終了し，5日目に退院した（表2）．

症例の解説

乳幼児で本症例のような激しい嘔吐・下痢から重症脱水症をきたす原因としてはロタウイルスによる急性胃腸炎が最も多い[1]．重症脱水症では，腎虚血により急性腎障害（acute kidney injury：AKI）に至ることがある．AKIは，従来，急性腎不全とよばれていた急激な腎機能低下を

表2 予測必要水分量と投与水分量の推移

		1日目の必要水分量と輸液量	2日目の必要水分量と輸液量	3日目の必要水分量と輸液量	4日目の必要水分量と輸液量	5日目の必要水分量と輸液量
予測必要水分量	喪失水分量の補充量 (A)	400	100	0	0	0
	維持水分量 (B)	800	800	800	800	800
	総必要量 (A+B)	1,200	900	800	800	800
実際に投与した水分量	急速初期輸液 (C)	600 (6時間)	0	0	0	0
	2号液による緩速均等輸液 (D)	540 (18時間)	0	0	0	0
	3号液による緩速均等輸液 (E)	0	720 (24時間)	480 (24時間)	0	0
	経口補水液 (F)	0	200	400	800	1,000
	総投与量 (C+D+E+F)	1,140	920	880	800	1,000
予測量と実際量の差	予定量と実際の輸液量のバランス	−60	＋20	＋80	0	＋200

*病前体重は8 kg，輸液開始時は10％の体重減少と推測

　早期に診断し，治療介入することを目的に近年導入された概念である[2]．患児は身長が70 cmの5カ月児で，入院時の血清クレアチニン値は酵素法で2.4 mg/dLであったので，推定糸球体濾過量eGFRは12 mL/分/1.73 m^{2}となり，小児のAKIのpRIFLE分類で"Failure"となる（表3）．重症脱水症では，循環不全によって腎前性AKIをきたすことは多いが，この段階で腎循環を改善すれば（適切な輸液を行えば）腎機能は回復する．しかし診断の遅れや不適切な治療は腎性（腎実質性）AKIを招き，回復が遷延する．入院時に本症例が，可逆的な腎前性AKIか，不可逆的な腎性AKIに移行していたのかを判断するのは難しい．BUN/クレアチニン比が高値（≒30：腎性AKIでは10前後）であること，腎尿細管障害を示す尿中NAGが正常であったこと，などは腎前性AKIに合致するが，尿比重・尿浸透圧が高張でないこと，FE_{Na}が高値（＞2％）であったことや血尿が存在した点は腎性AKIへの移行を示唆する[3]．

　重症脱水症では代謝性アシドーシスがみられるが，pHが7.20以下になると，生体にとって様々な有害作用（心収縮力低下，不整脈，肺血管抵抗増大，カテコラミン系薬剤に対する反応性低下，呼吸困難，インスリン抵抗性，蛋白異化亢進，高K血症，ATP産生阻害，意識障害など）が出現しやすくなるため，重炭酸イオンを投与してpHを7.20以上に保つ[4]．呼吸性の代償反応があれば，pH 7.20は重炭酸イオン濃度で8～10 mEq/Lに相当するので，このレベルを目標として重炭酸イオン不足量を予測する．すなわち，

　　　［重炭酸イオン不足量］＝（［目標とする重炭酸イオン濃度：10 mEq/L］－［現在の重炭酸イオン
　　　　　　　　　　　　濃度：mEq/L］）×［重炭酸イオンの体内分布容積］

となる．

表3 pRIFLE*による小児の急性腎障害（AKI）の診断基準

(Akcan-Arikan A, et al. Kidney Int. 2007; 71: 1028-35.)

	推定 GFR（eGFR）**	尿量
Risk	eGFR の 25%までの低下	0.5 mL/kg/時以下が 8 時間以上
Injury	eGFR の 50%までの低下	0.5 mL/kg/時以下が 16 時間以上
Failure	eGFR の 75%までの低下，または eGFR＜35 mL/分/1.73 m^2	0.3 mL/kg/時以下が 24 時間以上，または無尿状態が 12 時間以上
Loss	"Failure" が 4 週間以上持続	
ESRD	"Failure" が 3 カ月以上持続	

* pRIFLE：pediatric risk, injury, failure, loss and end-stage renal disease
**推定 GFR（eGFR）：Schwartz の式による小児推定糸球体濾過量（mL/分/1.73 m^2）
　　　　　　　　＝k×身長（cm）/血清クレアチニン値（mg/dL）

Schwartzの式の血清クレアチニン値はJaffé法による結果を使用する．酵素法からJaffé法への換算は，Jaffé 法＝酵素法＋0.2 である．
Schwartz の eGFR 換算式の係数（k）は，低出生体重児（1 歳未満）で 0.33，正常出生体重児（1 歳未満）で 0.45，2〜12 歳の小児および 13〜21 歳の女性で 0.55，13〜21 歳の男性では 0.7 とする．

重炭酸イオンの体内分布容積は体重の約 50%なので，本症例では（10［mEq/L］－6.5［mEq/L］）×（8［kg］×0.5）＝14 mEq となる．実際にはこの量に安全係数 1/2〜1/3 を乗じた量（本症例では 7 mEq）を 8.4%メイロン®（1 mL に 1 mEq の重炭酸イオンを含む）で補正する．

本症例のような血清 Na 濃度が 150 mEq/L を超える高張性脱水症では，低血圧などの循環不全の所見が出現しにくく，眼球陥凹や大泉門陥凹もはっきりしない．これは細胞外液の Na 濃度が高値なので細胞内液は細胞外に移動し，循環血液量が保たれるためである．一方，脳細胞内の水分は減少するので，易興奮性，けいれん，意識障害など中枢神経症状が出やすい．高張性脱水症における急激な血清 Na 濃度の低下は脳浮腫を助長するため，輸液療法では血清 Na 値の低下速度を 1 日で 10〜12 mEq/L 以内にとどめるように心がける．そのためには，

① 急速初期輸液にソリタT1 号®液(Na 90 mEq/L)のような低張性電解質液を用いないこと，
② 頻回（4 時間毎）に血清 Na 濃度を測定すること，
③ 輸液量を通常予測量の 75%程度にすること，そして
④ 48 時間程度かけてゆっくり補正すること，

が重要である．

解説編　小児の急性胃腸炎とその治療

1 概念

急性胃腸炎は発熱や嘔吐，下痢を主症状とし，そのほとんど（80％以上）はウイルス性（ロタウイルス，ノロウイルス，腸管アデノウイルス，サポウイルス，アストロウイルスなど）である．そのほか細菌性（サルモネラ，カンピロバクター，腸炎ビブリオ，病原大腸菌，黄色ブドウ球菌など），薬剤性（特に抗菌薬）のものがある．感染性胃腸炎の診断には病歴（発症状況，集団発生，摂取食物，ペット飼育，海外渡航歴）が重要である．確定診断は便の病原ウイルス抗原検査（ロタウイルス，アデノウイルス），細菌培養・同定による．

2 疫学

わが国の小児の急性胃腸炎はウイルスによる糞口感染が多い．3歳未満ではロタウイルス，アストロウイルスやアデノウイルス，4歳以上ではノロウイルスの頻度が高い．最も頻度が高いのはロタウイルスで，冬季乳児下痢症として12〜3月に流行し，院内感染を起こす．近年流行が多いノロウイルスは，年長児に多く，秋から冬に多い．また貝類，サラダなどによる食中毒型で発症することがある．腸管アデノウイルス（血清型40, 41）は，通年性に乳幼児に流行する．細菌性胃腸炎は食中毒の多発する7〜10月に多いと考えられてきたが，最近は輸入食品の影響もあり冬季にもみられる．小児では成人より4〜5倍の発症率がある．近年の事例数は半減しているものの，1事例での発生数が多い．腸炎ビブリオ，サルモネラ，カンピロバクターや病原大腸菌によるものが増加している．

3 病態生理・臨床症状

腸管感染症の場合は，食物に付着した病原体の産生する毒素を経口摂取するか，病原体の経口感染が原因となる．経口摂取された病原体には，腸管内で毒素を産生するものと，腸管粘膜の組織障害を引き起こすもの，あるいは両者を起こすものがある．そして病原体が産生する毒素は，腸液の分泌を促進し，水様性下痢を起こす場合と，組織障害を起こす場合がある．さらにこれらの機序で障害された腸管粘膜は，出血や栄養・水分の吸収障害をきたし，その結果，血便や下痢といった症状を呈する．

ロタウイルスは1〜3日の潜伏期の後，嘔吐と激しい白色水様便を認め，感染力が強い．ノロウイルスも1〜3日の潜伏期の後，嘔吐と下痢に加え感冒症状を伴うことが特徴である．サルモネラは鶏卵関連食品，牛肉を感染源とし，潜伏期は12時間ほどで発熱，腹痛，下痢（時に血便）を認める．カンピロバクターは鶏肉，馬肉，牛レバーで感染し，潜伏期間は2〜10日と長く腐敗臭の水様便（時に血便）を認める．腸炎ビブリオは夏季に魚介類を介して感染し，潜伏期間は8〜20時間と短く，発熱，下痢（時に血便），腹痛で発症する．ブドウ球菌は潜伏期間が3〜10時間と短く，激しい嘔吐，下痢を認めるが発熱がないことが特徴である．病原性大腸菌では腸管出血性大腸菌O-157が多く，潜伏期間は2〜10日と長い．その他特殊なものとしてクロストリジウム・

ディフィシルによる偽膜性腸炎やメチシリン耐性黄色ブドウ球菌による腸炎がある．

4 診断および検査

1）問診

脱水症の有無および重症度を判断するために，保護者から健常時と現在の体重差，症状が始まってからの経口摂取量，嘔吐と下痢の回数と量，尿量，意識レベルを確認する．また下痢便の性状も確認する．すなわち血液・粘液の混入や腐敗臭があれば細菌性感染を，また水様性で酸性臭であれば，ウイルス性胃腸炎を考える．そのほか，発熱と圧痛を伴う強い腹痛は細菌性腸管感染症を示唆し，発熱，腹痛が軽度で，悪心・嘔吐が強ければウイルス性腸管感染症や毒素型の腸炎を疑う．生活環境についても，家族内，学校，保育施設の流行状況を聴取する．

2）診察

意識レベル，脈拍数，血圧，CRT，乳児では大泉門の陥凹や流涙の有無，口腔内の乾燥度をチェックする．腸管外合併症として，皮膚病変（バラ疹：腸チフス，パラチフス，結節性紅斑：エルシニア）や関節炎，骨髄炎，髄膜炎などの所見も診察する．

3）検査

中等症以上の脱水症が疑われれば，血液ガス分析や血清電解質を測定する．腸管外症状を合併していれば，血算，白血球分画，肝腎機能，CRPも測定する．原因病原体については，ロタウイルス，アデノウイルスは抗原迅速検査キットで検索する．特に入院させる場合には，院内感染対策としてもこれらのウイルス感染症であるか否かを確認することは重要である．ウイルス性腸炎と判断できない場合には，抗菌薬投与前に便培養を行う．また必要に応じて（髄膜炎や敗血症を疑う場合），髄液検査と血液，髄液の培養を施行する．

5 治療

1）急性胃腸炎の治療

治療初期の病原微生物の原因特定は困難であり，初期治療では対症療法を優先する．細菌性腸炎が疑わしい場合には，ニューキノロン系抗菌薬を第一選択とし，培養で原因菌が確定した時点で抗菌薬を再検討する．

2）脱水症の治療

腹痛や嘔吐・下痢のために脱水症をきたすことが多いため，適切な補液が重要である．経口摂取が可能であれば，経口補水療法（後述）によって脱水症を予防しながら外来治療を行うが，経口摂取困難症例では，入院させ絶食により腸管安静とし，経静脈輸液療法が必要となる．

a）脱水症の程度の評価

脱水症の重症度の評価は，表4に示したように，①病前体重との差や，②臨床症状・検査所見から行う[5]．

b）脱水症のタイプの評価

脱水症は血清Na濃度からで等張性（130〜150 mEq/L），高張性（>150 mEq/L），および低張

表4 脱水症の重症度と臨床症状・検査所見

臨床症状・所見	軽症	中等症	重症
体重減少			
乳児	<5%	5〜10%	>10%
年長児	<3%	3〜9%	>9%
皮膚			
緊張度	良好	低下	かなり低下
色調	青白い	浅黒い	斑点状
四肢体温	ややひんやり	ひんやり	冷たい
意識状態	正常	正常	嗜眠
粘膜	乾燥	かなり乾燥	からからに乾燥
啼泣時の涙	出る	出るが少ない	出ない
大泉門	平坦	少し陥凹	明らかに陥凹
循環状態			
血圧	正常	正常か低下	低下
脈拍	正常または軽度頻脈	頻脈	頻脈（触れにくい）
毛細血管再充填時間*	<1.5秒	1.5秒〜3.0秒	>3.0秒
尿量	軽度低下	低下	無尿
検査所見			
pH	7.3〜7.4	7.0〜7.3	<7.1
Base Excess	0〜−5	−5〜−15	<−15
尿素窒素	正常	上昇	著明に上昇
尿比重	≒1.020	>1.030	>1.035

*毛細血管再充填時間（capillary refilling time）：爪床を蒼白になるまで圧迫し，それを解除したときに元の充血した状態に回復するまでの時間．1.5秒以内なら正常で，1.5〜3.0秒なら50〜100 mL/kgの喪失水分量，3秒以上かかるなら100 mL/kg以上の喪失水分量と推測できる．

性（<130 mEq/L）に分類するが，ほとんどが等張性で，高張性は5％程度，低張性はまれである．等張性と低張性脱水症は細胞外液の脱水症であるが，高張性脱水症は細胞内液の脱水で脱水症状が著明に現れず，軽症と診断されることがある．

c）輸液治療の実際

（1）経口補水療法（軽症から中等症の脱水症に対して）

経口補水療法は家庭において実施可能で，急性胃腸炎による脱水症の予防や治療に用いられる[6,7]．具体的には以下のように行う．

①脱水症に至っていないか，きわめて軽症の場合

下痢や嘔吐の都度，経口補水液（表5）を与える（体重10 kg未満の乳児で下痢や嘔吐1回につき60〜120 mL，体重10 kg以上の幼児で下痢や嘔吐1回につき120〜240 mL）．

②軽症から中等症の場合

当初の3〜4時間は，スプーンやスポイト，哺乳瓶など患児の好む物を用いて経口補水液（表5）を1〜2 mL/kg，5分間隔で投与する（4時間で約50〜100 mL/kg）．この目的は喪失

表5 代表的な経口補水液の組成

	商品名	Na mEq/L	K mEq/L	Cl mEq/L	P mmol/L	Mg mEq/L	炭水化物：％ （mmol/L）	浸透圧： mOsm/L
ガイドライン	WHO*（2002年）	75	20	65	—	—	1.35	245
	ESPGHAN** （1992年）	60	20	60	—	—	1.6	240
わが国で入手可能	ソリタT2顆粒	60	20	50	10	3	3.2（99）	249
	ソリタT3顆粒	35	20	30	5	3	3.4（100）	200
	OS-1（オーエスワン）	50	20	50	6	2	2.5	270
	アクアライトORS	35	20	30	—	—	4	200

* WHO：World Health Organization，世界保健機関
**ESPGHAN：European Society of Paediatric Gastroenterology, Hepatology and Nutrition，ヨーロッパ小児栄養消化器肝臓学会

水分量の補充で，経静脈輸液療法の急速初期輸液に相当する．その後は下痢または嘔吐の都度，前述の量（体重10 kg未満の乳児で下痢や嘔吐1回につき60～120 mL，体重10 kg以上の幼児で下痢や嘔吐1回につき120～240 mL）を繰り返し与える．

③授乳や食事

初回の水分補給後は，可及的速やかに年齢に合った通常の授乳，食事を再開し，長時間（半日以上），絶食にしない．

(2) 経静脈輸液療法（重症の脱水症に対して）

①喪失水分量と維持水分量の評価

脱水症の際の喪失水分量は脱水症の重症度から判断する．すなわち軽症の場合，乳幼児で＜50 mL/kg，年長児で＜30 mL/kg，中等症の場合，乳幼児で50～100 mL/kg，年長児で30～60 mL/kg，そして重症の場合には，乳幼児で100～150 mL/kg，年長児で60～90 mL/kgと推定する．一方，維持水分量（mL/日）はHollidayとSegarの報告[8]以来，Ⓐ体重が10 kg未満の場合は100×（体重），Ⓑ10～20 kgの場合は1000＋（体重－10）×50，Ⓒ20 kg以上の場合は1,500＋（体重－20）×20とされてきたが，近年「疾患の小児に，この式に基づいた維持水分量を経静脈投与すると医原性低Na血症を起こしやすい」との意見があるため[9]，筆者はこの式の算出量の2/3を投与している．

脱水症における輸液量は，血圧低下（収縮期血圧が乳児で70 mmHg以下，1～10歳で70＋［2×年齢］mmHg以下）を認めるショックの場合を除いて，当初の24時間で（喪失水分量の1/2～2/3）＋（維持水分量）とし，2日目以降に残りの喪失水分量を維持水分量に加えて投与する．ただし，2日目以降，喪失水分量の残り（1/2～1/3）をすべて補う必要はなく，1/4程度を維持水分量に加えるだけで十分なことが多い（表2）．

②輸液製剤の選択

急性胃腸炎による脱水症の輸液は，循環不全を改善するための急速初期輸液（輸液開始後2～4時間），細胞内脱水を補正する緩速均等輸液（輸液開始後2～24時間，重症では2～48

表6 急速初期輸液に用いられる輸液製剤の組成

商品名	Na	K	Cl	Ca	Mg	塩基	糖濃度(%)	pH	浸透圧比
細胞外液補充液									
大塚生食注（生理食塩液）	154	―	154	―	―	―	―	4.5～8.0	約1
リンゲル液（リンゲル液）	147	4	155.5	4.5	―	―	―	5.0～7.5	約1
ハルトマンD（乳酸リンゲル液）	131	4	110	3	―	28：乳酸	―	4.1～4.9	1.8～2.2
ラクテック注（乳酸リンゲル液）	130	4	109	3	―	28：乳酸	―	6.0～8.5	約0.9
ヴィーンD注（酢酸リンゲル液）	130	4	109	3	―	28：酢酸	5	4.0～6.5	約2
ヴィーンF注（酢酸リンゲル液）	130	4	109	3	―	28：酢酸	―	6.5～7.5	約1
ビカーボン（重炭酸リンゲル液）	135	4	113	3	1	25：重炭酸	―	6.8～7.8	0.9～1.0
低張性電解質液									
ソリターT1号（開始液）	90	―	70	―	―	20：乳酸	2.6	3.5～6.5	約1

表7 緩速均等輸液に用いられる輸液製剤の組成

商品名	Na	K	Cl	Ca	Mg	塩基	糖濃度(%)	pH	浸透圧比
脱水補給液（低張性電解質液）									
ソリタT2号	84	20	66	―	―	20：乳酸	3.2	3.5～6.5	約1
KN2号	60	25	49	―	2	25：乳酸	2.35	4.5～7.5	約1
ソルデム2	77.5	30	59	―	―	48.5：乳酸	1.45	4.5～7.5	約1
維持液（低張性電解質液）									
ソリタT3号	35	20	35	―	―	20：乳酸	4.3	3.5～6.5	約1
KN3号	50	20	50	―	―	20：乳酸	2.7	4.0～7.5	約1
ソルデム3A	35	20	35	―	―	20：乳酸	4.3	5.0～6.5	約1
フィジオゾール3号	35	20	38	―	3	20：乳酸	10	4.0～5.2	約2～3

時間），そして水分摂取困難・体液喪失が改善するまでの維持輸液（輸液開始後24～96時間）の3期に分けられる．急速初期輸液には，表6に示すような血清の電解質組成に近い細胞外液補充液や開始液（Na濃度90～154 mEq/L，K濃度0～4 mEq/L）を，また緩速均等輸液や維持輸液には表7に示すような脱水補給液（2号液），維持液（3号液）とよばれる低張性電解質輸液製剤を用いる．経口摂取が可能なら経口補水液（表5）を維持輸液に用いる．

③輸液速度，輸液量，輸液期間の決定

　急速初期輸液では細胞外液補充液を1時間に10〜20 mL/kgの速度で点滴する．2回排尿を確認することで循環血液量が正常化したとみなし，緩速均等輸液に移る．緩速均等輸液の輸液量は予定輸液量から急速初期輸液で投与した輸液量を引いた残りとする．輸液製剤としては，当初（緩速均等輸液開始後24時間目まで），脱水補給液（2号液）を用い，その後は維持液（3号液）に変更する．輸液速度は，(24時間)−(急速初期輸液に要した時間)で均等に輸液する．したがって輸液速度は，[(予定輸液量)−(急速初期輸液で輸液した量)]を[(24時間)−(急速初期輸液に要した時間)]で除して求める．その後（24時間目以降）は，嘔吐，下痢による体液喪失がなくなるまで（24〜72時間），喪失水分量の1/4程度を維持水分量に加え，維持液（3号液）や経口補水液で投与する．

脱水症における輸液療法のポイント

- 激しい嘔吐と下痢をきたす急性胃腸炎は小児で最も多い脱水症の原因である．
- 脱水症の重症度は，病前体重との差や臨床症状・検査所見から評価する．
- 軽症・中等症の脱水症には，経口補水液を用いた経口補水療法を行う．
- 重症の脱水症では，経静脈輸液療法を行う．
- 経静脈輸液療法にあたってはまず喪失水分量と維持水分量を予測する．喪失水分量は重症脱水症の場合，乳幼児で100〜150 mL/kg，年長児で60〜90 mL/kg，維持水分量はHollidayとSegarの式から計算された量の2/3とする．
- 喪失水分量と維持水分量を合わせた量を24〜96時間かけて投与する．その際，循環不全を改善する急速初期輸液，細胞内脱水を補正する緩速均等輸液，そしてその後の維持輸液と，輸液の組成を変更していく．
- 脱水症は血清Na濃度から等張性，高張性，および低張性に分類するが，高張性脱水症では血清Na値の低下速度を1日で10〜12 mEq/L以内にとどめる．そのためには，急速初期輸液に低張性電解質液を用いず，頻回（4時間毎）に血清Na濃度を測定し，輸液量を通常予測量の75％程度にする．

■ 文献

1) 沖津祥子, 牛島廣治. 小児急性胃腸炎の原因ウイルス. 医学のあゆみ. 2003; 206: 539-43.
2) 服部元史. 小児の AKI. Modern Physician. 2011; 31: 72-4.
3) 金子一成. 急性脱水症に伴う急性腎不全. 小児内科. 2000; 32: 901-5.
4) 平野大志, 藤永周一郎. HCO_3^- の補正係数はなぜ本によって 0.2～0.5 と異なるのですか? 小児内科. 2011; 43: 677-9.
5) 金子一成. 脱水. 小児科診療. 2003; 66: 1881-6.
6) King CK, Glass R, Bresee JS, et al. Managing acute gastroenteritis among children: oral rehydration, maintenance, and nutritional therapy. MMWR Recomm Rep. 2003; 52: 1-16.
7) 金子一成. 小児の脱水症に対する経口補水療法. 日本医事新報. 2008; 4402: 89.
8) Holliday MA, Segar WE. The maintenance need for water in parenteral fluid therapy. Pediatrics. 1957; 19: 823-32.
9) Moritz ML, Ayus JC. Improving intravenous fluid therapy in children with gastroenteritis. Pediatr Nephrol. 2010; 25: 1383-4.

〈金子一成〉

I. 臨床編—B. 小児疾患における輸液療法

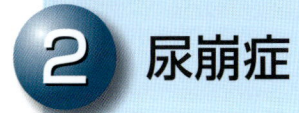

2 尿崩症

実践編 症例検討

症例の経過と実際の輸液療法

症例
4歳 女児

主訴 意識障害

既往歴 3歳時に多飲，多尿症状で発症し，鞍上部脳腫瘍を手術．その後，中枢性尿崩症に対して，抗利尿ホルモンであるデスモプレッシン（dDAVP）を朝，夕2回点鼻することにより尿量は1日500〜1,000 mL程度にコントロールされ，尿量が多く口渇を感じた時には飲水するようにしていた．

現病歴 入院2日前より嘔吐が出現し，水を飲んでもすぐに吐いてしまうという状態が続いていた．その後，水様性下痢が数回あった．機嫌が悪かったために夜のdDAVP点鼻を行わなかった．その後，排尿回数と尿量が増えたが，嘔気のために水を摂取することができなかった．朝，ぐったりして問いかけに応答できなくなったために，救急車で来院した．

来院時現症 意識状態はうとうとしているが，体に触れると嫌がるような動作をする．口腔粘膜は高度に乾燥しているが，皮膚ツルゴール低下は明らかでない．胸部，腹部に異常なし．項部硬直およびケルニッヒ徴候なし．膝蓋腱反射は左右差はないがやや亢進．

入院時 体重は13.0 kg（2カ月前の外来受診時の体重15.0 kg），体温37.8℃，血圧80/触知不能 mmHg，心拍数128回/分，呼吸数40回/分．

来院時の検査所見 血清BUN, Na, 血漿浸透圧の著明な上昇を認めるが，尿比重は低値である．その後，便中ロタウイルス抗原が陽性と判明した（表1）．

入院後経過 本症例は，中枢性尿崩症としてdDAVP点鼻を行っている患児が胃腸炎に罹患したことにより，高Na血症を呈する高張性脱水（体重減少−13%の高度脱水症）になったと診断した．高張性脱水症に至った理由は，尿崩症の増悪により大量の自由水が尿中へ喪失し，さらに，嘔気により水分摂取ができなかったためと考えられた．

患児の輸液治療方針は，①多尿により喪失した自由水を補充し，②維持水分量を

表1 来院時検査所見

【血算】			
白血球	9,900/μL	Cl	118 mEq/L
赤血球数	445×10⁴/μL	血漿浸透圧（推定）	
Hb	15.1 g/dL	＝2[165(Na)]＋72(血糖)/18＋34(BUN)/2.8	
Hct	44%	＝346 mOsm/kg・H₂O	
		pH（静脈血）	7.32
【生化学・血清】		SpO₂（室内空気）	95%
AST	24 IU/L	【一般尿検査】	
ALT	33 IU/L	比重	1.002
BUN	34.0 mg/dL	糖	(－)
クレアチニン	1.0 mg/dL	蛋白	(±)
血糖値	72 mg/dL	ケトン体	(±)
Ca	9.3 mg/dL		
CRP	1.1 mg/dL		
Na	165 mEq/L		
K	6.6 mEq/L		

投与し，さらに，③抗利尿ホルモン投与により多尿による自由水喪失を防ぐことである．

　患児の輸液計画を立てるうえで，喪失した自由水（L）を，△H₂O＝[(P_Na－140)/140]×0.6×BW〔P_Na：血清Na濃度（mEq/L），BW：発症前体重（kg）〕の推定式より，[(165－140)/140]×0.6×15＝1.6 L と求めた．

　維持水分量（生理的な不感蒸泄および尿，便中への喪失を補う輸液量）は，100 mL/kg/日（乳児120，幼児100，学童80，成人60 mL/kg/日）と設定して，患児の1日必要量を1,500 mL（100 mL×15 kg）と求めた．さらに本症例では，輸液開始後にも，多尿，嘔吐，下痢によって失われる水分喪失があると予想され，その量を500 mL/日として，最初の24時間の維持水分量を1,500 mL＋500 mL＝2,000 mL と推定した．

　尿崩症では尿中へのNa喪失が起こらないので，輸液の目的は自由水を補うことである．高血糖がなければ5％ブドウ糖液を用いる．急速な血清Na低下を防ぐために48時間かけて喪失量の1/2を補うとすると，5％ブドウ糖液の輸液速度は17 mL/時（1,600 mL÷2÷48時間）となる．維持輸液の速度は83 mL/時（2,000 mL÷24時間）となり，自由水補充のための輸液と維持輸液をあわせて，輸液速度は約100（17＋83）mL/時と設定された．

　自由水補充には通常は5％ブドウ糖液が用いられる．しかし，本症例のように胃腸炎による電解質喪失も同時に存在すると考えられる場合には，自由水とNaClの両者を補充する目的で，0.3％食塩水（0.9％生理食塩水と5％ブドウ糖液を1：2に混合して溶液Na濃度を51 mEq/Lとした低張液）を用いることとした．

　多尿のコントロールのために，水溶性ピトレッシンの持続静注（0.3 mU/kg/時）

を開始したところ，30分後から尿量が減少し始めた．

輸液とピトレッシン投与開始6間後には血清 Na 濃度は 161 mEq/L と低下し，12時間後には Na 濃度は 158 mEq/L となり，患児の意識状態も改善してきた．

2日目（開始後 24〜48 時間）の輸液計画では，嘔吐，下痢，多尿による異常な水分喪失（当初 500 mL/日と予想）がなくなったので，維持水分量は 1,500 mL（100 mL/kg/日）と減らし，輸液量は，入院前の水分喪失量に対する2日目の予定補充量 800 mL（1日目も 800 mL）を加えた計 2,300 mL（1,500＋800）と設定した．治療開始2日目には，患児は覚醒して経口摂取も可能となり，血清 Na 濃度が 143 mEq/L と正常化したために輸液は 48 時間で終了し，ピトレッシン持続静注を dDAVP 点鼻に切り替え，患児は入院4日目に退院した．

症例の解説

本症例は，鞍上部脳腫瘍術後の中枢性尿崩症で，口渇障害もなく dDAVP の点鼻により尿崩症はコントロールされていたが，ウイルス性胃腸炎に罹患したことにより，水分摂取の減少と多尿の増悪により，高 Na 血症（165 mEq/L）を呈する高張性脱水に至った．口腔粘膜の著明な乾燥にもかかわらず皮膚ツルゴール低下が明らかでないことも，高張性脱水症の特徴である．体温上昇も高張性脱水症で，しばしば認められる．意識障害や易刺激性，腱反射亢進は，脳細胞脱水による中枢神経症状である．脳萎縮がさらに進むと，脳出血をきたすこともある．

高張性脱水症は，1）急性胃腸炎などにより，水と Na が喪失（水＞Na）した場合と，2）尿崩症のように，自由水の喪失による場合がある．後者の治療方針は，①多尿により喪失した水分を補充する，②進行する多尿を抑える，および③高 Na 血症（細胞内脱水）を改善させることである（表 2）．

1）喪失した水を補充する

喪失水分量の推定式を表2に示した．尿崩症による脱水は，尿中への自由水喪失であるので，高血糖がなければ 5％ブドウ糖液で補う．5％ブドウ糖液の浸透圧（278 mOsm/kg・H_2O）は，通常の血漿浸透圧よりわずかに低いため，水が細胞内に移行しやすい．また，投与されたブドウ糖分子はインスリンにより細胞内に取り込まれ，すみやかに水と二酸化炭素に代謝される．よって，5％ブドウ糖液は自由水を投与することを目的とした輸液製剤である．

しかし，同時に下痢，嘔吐などによる電解質の喪失もある場合には，0.45，0.3，0.22％食塩水（0.9％生理食塩水と 5％ブドウ糖液を 1：1，1：2，1：3 の割合で混合して Na 濃度をそれぞれ 77，51，38 mEq/L と調整した低張液を用いる．この際，蒸留水（浸透圧 0）を用いて調整してはならない．

循環不全が非常に強い場合（脈圧を触れにくく，排尿もない状態）は，通常の初期輸液治療として，細胞外液の修復の目的で生理食塩水 10 mL/kg/時を 1〜2 時間で静注し，その後は 5％ブドウ糖液で補うという方法をとってもよい．

表2 高張性脱水を伴う中枢性尿崩症の治療方針

1) 多尿により喪失した自由水を補充して，①循環不全，②高浸透圧（高Na）血症を改善する．
    喪失した水分量（L）＝0.6×体重kg（発症前）×[（診断時血清Na濃度−140）/140]
    ・喪失した水分は5%ブドウ糖の輸液で補う[1]．
    ・循環不全が強い場合は，通常の初期輸液治療として，生理食塩水10 mL/kg/時を1〜2時間で静注し，その後は5%ブドウ糖液で補う．
2) 下痢，嘔吐などで失われた水分と電解質を補充する．
    ・多尿（自由水喪失）と下痢（Naの喪失）を伴うような場合には，0.22〜0.45%食塩水などの低張液を用いれば，自由水とNaClを同時に補うこともできる．
3) バソプレシンを投与して進行する多尿をコントロールし，自由水喪失を抑える．
    ・バソプレシン（ピトレッシン）注射液〔1 A（1 mL）20単位〕0.3 mU/kg/時　持続静注

[1] 0.9%生理食塩水中に含まれる自由水は0%，0.45%食塩水中の自由水は50%であるので，生理食塩水は自由水の補充の目的には使えない．蒸留水は100%自由水であるが，浸透圧が0であるので輸液することは危険である．

2) 進行する多尿を抑える

抗利尿ホルモンである水溶性ピトレッシンの持続静注（0.3 mU/kg/時）を開始し，意識が回復し，尿量が安定したらdDAVP点鼻に移行する．

ただし，抗利尿ホルモン投与と並行して大量輸液を行う場合には水中毒をきたす危険性があるので，1,000 mL/m²/24時間以上の輸液を行う際には，血清Na濃度を2〜3時間間隔でモニターする必要がある．

3) 高Na血症（細胞内脱水）を改善させる

高Na血症を急速に改善すると，脳浮腫をきたす危険性があるので，血清Na濃度を24時間で12 mEq/L以上低下させない，あるいは高Na血症の程度が強い場合には，48〜84時間かけて修復する．本症例でも48時間かけて高Na血症を正常化することを目標とした．血清Naが急速に低下して脳浮腫によるけいれんが起こった場合には，3%食塩水1 mL/kgを静注することにより，血清Naを1 mEq/L上昇させることができる．

解説編　小児の尿崩症とその治療

1　概念

　多尿の基準は，小児では尿量が 2,000 mL/m^2/日あるいは時間尿量が 2～4 mL/kg/時を超えた場合である．多尿の原因は様々であり，尿崩症と鑑別すべき疾患や病態がある．尿崩症は，抗利尿ホルモンであるアルギニンバソプレシン（AVP）の欠乏によって起こる中枢性尿崩症と，腎臓での AVP 不応性による腎性尿崩症に分類される（表3）．

　多尿を呈する3つの病態，すなわち中枢性尿崩症，腎性尿崩症，大量の低張輸液を行った場合の血液と尿の検査所見を表4に示した．本稿では，中枢性尿崩症について述べる．

2　中枢性尿崩症の治療

　尿崩症では，口渇に応じた水分摂取が行われていれば，血清 Na 濃度は正常上限を保たれる．しかし，渇中枢が障害された場合や水にアクセスできない乳幼児では，Na 濃度は上昇して高張性脱水に至る．

1）抗利尿ホルモンによる治療

　中枢性尿崩症の薬物治療には，①酢酸デスモプレシン（desamino-8-d-arginine vasopressin：dDAVP）点鼻液（250 μg/2.5 mL）あるいは鼻腔スプレー（1回噴霧量 2.5 μg），②酢酸デスモプレシン注射液（1 mL 4 μg），③ピトレッシン注射液〔1 A（1 mL）中 20 バソプレシン単位〕が用いられる．dDAVP は，乳児 0.5～2.5 μg，幼児以降 2.5～10 μg を1回量として，通常は朝，夕点鼻する．バソプレシンは，腎集合管の V$_2$ 受容体を介した尿濃縮作用以外に V$_1$ 受容体を介した血管収縮作用がある．ピトレッシンを持続注入で用いた場合，半減期が 5～10 分と短いために静注

表3　尿崩症の分類と原因

■中枢性尿崩症（AVP 欠乏性尿崩症）
　1）先天性
　　・遺伝性：常染色体優性，常染色体劣性
　　・先天性：中隔視神経形成異常，脳正中部奇形症候群，全前脳胞症，下垂体低形成，Wolfram 症候群
　2）後天性
　　・新生物：胚細胞腫，頭蓋咽頭腫，異所性松果体腫瘍，白血病細胞浸潤など
　　・炎症・浸潤：Langerhans 細胞ヒスチオサイトーシス，リンパ球性漏斗下垂体後葉炎など
　　・感染：先天性トキソプラズマ症，髄膜炎，脳炎など
　　・外傷，脳外科手術，低酸素性脳障害，放射線照射，脳浮腫，脳死など
　3）特発性

■腎性尿崩症（AVP 抵抗性尿崩症）
　1）先天性
　　・X 連鎖劣性（AVP$_2$ 受容体異常），常染色体劣性・優性（アクアポリン2異常）
　2）後天性
　　・高カルシウム血症，低カリウム血症など
　　・薬物：リチウム，アンホテリシン B など
　　・腎間質病変

表4 中枢性，腎性尿崩症，大量の低張輸液を行った場合の血液と尿の検査所見

	中枢性尿崩症	腎性尿崩症	大量の低張輸液	基準値
血漿浸透圧	正常上限～上昇	正常上限～上昇	低下	280～295 mOsm/kg・H_2O
尿浸透圧	低下	低下	低下	50（最大希釈時）～1,200 mOsm/kg・H_2O（最大濃縮時）
尿比重	低下	低下	低下	1.003～1.030（1.010 が血漿浸透圧相当で等張尿，1.008 以下が低張尿，1.030 以上が高張尿）
血清 Na	正常上限～上昇	正常上限～上昇	低下	135～145 mEq/L
血漿 AVP	低下	増加	低下	0.3～4.2 pg/mL（通常に水分を摂取した状態）

- 血漿アルギニンバソプレシン（AVP）が 0.5 pg/mL 増加することにより，尿浸透圧は 150～250 mOsm/kg・H_2O 程度上昇し，2～5 pg/mL で最大尿濃縮力（1,200 mOsm/kg・H_2O）が得られる．尿崩症では AVP の作用が発揮されないので，大量の希釈尿（50 mOsm/kg・H_2O）が排泄される．
- 尿崩症症状があって血漿 AVP 濃度が 1 pg/mL 以下の場合は中枢性尿崩症を，2 pg/mL 以上の場合は腎性尿崩症を疑う（ただし，AVP の測定は両疾患の診断に必須ではない）．
- 尿崩症症状があり，MRI T1 強調画像で下垂体後葉の高信号（bright spot）が消失している場合は，中枢性尿崩症を考える．
- 低張輸液とは，血液との物理化学的な浸透圧比は 1 であるが，輸液成分としての Na 濃度が血清 Na 濃度より低いものをいう．

を中止するとすぐに尿濃縮効果も消失するので，投与量の微調整が可能であり，脳外科手術後などの急性期の水電解質管理に有用である．

2）高張性脱水症へ進展した尿崩症，脳外科手術後の尿崩症への対応

中枢性尿崩症で緊急度の高い輸液療法が必要になるのは，(1) dDAVP がすでに投与されている患児が，今回の呈示例のように何らかの原因により急激に高張性脱水に至った場合，および(2) 脳外科手術直後である．

(1) については症例検討のところで解説した．(2) に関しては，下垂体周辺の脳外科手術後の尿崩症では，AVP 分泌の 3 相性の変化が起こることがあり，第 1 相（一過性中枢性尿崩症），第 2 相〔尿崩症の回復から SIADH（syndrome of inappropriate secretion of antidiuretic hormone）への移行〕，第 3 相（永続的中枢性尿崩症）である．術直後で意識障害がある第 1 相での尿崩症に対しては，水溶性ピトレッシンの持続点滴静注（0.3 mU/kg/時）を行う．なお，下垂体近傍の手術後に，AVP 拮抗物質が血中に放出された場合，一時的に高用量（1.5 mU/kg/時）のピトレッシン投与（血漿 AVP 濃度を 10 pg/mL 位まで上昇させる）が必要となる場合もある．意識障害や渇感の障害がなければ dDAVP 点鼻に切り替える．

なお，尿崩症と診断するうえでの注意点として，術前から術中にかけて大量に低張液が輸液されたことによる医原性の多尿（尿比重も低い）を，誤って尿崩症と診断してはならない（表4）．この場合，血漿浸透圧を確認すれば鑑別できる．

3 高 Na 血症の治療と脳

　高張性脱水（Na 150 mEq/L 以上）になると，数分後には水が脳細胞内から細胞外へ移動し始めて脳の縮小化が起こる．しかし，数時間以内に電解質が，数日以内には新しい溶質"idiogenic osmoles"（タウリン，糖アルコールなど）が脳細胞内に蓄積されて脳細胞容積の減少を防ぐ機構が働く．このような状況下で急速な輸液により細胞外浸透圧（Na 濃度）を下げると，逆に水が脳細胞内に移行して脳浮腫が起こる．輸液により血清 Na を降下させる速度は，発症数時間以内の急性の高 Na 血症以外の場合には，1 時間で 0.5 mEq/L 以上（24 時間で 12 mEq/L 以上）下げないようにする．安全に血清 Na 濃度を正常化するまでの時間として，Na 145〜157 mEq/L の場合は 24 時間，157〜170 は 48 時間（今回の提示症例の場合），171〜183 は 72 時間，184〜196 は 84 時間が目安とされる．

　母乳中の Na 含量は少なく浸透圧は 75 mOsm/kg・H_2O 程度（人工乳は 230 mOsm/kg・H_2O）と低いので，乳児において高張性脱水症で一気に母乳を授乳させると，血清 Na 濃度の急速な低下をきたすことがあり危険である．この場合，Na を適度に含む経口補液剤を与えるほうが安全である．

尿崩症における輸液療法のポイント

- 多尿は，小児では尿量が 2,000 mL/m^2/日あるいは時間尿量が 2〜4 mL/kg/時を超えた場合をいう．
- 尿崩症による高張性脱水の治療方針は，①多尿により喪失した水分を補充する，②進行する多尿を抑える，③高 Na 血症（細胞内脱水）を改善させることである．
- 尿崩症では尿中への Na 喪失がないので，輸液の目的は自由水を補うことであり，5％ブドウ糖液（浸透圧 278 mOsm/kg・H_2O）を用いる．
- 進行する多尿に対しては水溶性ピトレッシンの持続静注を行う．
- 高 Na 血症を急速に改善させると脳浮腫をきたす危険性があるので，血清 Na 濃度を緩徐に低下させる．
- 母乳中の Na 含量は少ないので，高張性脱水で一気に授乳させると，血清 Na 濃度の急速な低下をまねくことがある．

■ 文献

1) Verbalis JG. Diabetes insipidis. Rev Endocr Metab Dis. 2003; 4: 177-85.
2) Repaske DR. Disorders of water balance. In: Brook C, et al. editors. Brook's Pediatric Clinical Endocrinology, 6th ed. Oxford: Willey-Blackwell; 2009. p.343-73.
3) Breault DT, Majzoub JA. Diabetes insupidus. In: Kliegman RN, et al. editors. Nelson Textbook of Pediatrics, 19th ed. Philadelphia: Saunders Elsevier; 2011, p.1881-4.
4) Muglia L, Majoub JA. Disorders of posterior pituitary. In: Sperling M, editor. Pediatric Endocrinology, 3rd ed. Philadelphia: Saunders Elsevier; 2008. p.335-73.
5) Adrogue HJ, Madias NE. Hypernatremia. N Engl J Med. 2000; 342: 1493-9.
6) 安達昌功. 中枢性尿崩症. 小児科診療. 2011; 74: 227-32.
7) 有阪 治. 多尿をきたす疾患の鑑別. In: 金子一成, 編. 50の典型例で学ぶ小児の腎泌尿器疾患. 東京: 診断と治療社; 2011. p.25-8.
8) 有阪 治. 小児の多尿—尿崩症を中心に. 日本医事新報. 2006; No. 4295: 57-63.
9) 有阪 治. 中枢性尿崩症. 小児内科. 2008; 40(増刊号): 690-5.
10) 有阪 治. ICU/CCUでの電解質異常— SIADH, CSWS, DIによる水電解質異常. 腎と透析. 2011; 71: 545-8.

〈有阪 治〉

I．臨床編―B．小児疾患における輸液療法

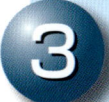

3 肥厚性幽門狭窄症に対する輸液療法

実践編　症例検討

症例の経過と実際の輸液療法

症例
日齢 23　男児

主　訴　噴水状嘔吐

既往歴　在胎 41 週 0 日，正常分娩で出生．出生時体重 3,416 g，アプガースコア 8/9．周産期に特に問題はない．母乳栄養児．

家族歴　特記すべきことなし．

現病歴　生後 16 日頃より，1 日 2〜3 回の嘔吐を認めるようになり，生後 20 日より噴水状嘔吐を 1 日 5〜6 回繰り返すようになる．吐物は非胆汁性で，吸啜は強く，母乳をむしゃぶるように欲しがる．生後 23 日に当科を紹介受診したときは，明らかな体重増加不良も認めたため（生後より 1 日 12 g 増），精査加療目的で入院となった．

入院時現症　身長 54 cm，体重 3,695 g，心拍数 168 回/分，呼吸数 36 回/分，体温 37.5℃．

　機嫌は不良．栄養状態は不良．毛細血管再充填時間は 2 秒．大泉門はやや陥凹．呼吸音は清，心音整，腹部は膨満しており，打診にて鼓音を聴取するも，腹鳴は緩慢であった．肝脾腫認めず．腹部膨満のため，触診が困難で，明らかな腫瘤は触知されなかった．外陰部，背部に異常はなく，神経学的異常も認めなかった．

入院時主要検査所見（図 1，表 1）　腹部単純エックス線写真では，胃泡の著明な拡張があり，腸管ガスは少なかった．血液ガス検査で pH が高値（生後 1 カ月児の正常値 7.39±0.02）であることよりアルカローシスを呈しており，PCO_2 値はこの月齢の正常値（31±1.5）に比して軽度増加している一方，HCO_3^- は月齢正常値（20±0.7）より明らかに上昇していることから，代謝性アルカローシスと考えた．

入院後経過　体重増加不良をきたしていることから病的嘔吐と考え，嘔吐の原因として，腹部膨満を呈していること，神経学的異常を認めず感染徴候もなく，かつ非胆汁性嘔吐であることから，Vater 乳頭より近位の消化器疾患である，肥厚性幽門狭窄症，胃食道逆流症，食道裂孔ヘルニア，胃軸捻転を鑑別疾患としてあげた．腹部

表1 入院時検査所見

【血算】		【血液ガス分析（静脈血）】	
白血球数	11,400/μL	pH	7.543
赤血球数	406万/μL	PCO$_2$	37.8 mmHg
ヘモグロビン	12.8 g/dL	HCO$_3$⁻	27.3 mEq/L
ヘマトクリット	40.8%	BE	5.4 mEq/L
血小板数	48万/μL	【尿生化学検査】	
【血清・生化学】		U-Na	15 mEq/L
総蛋白	6.3 g/dL	U-K	68 mEq/L
アルブミン	4.2 g/dL	U-Cl	<10 mEq/L
AST	51 IU/L	U-Cre	100 mg/dL
ALT	30 IU/L	pH	>7.0
総ビリルビン	3.6 mg/dL		
直接ビリルビン	0.3 mg/dL		
尿酸	2.5 mg/dL		
血液尿素窒素	9.8 mg/dL		
クレアチニン	0.3 mg/dL		
Na	130 mEq/L		
K	3.2 mEq/L		
Cl	90 mEq/L		
CRP	0.03 mg/dL		

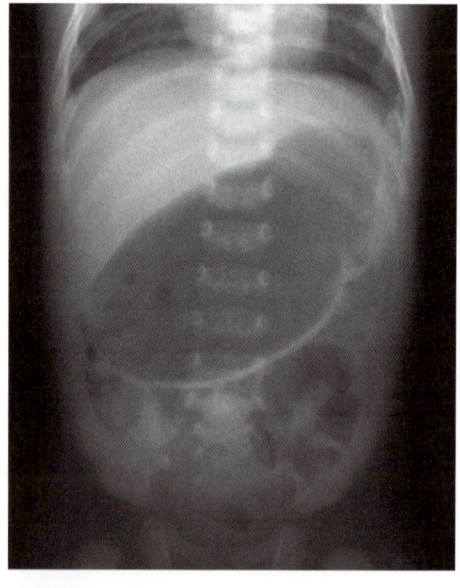

図1 腹部単純エックス線写真
胃泡の著明な拡張あり．腸管ガスは少なかった．

エックス線写真の胃泡の拡大所見，形状から，後三者は否定的と考え，診断の確定のため，腹部超音波検査を行った（図2）．短軸像で肥厚した幽門輪状筋がring状に描出され（target sign, doughnuts sign），長軸像で幽門管の延長（uterine cervix sign）

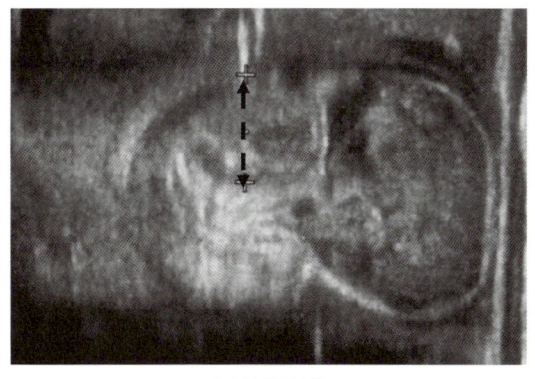

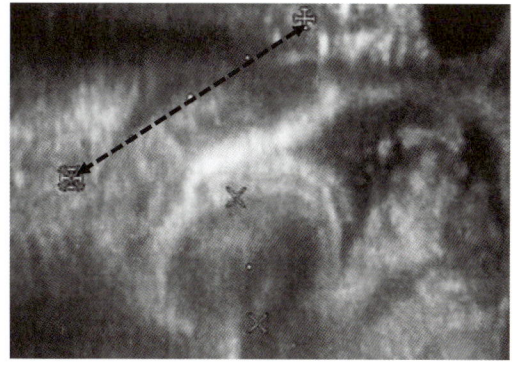

幽門部短軸像　　　　　　　　　　　　　　幽門部長軸像

図2 肥厚性幽門狭窄症症例の腹部超音波像

幽門部短軸像で輪状筋厚：7〜8 mm，幽門部長軸像にて幽門管長：約 20 mm が描出された．

が認められたため，肥厚性幽門狭窄症と確診した．以上より，本症例は，肥厚性幽門狭窄症により大量の胃液の嘔吐が続き，脱水，低 Cl 血症，低 K 血症，代謝性アルカローシスを呈したものと考えた．代謝性アルカローシス，脱水の治療を第一に考え，輸液療法を開始した．5％グルコース液：生理食塩水＝1：2 を混合した輸液を利尿が得られるまで 10 mL/kg/時で開始した．利尿が得られたところで，低 K の補正のために，5％グルコース液：生理食塩水＝1：1 混合液に K を 20 mEq/L になるように加え維持輸液を行った．この時，水分維持量は 120 mL/kg/日とした．24 時間後に尿量 1 mL/kg/時以上，血清 Cl 100 mEq/L 以上であることを確認した．その後の肥厚性幽門狭窄症の根治治療として，内科的治療（硫酸アトロピン静注療法）と外科的治療について，それぞれのメリット，デメリットを十分に患者家族に話し選択肢を与えたところ，当初 1 週間は内科的治療が選択された．1 週間経ったが，1 日 2〜3 回の嘔吐が消失しないこと，およびこの間，体重も 60 g しか増えず，満足のいく効果でなかったため，腹腔鏡下の幽門筋切開術が施行された．術後 6 時間で哺乳が可能となり，その後哺乳量を漸増するも嘔吐は認められず，術後 5 日で 3,930 g（術後 1 日 35 g の体重増加）にて退院となった．術後 1 カ月後の外来診察では，体重 4,800 g を超えており，体重増加が良好であることが確認された．

症例の解説

肥厚性幽門狭窄症では，特徴的な低クロール性代謝性アルカローシスを呈することが多い．これは，次のような機序で起こるといわれている：胃液は大量の HCl を含んでおり，通常は，胃の壁細胞から分泌された H^+ が十二指腸に到達すると，これを中和するために十二指腸内に同モルの HCO_3^- が分泌される．また，この HCO_3^- の放出により，血中の HCO_3^- の上昇が抑えられている．嘔吐により，HCl が喪失すると，十二指腸における HCO_3^- 分泌は抑制され，同時に　$H_2O + CO_2 \longrightarrow H_2CO_3 \longrightarrow H^+ + HCO_3^-$ と重炭酸緩衝系が右方向に向かうことにより，血中

のHCO$_3^-$の上昇をきたし，代謝性アルカローシスを生ずる．また，脱水により細胞外液が減少するとアルドステロン分泌が増加し，腎尿細管におけるNa$^+$再吸収が亢進するが，Na$^+$と交換にH$^+$とK$^+$が腎から排泄されるため，体内がアルカローシスに関わらず，尿は酸性となり[1]，低K血症が生ずる．また，細胞内H$^+$の細胞外への移動に伴う細胞外K$^+$が細胞内に取り込まれて低K血症は助長される．このように低K血症を伴う低Cl性アルカローシスは，胃液が大量に失われたことを物語るものである．

　本症例でも，低K血症を伴う低Cl性アルカローシスが認められ，水分および電解質の補正が必要となった．体重減少の程度は，本児が本来なら出生時から1日30gの体重増加を呈しているものとして，病前体重を4,100gと仮定し，約10%の体重減少とみなした．また，脱水の程度としては，著明な低K血症までには至っていないことより，中等度と考えた．補液療法として重要なことは，本症では代謝性アルカローシスを生じるため，一般の脱水の初期治療に使用される1号輸液は用いるべきでない点である．これは1号輸液には乳酸ナトリウムなどのアルカリ化剤が含まれており，代謝性アルカローシスをきたす本症の初期輸液製剤として適さないためである．

　本症例の代謝性アルカローシスの生理的な呼吸性代償の予測範囲は，$\Delta PCO_2=0.5 \sim 1.0 \times \Delta HCO_3^-$で表されるが，これを計算すると，$\Delta PCO_2=37.8-31=6.8$　$\Delta HCO_3^-=27.3-20=7.3$となる．すなわち，本症例のPCO$_2$の上昇は，代謝性アルカローシスに対する適切な呼吸性代償反応と判定でき，本症例は，「呼吸性代償された代謝性アルカローシス」と考えられる．

　低クロール性アルカローシスを呈する中等症の脱水の場合には，初期輸液として5%ブドウ糖液：生理食塩水＝1：2液（Na 102 mEq/L）を10〜20 mL/kg/時で開始し，利尿がついたところで，5%ブドウ糖液：生理食塩水＝1：1液（Na 77 mEq/L）にK 20 mEq/LになるようKClを追加して100〜150 mL/kg/日で維持輸液を行う．15%KCl溶液を輸液量の1/100量（例：500 mL内容にKClを5 mL）加えることにより調整できる．

解説編　肥厚性幽門狭窄症とその治療

1 概念・疫学

生後2週から2カ月頃の間に，原因不明の胃の幽門筋肥厚，攣縮のため通過障害を呈し，胆汁を含まない噴水状（projectile）嘔吐をきたす疾患である．出生500あたり1人の頻度で，男女比は約5：1で第一子に多い[2]．経過が長引けば，脱水，体重減少をきたし，典型的には胃液喪失により低クロール性アルカローシスを呈する．診断は，腹部超音波検査が第一選択であり，これにより比較的簡便に診断が可能になったため，以前のように著明な脱水に陥って来院する症例は少なくなった．

2 病態と原因

幽門筋の一過性の肥厚に起因した通過障害により胃内容の噴水状嘔吐を呈する．本症患児の幽門筋は輪状筋が著明に肥厚しており，輪状平滑筋細胞の増加と肥大がみられるという[3]．

3 臨床症状と理学的所見

児自身は食欲旺盛で，乳を欲しがるという病歴が重要である．

理学的診断は，上腹部に肥厚した幽門部腫瘤（母指頭大のオリーブ状腫瘤）によりなされるが，少々熟練を要する．

4 診断および検査

典型的には前述のように大量のHClを含む胃液喪失により，低クロール性代謝性アルカローシスを呈する．経過が長引けば，低カリウム血症を呈する．確定診断は，腹部超音波検査で幽門筋肥厚4 mm以上の所見や幽門管長15 mm以上の所見を確認することによりなされる．

5 治療

経鼻胃管の挿入，水分・電解質の補正を行い全身状態を整えてから，根治治療として，次にあげるポイントを十分に患者家族に説明した上で，薬物療法もしくは外科治療を選択する．

- 本症は，ほぼ確実に治癒が見込める疾患であることを説明する．
- 薬物療法にするか外科治療にするかは，薬物療法のメリット（手術創が残らない，少ないながら手術合併症が回避できる），デメリット（入院期間が長い，退院後も治療継続が必要である，反応不良例は手術になること）を十分に患者家族に話し，選択肢を与える．

1）経鼻胃管挿入

嘔吐反復例では胃内減圧による嘔吐の軽減，胃内容喪失量の把握，誤嚥防止を目的として，経鼻胃管を挿入し，鼻側末端は開放にしておく．

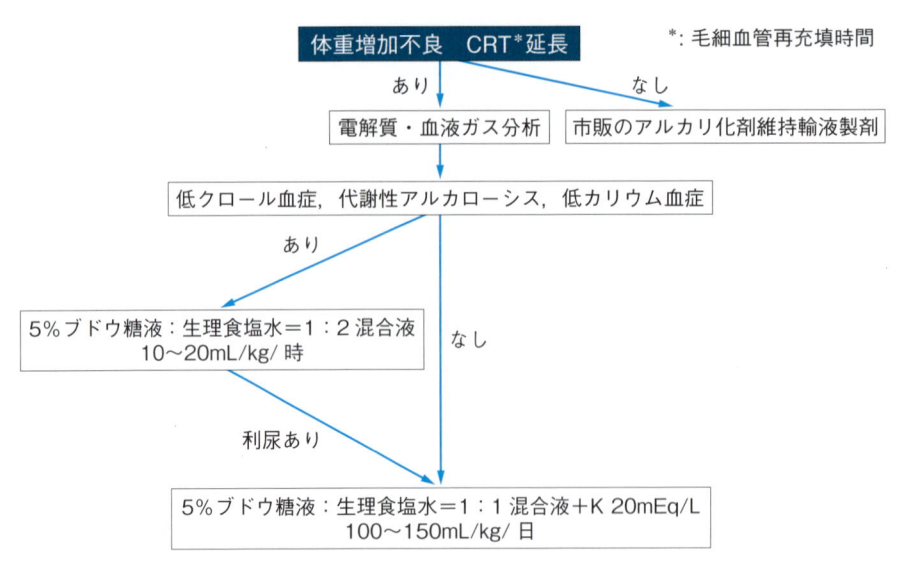

```
体重増加不良　CRT*延長          *：毛細血管再充填時間
        │
   あり／   ＼なし
   ▼         ▼
電解質・血液ガス分析    市販のアルカリ化剤維持輸液製剤
        │
低クロール血症，代謝性アルカローシス，低カリウム血症
   あり│            │なし
      ▼            │
5％ブドウ糖液：生理食塩水＝1：2混合液
      10〜20mL/kg/時
        │
   利尿あり│         │
      ▼   ▼         ▼
5％ブドウ糖液：生理食塩水＝1：1混合液＋K 20mEq/L
         100〜150mL/kg/日
```

図3 肥厚性幽門狭窄症に対する輸液療法のフローチャート

2）水分・電解質管理

　脱水，電解質異常がある場合は，入院までの体重減少量，入院後の嘔吐量，経鼻胃管からの喪失量に維持量を加えたものを必要水分量とし，輸液の組成，投与量を決める．脱水，電解質異常，代謝性アルカローシスのいずれも認めない場合は，既成の維持輸液製剤でよい．輸液療法の目標は，尿量＞1 mL/kg/時，血清 HCO_3^- ＜28 mEq/L，血清 Cl＞100 mEq/L とする[4]．血中 HCO_3^- を 3 mEq/L 低下させるためには，10 mEq/kg の Cl 投与が必要であるとされる[5]．輸液療法のフローチャートを図3に示す．

3）薬物療法

　硫酸アトロピン静注療法をまず行う[6]．同薬 0.05 mg/kg/日を哺乳回数で割った量を各哺乳10分前から5分くらいかけて静注する．改善がなければ，0.01 mg/kg/日ずつ1日毎に増量できるが，頻脈（180 回/分以上），顔面紅潮があれば増量は中止する．哺乳は 10〜15 mL/回から開始し，150 mL/kg/日まで漸増する．嘔吐がコントロールされたら硫酸アトロピン 0.1 mg/kg/日を哺乳回数で割った量を各哺乳30分前に2週間経口投与する．静注療法は，8日以内に嘔吐が消失しなければ不応例と考え，手術療法に踏みきる．

4）外科治療

　粘膜外幽門筋切開術（Ramstedt 法）が標準術式として確立されており，ほぼ100％の治癒率で術後合併症も少なく，入院期間も4日ほどで済む．さらに最近は，腹腔鏡下，臍内弧状切開で行われることが多く，手術創はほとんど目立たない．経口摂取は術後6時間から可能で，2日以内で補液も不要となることが多い．

肥厚性幽門狭窄症における輸液療法のポイント

- 嘔吐によって大量に胃液を喪失する特殊な病態である．
- 脱水，低クロール血症，代謝性アルカローシスを呈する．
- 経過が長引けば，低カリウム血症を呈する．
- 低カリウム血症により代謝性アルカローシスが増悪する．
- 低クロール血症，代謝性アルカローシスが認められたら，初期輸液として 5％ブドウ糖液：生理食塩水＝1：2 液を 10～20 mL/kg/時で開始する．
- 利尿が得られたら，5％ ブドウ糖液：生理食塩水＝1：1 液に K 20 mEq/L になるよう加えた溶液を 100～150 mL/kg/日で維持輸液を行う．
- 脱水，電解質異常，代謝性アルカローシスのいずれも認めない場合は，市販の（アルカリ化剤含有の）維持輸液製剤でよい．
- 輸液療法の目標は，尿量＞1 mL/kg/時，血清 HCO_3^-＜28 mEq/L，血清 Cl＞100 mEq/L とする．

文献

1) Aspelund G, Langer JC. Current management of hypertrophic pyloric stenosis. Semin Pediatr Surg. 2007；16：27-33.
2) 川原央好．肥厚性幽門狭窄症．In：岡田　正，編．系統外科学．改訂 2 版．大阪：永井書店；2005. p.464-6.
3) 名木田 章．肥厚性幽門狭窄症の病因と病態および治療．日児誌．2001；105：1019-29.
4) Rice HE, Caty MG, Glick PL, et al. Fluid therapy for the pediatric surgical patients. Pediatric Clinics of North America. 1998；45：719-27.
5) Miozzari HH, Tönz M, von Vigier RO, et al. Fluid resuscitation in infantile hypertrophic pyloric stenosis. Acta Pediatr. 2001；90：511-4.
6) 名木田 章，青木康子．肥厚性幽門狭窄症に対する硫酸アトロピン療法．小児外科．1998；30：55-7.

〈永田　智〉

Ⅰ．臨床編—B．小児疾患における輸液療法

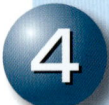

4 小児気管支喘息に対する輸液療法

実践編　症例検討

症例の経過と実際の輸液療法

症例
6 歳 女児

主　訴　呼吸困難，咳嗽

既往歴・家族歴　2 歳時に気管支喘息と診断され，喘息による入院歴 3 回．現在近医で吸入ステロイド薬，抗ロイコトリエン受容体拮抗薬，テオフィリン徐放製剤でコントロールされている．父親が気管支喘息，母親がアレルギー性鼻炎．

現病歴　入院前日の夕方より咳嗽，呼吸困難あり，以前近医でもらった β_2 刺激薬を内服し軽快した．入院当日の明け方，呼吸困難増悪し近医小児科を受診．β_2 刺激薬吸入で軽快し帰宅した．帰宅後 1 時間くらいして再び呼吸困難出現し当院を救急受診．気管支喘息大発作の診断で入院した．入院前日の夕方よりコップ 1 杯くらいのイオン飲料しか摂取できていない．

入院時現症　顔色不良でぐったりしていたが意識障害は認めなかった．体重 20 kg，体温 37.4℃，血圧 134/84 mmHg，心拍数 140 回/分，呼吸数 46 回/分，SpO$_2$ 90%（大気中）．肺野全体に wheeze を聴取し，肩呼吸および鎖骨上窩・肋間腔に陥没呼吸を認めた．爪床チアノーゼは認めなかった．末梢皮膚温は温かく毛細血管再充満時間（capillary refilling time）は 1 秒だった．

入院時主要検査所見
【血算】　白血球数 15,000/μL，ヘモグロビン 15.0 g/dL，血小板数 33.7×10^4/μL
【血清・生化学】　総蛋白 7.4 g/dL　アルブミン 5.1 g/dL，AST 39 IU/L，ALT 19 IU/L，BUN 18.6 mg/dL，Cr 0.3 mg/dL，Na 134 mEq/L，K 4.6 mEq/L，Cl 96 mEq/L，血糖 163 mg/dL，CRP 1.54 mg/dL
【血液ガス分析（静脈血）】　pH 7.22，PCO$_2$ 61.1 mmHg，PO$_2$ 55 mmHg，HCO$_3^-$ 24.4 mEq/L
【一般検尿】　比重 1.022，蛋白（−），潜血（−），ケトン体（＋＋＋）

　軽度の低ナトリウム血症と血糖上昇，血液ガス分析で呼吸性アシドーシスを認めた．一般検尿で，尿ケトン体陽性，比重の上昇を認めた．胸部 X 線上浸潤影や皮下

表1 喘息発作時の輸液量の設定（文献1を一部改変）

	初期輸液 細胞外液型輸液	緩速均等輸液 ソリタT2またはソリタT3	維持輸液 ソリタT3
体重計算	○乳児＝100〜150 mL/時間 ○10 kg以上＝200 mL/時間 ○排尿あるまで	維持量（mL）＋（喪失量−初期輸液量） ×1/2（mL）/24時間	○乳児＝100 mL/kg/24時間 ○10〜20 kg＝1,000＋(体重kg−10 kg) 　×50 mL/24時間 ○21 kg〜＝1,500 mL＋(体重kg−20 kg) 　×20 mL/24時間

＊症状に応じて適宜増減
注1）経口摂取可能になれば適宜増減
注2）大発作では，しばしば脱水を伴い，時には乏尿などの急性循環不全症状を伴うことがある．輸液を計画するに当たっては，まず末梢循環不全の改善を目的として輸液を行う必要がある．排尿があるまで初期輸液を行い，まだ充足されない脱水分と維持量を24時間の緩速均等輸液で補い，維持輸液に移行する．脱水が著明でなければ緩速均等輸液は必ずしも必要ではない．経口摂取可能になれば1,000〜1,500 mL/m²/日程度に減量，過剰な輸液を避ける．
注3）低ナトリウム血症の心配がある時は，輸液初日は緩速均等輸液・維持輸液ともにソリタT2を使用するのが無難である．

表2 ネオフィリン注射投与量の目安（テオフィリン血中濃度が不明の時）

年齢（歳）	投与量 維持量（mg/kg/時）
2〜15	0.8
15以上	0.6

注）2歳未満の乳児については原則使用しない．
　　初期投与量は250 mgを上限とする．
　　肥満児の投与量は標準体重で計算する．

気腫・縦隔気腫は認めず，両肺野の過膨張所見を認めた．

入院後経過　臨床経過・症状より「気管支喘息大発作」と診断し，$β_2$刺激薬の持続吸入およびメチルプレドニゾロン（1 mg/kg/回，1日3回）点滴静注，アミノフィリンの点滴静注を開始した．まず，脱水症に対する輸液計画を立てた．小児気管支喘息治療ガイドライン[1,2]を参考にして初期輸液は200 mL/時（10 mL/kg/時）で開始した（表1）．初期輸液にはソルアセトF®（酢酸リンゲル液：Na 130 mEq/L，K 4 mEq/L，Cl 109 mEq/L）を使用し，約2時間後に排尿を認めた．この時点で血液ガス分析を再検し，pH 7.31，PCO_2 36.8 mmHg，PO_2 56.8 mmHg，HCO_3^- 19.9 mEq/L（静脈血）と改善していた．その後，患児は水分を少量摂れ始めていたので緩速均等輸液は行わず，入院初日の予定輸液総量（表1）を1,500〔1,000＋(20 kg−10 kg)×50〕mLとし，維持輸液量は初期輸液量500 mLを引いた量（1,000 mL）とした．投与時間は24時間から初期輸液の2.5時間を引いた21.5時間とし，輸液速度は50 mL/時（1,000 mL÷21.5時間）とした．来院時，軽度の低ナトリウム血症を認めた

ので，維持輸液はソリタT2号®（Na 84 mEq/L，K 20 mEq/L，Cl 66 mEq/L）を用いた．同時に，アミノフィリンの輸液計画を立てた．アミノフィリンの維持量は 0.6 mg/kg/時とした（表2）．患児の場合は，初期輸液のソルアセトF® 500 mL の点滴が終わるのに 2.5 時間かかるので，0.6 mg/kg/時×20 kg×2.5 時間＝30 mg のアミノフィリンが必要となる．ネオフィリン®注射液は 10 mL＝250 mg なので，ソルアセトF® 500 mL にネオフィリン® 1.2 mL を混ぜればよい．その後の維持輸液は 0.6 mg/kg/時×20 kg×10 時間（500 mL の輸液を 50 mL/時で入れるので）＝120 mg なので，ソリタT2号®500 mL にネオフィリン® 4.8 mL を混ぜて 50 mL/時で点滴した．

以上の輸液と種々の喘息治療により呼吸困難は徐々に改善した．第 2 日目からはソリタT3号®（Na 35 mEq/L，K 20 mEq/L，Cl 35 mEq/L）500 mL にネオフィリン® 8 mL を加えた維持輸液（速度 30 mL/時）と経口水分摂取を行い，輸液開始後約 72 時間で輸液療法を終了した．テオフィリン徐放製剤内服に変更し，ヘパリンロックとして入院 4 日目にステロイド中止，入院 5 日目に退院した．

症例の解説

小児気管支喘息治療の輸液目的として，1）脱水の補正，2）アミノフィリン（テオフィリン）持続投与，3）電解質維持・補正，4）酸塩基平衡維持・補正，があり，順に解説する．

1）人工呼吸管理を必要とする場合を除き，喘息発作時の脱水程度は重症であることは少なく，輸液量は多くの場合は通常の脱水治療か維持輸液量でよい．本患児の場合，経口水分はある程度摂れると判断し，脱水による喪失量は計算に入れず維持量で経過を観察した．

2）本患児はテオフィリン徐放製剤を常用していたので持続点滴静注を開始したが，常用している患児を除き初期治療では使用しないことを筆者は原則としている．一方，テオフィリン徐放製剤を常用している患児，あるいは β_2 刺激薬吸入と全身性ステロイド薬投与による治療に反応不十分な患児にはアミノフィリン（テオフィリン）の持続点滴を考慮する．ガイドラインでは使用量を年齢により分けているが（表2），筆者は年齢に関係なく少なめの維持量で開始し，臨床症状や血中濃度をみながら微調整している．詳細な使用法はガイドライン[2]を参照されたい．重要な点は，アミノフィリン投与維持量の計算を誤らないことである．さらに，乳幼児の特に発熱時にはけいれんを誘発する可能性が指摘されており，2 歳未満では使用を控えたほうがよい[3]．

3）従来脱水の際の初期輸液としていわゆる 1 号液（開始液）が用いられてきたが，近年，輸液による医原性低ナトリウム血症の危険性が指摘されている．また，糖を含む輸液製剤で初期の循環動態安定化をはかると高血糖をきたす可能性もあり，初期輸液には糖を含まない細胞外液型の輸液を使用した．患児の場合は臨床症状やモニター観察上，低ナトリウム血症や低カリウム血症を疑う所見は認めなかった．しかし，頻回の β_2 刺激薬やステロイドの使用などにより低ナトリウム血症や低カリウム血症をきたすことがあるので常に注意が必要である．

4）呼吸不全を伴う重積発作では呼吸性アシドーシスに加えて代謝性アシドーシスも合併する場合がある．その場合には，まず薬物治療に加えて人工呼吸管理を施行し，それでもアシドーシスの改善がみられない場合には重炭酸ナトリウム（メイロン®）によるアシドーシス補正を考慮する．本患児は呼吸性アシドーシスのみであり，気管支拡張薬やステロイドの全身投与などで改善すると判断しアシドーシスの補正はしなかった．

解説編 小児気管支喘息とその治療[1,2]

1 概念

発作性に起こる気道狭窄によって，笛声喘鳴や呼気延長，呼吸困難を繰り返す疾患である．これらの臨床症状は自然ないし治療により軽快，消失するが，ごくまれには死亡することもある．

（注）呼吸困難は通常は自覚症状であるが，乳幼児では自覚症状として表現できない．したがって，乳幼児では，他覚的な不快感あるいは苦痛を伴った努力性呼吸を呼吸困難と判断する．

2 疫学

地域差，年齢により幅があり，3～10数％程度と報告されている．小児の気管支喘息の初発は1歳が最多で，2歳までに約60％が発症し，6歳までに80～90％が発症している．小児では90％以上がアトピー型喘息で，ダニやハウスダストなどの抗原が大部分を占め，アレルギー性鼻炎の合併が高率である．小児気管支喘息の死亡者数は減少しており，ここ数年は年間10人前後で推移している．重症の喘息患者は軽症・中等症患者に比べ喘息死のリスクが高いが，軽症の患者でも喘息死があり得ることを認識する必要がある．

3 病態生理・臨床症状

基本病態は気道の慢性アレルギー性炎症であり，主に炎症の結果気道過敏性を生じる．これにさまざまな誘発・悪化因子が作用すると気管支平滑筋の収縮，気道粘膜の浮腫，気道分泌亢進による気流制限が引き起こされて喘息症状に至る．

4 診断および検査

1）問診

経口摂取や睡眠の状況，過去と現在の治療状況，最終排尿，今回の発作の誘因，発作の持続時間などを中心に聴取する．2歳以上で典型的な呼気性呼吸困難を示す児の診断は難しくないが，判断に迷う場合は必ず鑑別診断のための問診を行う[2]．

2）診察

呼吸状態（喘鳴，陥没呼吸，呼吸数，SpO_2値など）の把握が重要である（表3）．

3）検査

血算，血液ガス分析（静脈血でよい），血清電解質，血糖などを測定する．必要により胸部X線，感染症のチェックを行う．

5 治療[11]

気管支喘息治療の個々の薬剤の詳細については文献[2]を参考にして頂きたい．喘息発作時の輸液療法の位置づけをフローチャートに示した（図1）．

表3 気管支喘息の発作強度の判定基準（文献2より一部改変）

		小発作	中発作	大発作	呼吸不全
呼吸状態	喘鳴	軽度	明らか	著明	減少または消失
	陥没呼吸	なし〜軽度	明らか	著明	著明
	呼吸数	軽度増加	増加	増加	不定
覚醒時における小児の正常呼吸数の目安		\<2カ月 2〜12カ月 1〜5歳 6〜8歳	\<60/分 \<50/分 \<40/分 \<30/分		
睡眠の状況		眠れる	時々目を覚ます	障害される	
意識低下		なし	なし	ややあり	あり
SpO₂（大気中）		≧96%	92〜95%	≦91%	\<91%

判定のためにいくつかのパラメーターがあるが，全部を満たす必要はない．

中発作
① SpO₂を測定，95%未満であれば酸素吸入考慮
② β₂刺激吸入（1〜3回，20〜30分毎）
生理食塩水 2 mL または DSCG 1A
＋
サルブタモールまたはプロカテロール
乳幼児　　0.1〜0.3 mL
学童以上　0.3〜0.5 mL

↓ 反応不十分

ステロイド薬全身投与＋輸液
β₂刺激吸入は当初3回実施後1〜2時間毎に併用可
治療開始後1時間毎に状態を評価

→ 不変・悪化

大発作・呼吸不全（入院加療）
SpO₂を95%以上に保つように酸素吸入
① イソプロテレノール持続吸入療法
注：心電図モニターは必須
② ステロイド薬全身投与＋輸液
③ 可能であれば理学療法
バイタルサイン，SpO₂測定，必要に応じて血液ガス分析，治療開始後1時間毎に状態を評価
喘息治療とともに合併症の検索と治療を行う

反応不十分 ↓
アミノフィリン持続点滴（考慮）

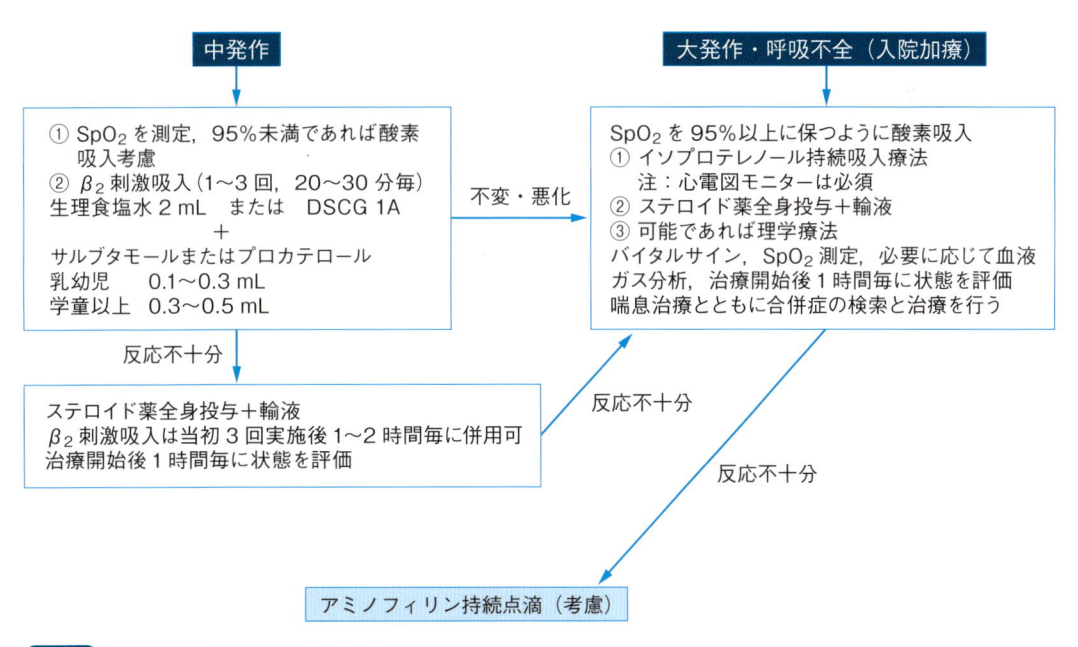

図1 喘息発作時の輸液療法の位置づけ（文献2を改変）

1）脱水の治療

問診，診察所見，検査所見などを参考にし脱水の程度を推定する．中発作以上でβ₂刺激薬の反応が悪い時や，大発作の時は早めに輸液を開始する．藪田は喘息発作が24時間以上持続した場合，中発作では体重の5%以内の脱水，中発作〜大発作では5〜7%の脱水，大発作〜重積発作では10%以上の脱水をきたすと述べている[4]．しかし，現在の日本の臨床現場では発作時の早期受診が多いため，脱水の程度は軽度〜中等度のことが多い．よって，輸液量は控えめに開始し，臨床症状を注意深く観察しながら微調整を加えることが重要である．

2）電解質異常の治療

　喘息発作時に抗利尿ホルモン（ADH）の分泌が亢進し[5,6]，一部の重症発作例で低ナトリウム血症が認められることが報告されている[7]．したがって，発作時に意識レベルの低下をみたときには，低酸素症，高炭酸ガス血症とともに，低ナトリウム血症の可能性も考慮しなければならない．また，ステロイドの投与やβ_2刺激薬の頻回使用が低カリウム血症を引き起こすこともわかってきている[8]．よって，重症喘息発作で，ステロイド，アミノフィリンやβ_2刺激薬の頻回投与を行っている場合は，低ナトリウム血症，低カリウム血症に注意した輸液計画を立て，電解質検査や心電図のモニターを行う．

3）酸塩基平衡障害の治療

　重症の喘息発作では$PaCO_2$が上昇し，呼吸性アシドーシスをきたす．また，PaO_2の低下や脱水，食事摂取不良などにより，肝においてケトン体の産生の増加や乳酸の蓄積が起こることにより代謝性アシドーシスも合併してくる．喘息発作の患者の多くに血中ケトン体の増加があり[9]，重症喘息発作時の74％以上に代謝性アシドーシスがみられている[10]．アシドーシスが重症になると，β_2刺激薬に対する反応性も低下してくるために，動脈血血液ガス分析でpHが7.20以下となった時には補正を考慮する．しかし，喘息発作時にみられるアシドーシスは主に呼吸性アシドーシスであり，人工呼吸管理を含む適切な呼吸管理，$PaCO_2$管理によって改善が期待できる．したがって，重症の喘息発作の小児にみられるアシドーシスに対しては，呼吸管理を行った上で再度病態を評価し，必要であれば7％重曹（メイロン®）による補正を考慮する．

気管支喘息における輸液療法のポイント

- 喀痰喀出困難により死亡することがあるので，治療の一つとして適切な輸液療法は重要である．
- 喘息発作の重症度・持続時間により脱水の程度を判断するが，まずは通常の脱水治療として対処する．
- 中発作以上で治療に反応が悪い場合は早めに輸液を開始し，経口摂取が可能になり次第，輸液は早めに中止する．
- 低ナトリウム血症，低カリウム血症をきたす危険を常に念頭におき，輸液は控えめに始め，臨床症状をみながら微調整する．
- アミノフィリンの使用時は維持量の計算を間違えないように注意が必要である．
- アシドーシスを合併している場合，まずは呼吸管理を行い必要に応じて補正する．

■ 文献

1) 日本小児アレルギー学会. In: 小児気管支喘息・治療・管理ガイドライン2008. 東京: 協和企画; 2008.
2) 日本小児アレルギー学会. In: 小児気管支喘息・治療・管理ガイドライン2012. 東京: 協和企画; 2011.
3) 北林 耐, 他. テオフィリンの副作用統計. アレルギー・免疫. 1999; 6: 1249-53.
4) 藪田敬次郎. 輸液. In: 小林 登, 他編. 小児科MOOK 2. 東京: 金原出版; 1978. p.148-52.
5) 岸田 勝, 他. 喘息発作時の抗利尿ホルモン(ADH)の動態についての検討. アレルギー. 1987; 36: 870-8.
6) Baker JW, Yerger S, Segar WE. Elevated plasma antidiuretic hormone levels in status asthmaticus. Mayo Clin Proc. 1976; 51: 31-4.
7) 向山徳子, 馬場 実. 小児気管支喘息, 発作時の輸液療法. 小児科. 1974; 15: 107-13.
8) Leitch AG, Clancy LJ, Costello JF, et al. Effect of intravenous infusion of salbutamol on ventilatory response to carbon dioxide and hypoxia and on heart rate and plasma potasium in normal men. Brit Med J. 1976; 2: 365-7.
9) 佐々木望, 宮本茂樹, 新美仁男, 他. 小児期諸疾患を対象とした試験紙法による血中ケトン体(3-ヒドロキシ酪酸)測定. 小児科臨床. 1992; 45: 155-61.
10) 西間三磐. 小児気管支喘息の動脈血ガス―臨床的発作重症度との関係. 日胸. 1977; 36: 405-12.
11) 大津正彦, 西間三馨. 気管支喘息と輸液. 小児内科. 1994; 26: 74-8.

〈生井良幸〉

Ⅰ. 臨床編―B. 小児疾患における輸液療法

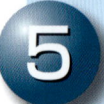

5 急性膵炎に対する輸液療法

実践編　症例検討

症例の経過と実際の輸液療法

症例
13歳　女児
体重 50 kg

主　訴　心窩部痛，嘔吐（悪性リンパ腫に対する化学療法中）

既往歴　悪性リンパ腫

現病歴　悪性リンパ腫再発に対して，プレドニゾロン，L-アスパラギナーゼ，アドリアマイシンおよびビンクリスチンにて化学療法を開始した．L-アスパラギナーゼ投与3日後に心窩部痛，嘔吐が出現した．急性膵炎の発症を疑い血液検査を施行したが，血清アミラーゼ，血糖および血清電解質は基準範囲内，腹部超音波検査でも膵炎を示唆する異常所見は認めなかった．L-アスパラギナーゼによる急性膵炎では初期に膵酵素値が上昇しない場合もあるため，絶飲食としてソリタT3号®（低張性電解質液：Na 35 mEq/L，K 20 mEq/L，Cl 35 mEq/L）を維持量で開始した．2時間後に突然ショック状態となった．

現　症　意識は昏迷状態（Japan coma scale：Ⅲ-200），体温 34.6℃，血圧収縮期 58 mmHg，末梢の脈拍は触知不能，心拍数 130 回/分，呼吸数 40 回/分であった．腹部は軽度膨満し上腹部にデファンスを認めた．

主要検査所見　血清アミラーゼ値の上昇，腹部エコー検査にて膵腫大を認めたため急性膵炎と診断した．白血球増多，ヘモグロビンおよびヘマトクリット値の上昇，BUN高値，低Na血症，高K血症，低Ca血症，低蛋白血症，代謝性アシドーシス，凝固機能障害を呈しており，さらに著明な高血糖も認めた（表1）．

入院後経過　以上の所見から「重症急性膵炎（L-アスパラギナーゼによる薬剤性膵炎疑い）による非代償性ショック」と診断し治療計画を立てた．本症例では，hypovolemic shock，低Na血症および高血糖の是正をポイントに輸液を行った．まず，リザーバー付きマスクで100％酸素10 L投与を開始し呼吸管理を行った．末梢静脈路3本と血圧をモニターするための動脈ラインを確保した．膀胱留置カテーテルを挿入して尿量のモニターを開始した．輸液は生理食塩水を用い急速静注（5〜10分）を開始した（予定量 1,000 mL［20 mL×50 kg］）．700 mL投与したところで血圧は

表1 膵炎発症時の検査所見

【血算】		【凝固機能】	
白血球	17,600/μL	PT	15.3秒（基準値＜11.1）
赤血球	604×10⁴/μL	APTT	67.7秒（基準値＜35.8）
ヘモグロビン	18 g/dL	【血液ガス分析（静脈）】	
ヘマトクリット	53.9%	pH	7.12
血小板数	21.4×10⁴/μL	PCO₂	47 mmHg
【血清・生化学】		PO₂	34 mmHg
総蛋白	5.2 g/dL	HCO₃⁻	15 mEq/L
アルブミン	2.9 g/dL	BE	−14 mEq/L
総ビリルビン	2.2 mg/dL	【尿検査】	
AST	69 IU/L	蛋白（定性）	1+
ALT	25 IU/L	糖（定性）	3+
尿素窒素	33 mg/dL	潜血反応	2+
クレアチニン	2 mg/dL	ケトン体	−
血糖	780 mg/dL	【尿生化学】	
アミラーゼ	5,900 IU/L	尿浸透圧	455 mOsm/L
Na	118 mEq/L	FE_Na	0.2%（＜1%）
K	6.9 mEq/L	ACCR*	6.78%（2.3±0.5%）
Cl	86 mEq/L		
Ca	8.8 mg/dL		
CRP	1.6 mg/dL		
血漿浸透圧	310 mOsm/L	(*amylase creatinin clearance ratio)	

90/70 mmHgまで上昇し循環動態が改善したため，輸液速度を200 mL/時（4 mL/kg/時）へ減速した．同時にドパミンの持続点滴（3 μg/kg/分）を併用し，バイタルサイン，尿量および電解質の経過をみた．2～3時間ごとに血清電解質および血糖値を測定し，輸液組成を決定した．治療開始3時間後には血圧110/70 mmHgを維持，7時間後には血糖値が300 mg/dL以下を示したため5%ブドウ糖液を加えた．血糖のコントロールに関しては，糖尿病性ケトアシドーシスの治療に準じて速効型インスリン少量持続投与（0.1 U/kg/時）を行い，血糖250～300 mg/dLを目安としてコントロールした．9時間後には利尿が十分に得られ，血清K値も正常化したため輸液内にKを加えた．治療開始12時間後には血清電解質，pHはほぼ正常化した．輸液量については，収縮期圧110～120 mmHg，尿量1.0 mL/時以上を目標に調節したところ，第1病日の総輸液量は4,400 mL，尿量は1,600 mL，第2病日の総輸液量は，3,200 mL，尿量は2,100 mLであった（図1）．

急性膵炎の治療としては，絶飲食の上，膵酵素阻害薬としてメシル酸ガベキサート，急性胃粘膜障害や消化管出血の予防としてファモチジンを，疼痛に対してはペンタゾシン（頓用）の投与を開始した．膵炎発症後4日目には血中アミラーゼは正常化し，10日目より経口摂取を開始，膵壊死や膿瘍，仮性膵嚢胞形成を認めることなく軽快した．血糖コントロールについては，インスリン皮下注にて経過観察中である．

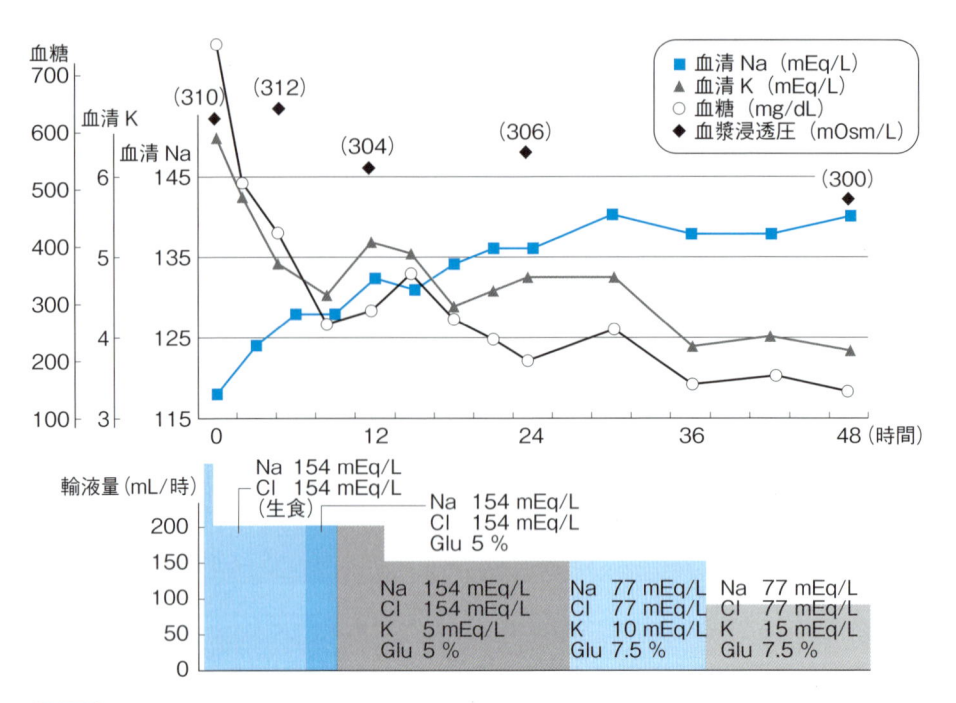

図1 急性膵炎発症48時間後までの輸液量と尿量および生化学検査所見の推移

症例の解説

　重症急性膵炎では，血管透過性亢進や膠質浸透圧の低下により細胞外液が膵周囲や後腹膜腔，ひいては腹腔・胸腔にまで漏出し，大量の循環血漿が失われる．これに続発する急性循環障害が急性膵炎の病態を悪化させる要因となる．膵炎発症直後の輸液が行われていない状態ではhypovolemicな状態であるが，輸液が十分に行われるとhyperdynamic state（末梢血管抵抗が減少し，心拍出量が増加している状態）となる．重症膵炎ではhyperdynamic stateかつ血管透過性亢進という2つの特徴を併せもつ[1]．このため発症早期から細胞外液補充液を中心に十分な輸液投与を行い，循環動態を安定させることが重要となる．重症急性膵炎においては，その病態が複雑であるため，熱傷患者に対する輸液公式のような輸液のプロトコールは存在せず，バイタルサイン，尿量，ヘマトクリット値，血清電解質などを総合的に評価しながら個々の症例に合わせて判断する．初期輸液の目的は脈拍数，血圧などを指標とした循環動態の安定であり，各年齢における血圧と，尿量（0.5〜1 mL/kg/時以上）の確保を目標に輸液を行う必要がある．

　本症例においては，輸液開始12時間で血清Na値は118 mEq/Lから132 mEq/Lまで上昇した．急性膵炎の一部には，ラ島のβ細胞が障害され糖代謝異常が生じ，この耐糖能異常は長期的に残存する場合もある．糖代謝異常による高血糖により血漿浸透圧が高く，血糖の下降に伴い浸透圧が低下することとなるため，血糖の低下を緩徐にし，さらに生食などを用いて血漿浸透圧を緩やかに下げるよう輸液を行った．この結果，血漿浸透圧の急激な減少は回避できた．

解説編　小児の急性膵炎とその治療

1 概念

急性膵炎の本態は，何らかの原因によって膵酵素が膵間質組織に逸脱し活性化されることにより生じる膵局所の自己消化である．

2 疫学

日本の成人においてはアルコールと胆石が急性膵炎の2大成因であり，全体の60%以上を占めている．一方，小児期急性膵炎の原因は，胆道拡張症や膵・胆管合流異常などの膵胆道系異常が最も多い．膵胆道系異常に続く原因としては，感染，薬剤性，および腹部外傷などがあげられる．過去に100例以上の症例を解析した文献[2-4]によると，男女比は1：1.3〜1.5，好発年齢は3〜7歳であった（表2）．

3 病態生理・臨床症状

過剰な膵外分泌刺激，エンテロキナーゼを含む膵液の逆流，膵管閉塞，および炎症などが誘因となり，生理的条件下における膵酵素の活性化抑制機構の破綻や，防御能以上のトリプシン活性化や攻撃因子の増加が起こると急性膵炎が発症する（図2）[5]．

急性膵炎の初発症状として多いのは腹痛であり，80〜95%の症例で認められる[6]．また，小児期急性膵炎の発症要因として比較的頻度の高い胆道拡張症などの膵胆道系の異常では，黄疸や灰白色便などが初期症状となる場合もある．重症急性膵炎に特徴的な臨床徴候としてしばしば紹介されるGrey-Turner徴候や，Cullen徴候の発症頻度は小児では少ない．

表2 急性膵炎の成因別頻度（日本人小児）

	田中ら[2] （1970〜1985）	Tomomasa, et al.[3] （1984〜1993）	自験例[4] （1983〜2010）
1）膵胆道系異常	31（31.0）	96（47.1）	90（53.6）
2）感染	8（8.0）	24（11.8）	6（3.6）
3）薬剤	9（9.0）	18（8.8）	22（13.1）
4）外傷	15（15.0）	18（8.8）	14（8.3）
5）全身疾患	7（7.0）	0	14（8.3）
6）代謝性疾患	3（3.0）	4（1.9）	0
7）遺伝性	3（3.0）	0	9（5.4）
8）特発性	24（24.0）	44（21.6）	13（7.7）
合計（人）	100（100）	204（100）	168（100）
男女比	1：1.4	―	1：1.6
好発年齢	3〜7歳	―	7.1±4.4歳

（　）は%を表す

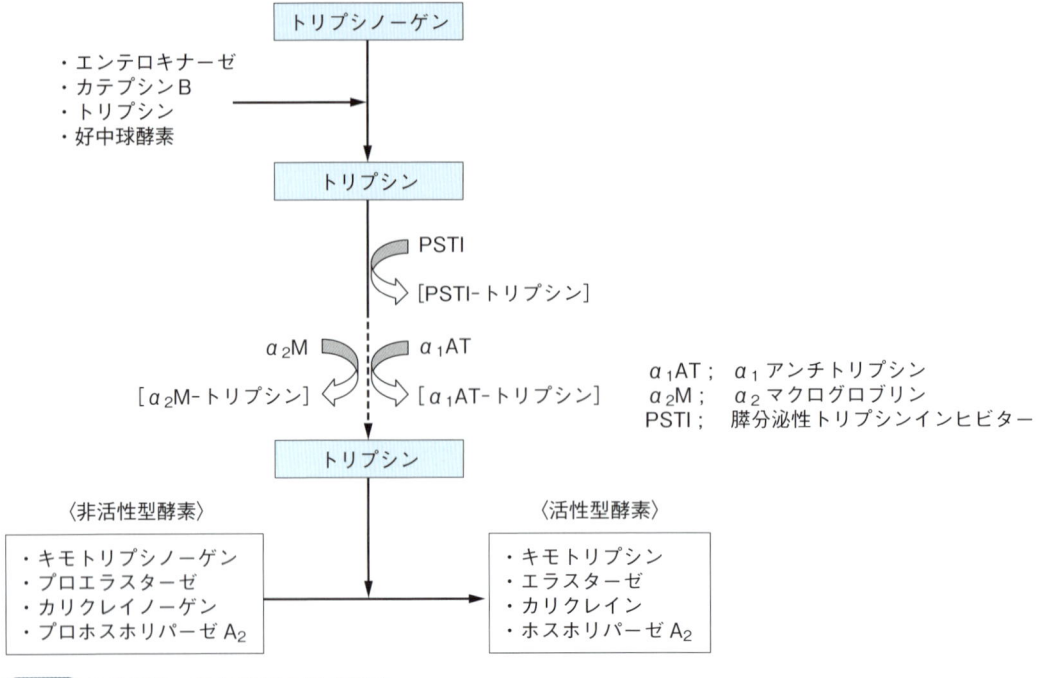

図2 急性膵炎の防御機構と発症機序

α₁AT； α₁アンチトリプシン
α₂M； α₂マクログロブリン
PSTI； 膵分泌性トリプシンインヒビター

表3 急性膵炎の診断基準

1. 上腹部に急性腹痛発作と圧痛がある
2. 血中または尿中に膵酵素の上昇がある
3. 超音波，CT または MRI で膵に急性膵炎に伴う異常所見がある

上記3項目中2項目以上を満たし，他の膵疾患および急性腹症を除外したものを急性膵炎と診断する．ただし，慢性膵炎の急性増悪は急性膵炎に含める．
注：膵酵素は膵特異性の高いもの（膵アミラーゼ，リパーゼなど）を測定することが望ましい

（急性膵炎診療ガイドライン 2010．第3版[7]，2009）

4 診断および検査

1）診断基準

急性膵炎の診断基準を表3に示す．本基準は臨床症状，血液生化学および画像所見の3項目から構成されている[7]．

2）生化学検査

急性膵炎の診断においては，血中膵酵素値の上昇を認めることが重要である．血中アミラーゼの測定は，迅速検査項目に含まれていることが多く，急性膵炎の診断に有用であるが，疾患特異度が低い点が問題となる．他の急性腹症との鑑別が問題になる場合には，血中リパーゼの測定を行う．

3）画像検査

腹部単純エックス線検査では，イレウス像，colon cut-off sign（大腸の拡張と，その急激な途絶），sentinel loop sign（左上腹部の局所的な小腸拡張像）などの炎症の波及に伴う所見が認められる．消化管穿孔などの他疾患との鑑別診断のためには必須の検査である．

超音波検査は簡便かつ非侵襲的な検査であり，急性膵炎の診断のみならず，スクリーニングおよび経過観察に第一選択となる画像検査である．腹水，胆道結石，総胆管拡張症などの急性膵炎の成因に関連する異常所見を描出することも可能である．

小児期の急性膵炎は膵胆道系の異常に起因することが多いので，原因不明の膵炎に対してERCPやMRCPは考慮すべき検査の一つである．特にMRCPは非侵襲的で膵炎の急性期にも施行でき，小児においても膵管胆道系疾患の検索に有用である．

5 治療

1）輸液

膵の安静すなわち膵外分泌刺激抑制のため，まずは経口摂取を中止とし輸液管理とする．炎症に伴う循環血漿量の低下を補うために細胞外液補充液を用いて十分な輸液を行う．

2）経鼻胃管

軽症の急性膵炎にはルチーンに経鼻胃管を留置する必要はなく，腸閉塞合併例や激しい嘔吐を伴う症例にとどめる．

3）薬物療法（表4）

a）鎮痛薬

急性膵炎の疼痛は激しく持続的であり，適切な鎮痛薬の使用は疼痛を効果的に軽減する一方で，診療や治療の妨げにはならない．

b）抗菌薬

軽症例では感染性合併症の発生率・死亡率はいずれも低いため，予防的抗菌薬投与は原則的に必要ない．ただし，胆管炎合併例では抗菌薬の使用を考慮する．重症例では，感染性膵合併症の低下や生命予後の改善が期待できる．

c）制酸剤

急性胃粘膜病変や消化管出血の合併例や合併する可能性がある症例ではヒスタミンH_2受容体拮抗薬またはプロトンポンプ阻害剤の投与を考慮する．

d）蛋白分解酵素阻害薬

急性膵炎の発症進展には膵酵素の活性化が関与しており，蛋白分解酵素阻害薬はその活性化膵酵素を抑制し，DICの発症やMOFへの進展を予防する．病初期には重症化や合併症の予測が困難なことも多く，蛋白分解酵素阻害薬は最高量を投与してもよい．表4に示す最高投与量が成人領域での大量投与量におおむね合致する．重症例では初期から蛋白分解酵素阻害薬を組み合わせて，最高量で使用する．

表4 小児期急性膵炎の治療薬

	薬剤名	商品名	投与方法	用量（成人量）
鎮痛薬				
・抗コリン薬	ブチルスコポラミン臭化物	ブスコパン	静注・筋注	0.2～0.4 mg/kg/回（20 mg/回）
	アトロピン硫酸水和物	硫酸アトロピン	静注・筋注	0.01～0.02 mg/kg/回（0.5 mg/回）
・中枢性鎮痛薬	ペンタゾシン	ペンタジン	静注・筋注	0.3～0.5 mg/kg/回（15 mg/回）
抗菌薬	スルバクタムナトリウム・ピペラシリンナトリウム	ゾシン	静注	337.5 mg/kg/日　分3（13.5 g/日）
	セフォペラゾンナトリウム・スルバクタムナトリウム	スルペラゾン	静注	40～80 mg/kg/日　分3（2 g/日）
	メロペネム水和物	メロペン	静注	30～60 mg/kg/日　分3（2 g/日）
制酸剤				
・H_2受容体拮抗薬	ファモチジン	ガスター	静注・経口	1 mg/kg/日　分2（20 mg/日）
・プロトンポンプ阻害剤	ランソプラゾール	タケプロン	静注・経口	1～1.5 mg/kg/日　分1（60 mg/日）
蛋白分解酵素阻害薬	ガベキサートメシル酸塩（FOY）	FOY	持続静注	1～2 mg/kg/時（600 mg/日）
	ナファモスタットメシル酸塩（FUT）	フサン	持続静注	0.1～0.2 mg/kg/時（60 mg/日）
	ウリナスタチン（UR）	ミラクリッド	持続静注	0.02～0.04 万単位/kg/時（15 万単位/日）
	シチコリン（CDP-コリン）	ニコリン	静注	20 mg/kg/日　分2（1 g/日）
	カモスタットメシル酸塩	フオイパン	経口	10～20 mg/kg/日（600 mg/日）
ソマトスタチン誘導体	酢酸オクトレチオド	サンドスタチン	持続静注	0.2～0.4 μg/kg/時

軽症：FOY，FUT，URのいずれかを単独投与，重症：UR＋CDP-コリンにFOYまたはFUTを併用投与

e）経口摂取開始の目安

　経口摂取の開始時期は，疼痛のコントロールと血中膵酵素値を指標にする．血中膵酵素値が低下傾向にあり，全身状態良好でかつ腹痛が消失していれば飲水を開始する．血中のアミラーゼやリパーゼ値が正常上限のおおよそ2倍以下となれば，脂肪制限食を開始する．脂肪制限食開始後も腹痛の再燃がみられなければ，徐々に蛋白分解酵素阻害薬の投与量を漸減する．腹痛および膵酵素値の再上昇が認められなければ，徐々に脂肪量を増量し，蛋白分解酵素阻害薬の持続静注を中止する．

急性膵炎における輸液療法のポイント

- 急性膵炎発症初期には，重症例でなくても炎症に伴う循環血漿量の低下を補うために細胞外液補充液を用いて十分な輸液を行う．
- 重症急性膵炎では血管透過性が亢進することで細胞外液がサードスペースへ漏出し，大量の循環血漿が失われる．このため，発症早期から細胞外液補充液を中心に十分な輸液を行い循環動態の安定を優先する．
- 各年齢における脈拍数，血圧，尿量（0.5～1 mL/kg/時以上）の確保を指標として循環動態の評価を繰り返し行い，病態の変化に対応した適切な輸液量となるように適時輸液速度の調整を行う．

文献

1) 武田和徳. 重症化にかかわる循環障害の役割. 日本臨牀. 2004; 62: 1999-2004.
2) 田中和彦, 宇都宮琢史, 山本 尚, 他. 小児期の膵炎—自験例と本邦における報告例の臨床像について. 小児科臨床. 1985; 38: 2981-9.
3) Tomomasa T, Tabata M, Miyashita M, et al. Acute pancreatitis in Japanese and Western children: etiologic comparisons. J Pediatr Gastroenterol Nutr. 1994; 19: 109-10.
4) 箕輪 圭, 鈴木光幸, 工藤孝広, 他. 成因別にみた小児期急性膵炎の臨床像の検討. 日小児会誌. 2010; 114: 248.
5) 清水俊明. 小児の膵臓疾患. 日小児会誌. 2009; 113: 1-11.
6) 鈴木光幸, 清水俊明. 「小児の診療のしかた—あなたの疑問に答えます」消化器疾患. 急性膵炎を疑う臨床所見を教えてください. 小児内科. 2011; 43（増刊）: 716-9.
7) 急性膵炎診療ガイドライン2010改訂出版委員会, 編. In: 急性膵炎診療ガイドライン. 第3版. 東京: 金原出版; 2009.

〈箕輪 圭, 鈴木光幸, 清水俊明〉

I. 臨床編―B. 小児疾患における輸液療法

6 熱傷―小児熱傷患者に対する初期輸液

実践編 症例検討

症例の経過と実際の輸液療法

症例
8歳 男児

主 訴 全身熱傷

既往歴・家族歴 特記すべきことなし.

現病歴 過熱した自宅浴槽に誤って入ってしまい受傷.直ちに救急車搬送された.

来院時現症 心拍数 120 回/分,呼吸数 30 回/分,体温 37.2℃.血圧 100/60 mmHg. SpO_2 98%(FiO_2 0.21).受傷前の体重 25kg.頭部・顔面を除く全身に,Ⅱ度 30%BSA,Ⅲ度 10%BSA の合計 40%BSA の熱傷創面があり,明らかな気道熱傷の所見は認められなかった.また,虐待を示唆するような外傷痕なども認められなかった.

来院時検査所見 血算,電解質,生化学検査,血液ガス分析検査には異常所見は認めなかった.また,胸部単純エックス線写真でも,異常所見は認められなかった.

来院後経過 気道,呼吸に異常がないことを確認し,直ちに以下の輸液公式に従い,初期輸液を開始した.

A.初期 24 時間の輸液量
　a)基本輸液(乳酸リンゲル液)
　　　3×25×40＝3,000 mL
　b)維持輸液(5%ブドウ糖加乳酸リンゲル液)
　　　100×10＋50×10＋20×5＝1,600 mL
　c)総輸液量＝基本輸液量＋維持輸液量
　　　3,000 mL(乳酸リンゲル液)＋1,600 mL(5%ブドウ糖加乳酸リンゲル液)
　　　＝4,600 mL

B.輸液速度:最初の 8 時間　4,600÷2÷8 時間＝288 mL/時
　　　　　　続く 16 時間　4,600÷2÷16 時間＝144 mL/時

C.尿 量:25 mL/時

症例の解説

体表面積の 40% に相等する広範囲熱傷を受傷した．体重 25kg の患児に対する初期輸液量を表 1 に示す．ABLS コースで推奨する公式で算出した．基本輸液に加え，成人に比較して体表面積当りで不足する輸液量を維持輸液として加える．その際に低血糖対策として 5% ブドウ糖が含まれた輸液製剤を選択する．輸液速度は初期 8 時間（受傷後 8 時間を意味するため，輸液開始が受傷後 2 時間経過していれば計算量の 1/2 量を滴下する時間は 6 時間となることに注意する）で，1/2 量残りの 1/2 量を 16 時間に滴下することになる．しかし，この輸液速度はあくまでも目安であり，尿量（1mL/kg/時）を目安に適宜調節することが必要である．

表 1 初期輸液に使用する輸液公式（ABLS コース）（文献 7 より）

	成人（体重 30 kg 以上）	小児（体重 30 kg 未満）
輸液公式 （初期 24 時間の輸液量）	2〜4（mL）×体重（kg）×熱傷面積（%BSA）	3〜4（mL）×体重（kg）×熱傷面積（%BSA）＋維持輸液＊（乳幼児の場合）
輸液速度	最初の 8 時間で計算量の 1/2，残りの 16 時間で残りの 1/2	
時間尿量	0.5 mL/kg/時（30〜50 mL/時）	1 mL/kg/時

＊維持輸液　体重≦10 kg：100 mL/kg/24 時間
　　　　　　10 kg＜体重≦20 kg：1,000 mL（上記の 100×10）＋50 mL/kg/24 時間
　　　　　　20 kg＜体重＜30 kg：1,500 mL（上記の 1,000＋50×10）＋20 mL/kg/24 時間

解説編　小児熱傷とその治療

■ はじめに

　熱傷患者に対する輸液は，受傷後 24 時間以内とそれに引き続く 24 時間以降とでは質・量ともに異なる．初期輸液とは受傷後 24 時間以内に行われるものと定義されることが一般的であり，各種の輸液方法が紹介されている（表2）．特に重度熱傷患者においては，初期輸液療法の成功が予後に直結している．2009 年に公開された日本熱傷学会学術委員会編の「熱傷診療ガイドライン」（以下，JSBI ガイドライン）においても，第Ⅲ章に詳述されている[1]．本稿では，この JSBI ガイドラインに準じて初期輸液を解説し，熱傷患者の標準的アプローチ法の一つである米国熱傷学会による Advanced Burn Life Support（ABLS）コースにおける初期輸液の考え方も紹介する[2]．また，小児熱傷患者の特殊性を理解する必要があるため，成人熱傷患者の輸液療法と比較しながら解説する．

1 小児の特殊性（特徴）

　成人と比較して全ての臓器が未熟であり，生理学的，解剖学的，免疫学的に様々な特徴がある（表3）．生理学的特殊性からは，ショック，低体温に陥りやすく，特に乳幼児の場合には低血糖にも注意が必要である．解剖学的特殊性からは，創面が深達化しやすい，体重あたりの体表面積が広い，上気道閉塞や呼吸不全を起こしやすいことなどがあげられる．免疫学的特殊性からは，感染を合併すると病態が急激に重篤化しやすいことなどがあげられる．

表2 一般的な初期輸液の方法（初期 24 時間の輸液）（文献 1 より）

名称	電解質	コロイド	水 （5%ブドウ糖）
電解質輸液			
Parkland（Baxter）	乳酸リンゲル 4 mL/kg/% burn	なし	なし
Modified Brook	乳酸リンゲル 2 mL/kg/% burn	なし	なし
HLS（Monafo）	Na 250mEq/L の輸液（尿量 30 mL/時を維持）	なし	なし
コロイド（膠質）輸液			
Evans	生理食塩水 1 mL/kg/% burn	血漿 1 mL/kg/% burn	2,000 mL
Brook	生理食塩水 1.5 mL/kg/% burn	血漿 0.5 mL/kg/% burn	2,000 mL
小児の輸液			
Cincinnati	最初の 8 時間：50 mEq NaHCO$_3$ 加乳酸リンゲル 次の 8 時間：乳酸リンゲル 最後の 8 時間：5%アルブミン加乳酸リンゲル 4 mL/kg/% burn＋1,500 mL/m^2 BSA（維持量）		なし
Galveston	5%アルブミン加乳酸リンゲル 5,000 mL/m^2 BSA＋2,000 mL/m^2 BSA		なし

＊HLS 輸液は Monafo らの電解質組成が代表的であるが，報告により組成が異なる場合がある．

表3 小児の特徴

1）生理学的特殊性
　①細胞外液量が占める割合が高い．
　②体重あたりのエネルギー代謝が高く，不感蒸泄量が多い．
　③腎機能が未熟である．
　④体温調節機能が未熟である．
　⑤体内の糖貯蔵量が少ない．

2）解剖学的特殊性
　①皮膚（特に真皮層）が薄い．
　②頭部・顔面の占める割合が大きい．
　③胴長で四肢が短い（いわゆる胴長短足）．
　④咽頭・喉頭のスペースが狭い．
　⑤胸壁が薄い．

3）免疫学的特殊性
　①免疫グロブリン（特にIgG）が低値である．

2 輸液の適応と開始時期

　熱傷患者に対する初期輸液の適応は経験的に成人で15％BSA（body surface area）以上，小児では10％BSA以上とされている[3]．初期開始輸液の遅れが予後に与える影響については，受傷後2時間以上経過して輸液が開始された症例で敗血症，急性腎不全および心停止の発生率，死亡率が有意に高かったと報告されている[4]．このように，初期輸液は受傷後できるだけ速やかに開始すべきであり，受傷後2時間以内の開始が望ましい．

3 輸液の種類（組成）

　JSBIガイドラインでは，初期輸液の種類としてほぼ等張の電解質輸液（乳酸リンゲル液など）を使用するのが標準的であり推奨されるとしている．これは，熱傷後には受傷面積に応じた機能性細胞外液量の急速な減少が起こり，これを乳酸リンゲル液のみで補充することにより，熱傷ショックを回避可能となり，さらに死亡率を低下させることに基づいている[5]．先述したように，小児（特に体重30 kg未満）では体重あたりの体表面積が広いため，体重を基準とした輸液公式のみでは輸液量が不足することが多く，必ず維持輸液量分を加える必要がある．また，乳幼児は低血糖に陥りやすいので，輸液の組成に糖を加えることが推奨されている．このため，維持輸液には5％グルコースなどを含有した乳酸リンゲル液を使用するのがよい．

　初期輸液にアルブミン，新鮮凍結血漿（FFP）などのコロイド（膠質）製剤を投与すべきか否かについては，様々な臨床研究が行われているが，コロイド輸液が生命予後を改善する明瞭な証拠は存在しない．受傷後24時間以内では，ほぼ等張の食塩水輸液（乳酸リンゲル液など）と比較してコロイド輸液を併用すると，総輸液量の減少，一時的な膠質浸透圧維持，腹腔内圧の上昇抑制が期待できるので，特に大量輸液が必要となる症例などでは有効とされ，必要に応じてコロイド輸液を用いてもよいものと思われる．一方で，受傷後24時間以降では，循環血液量は完全に正

常には復せず20%以上減少しているため，受傷後24時間以降で血漿製剤により補充することは推奨されている．

4 輸液の速度（量）とその指標

　初期輸液の速度とその指標となる公式（formula）は，Evansらによる熱傷面積と体重を基にした初期輸液量の計算式を経験則から開発したことに始まり，50%BSA以下の熱傷において良好な臨床成績を報告した[3]．Baxterらは，熱傷後には受傷面積に応じた機能性細胞外液量の急速な減少が起こり，乳酸リンゲル液のみで補充することにより熱傷ショックを回避でき死亡率を低下させることを見出し，その際の受傷後24時間の輸液量は概ね4 mL/kg/% burnに該当し，尿量は概ね1 mL/kg/時であったとしている[5]．なお，公式に使用する体重は，受傷前あるいは理想体重からの値である．

　輸液速度の指標として最も重要な目安とするべきものは，時間尿量である．成人では，乳酸リンゲル液などにより受傷後24時間で概ね4 mL/kg/% burnを総輸液量の目標値とし，最初の8時間にその1/2量，次の16時間に残りの1/2量を投与できるように輸液速度を設定し，尿量0.5 mL/kg/時を指標として調節することが推奨されるが，その適正値に関して結論は出ていない．小児（特に体重30 kg未満）では，体重を基に計算されるよりも多くの輸液量を要し，維持輸液量の加算，体表面積を基にした計算が必要であり，尿量1.0 mL/kg/時を指標として調節することが推奨される．Diverはburn fluid resuscitationについて"The current consensus: there is no consensus"と表現した上で，輸液速度の指標としての適正尿量は，成人で最低0.5 mL/kg/時，小児で1.0 mL/kg/時以上が一般的であるとしている[6]．その他の指標として中心静脈圧などがあげられるが，軽症例などで血圧・心拍数・時間尿量などの基本的なバイタルサインが維持されている場合には，積極的に測定する意義はない．さらに，小児では中心静脈路の確保も容易でない場合も多く，中心静脈圧（CVP）などが測定できないことが一般的であると考えておくべきである．経静脈的に投与ルートが確保できない場合には，骨髄内輸液も考慮する必要がある．

5 ABLSコースにおける初期輸液の考え方

　初期評価と初期治療で非常に重要であるprimary surveyのC（circulation；循環）の項において，熱傷患者の循環動態の安定化のためには迅速な初期輸液（fluid resuscitation）が必要になるとしている[7]．ABLSコースでは，初期輸液量を決定するための公式は，体重により成人・小児を区別して表1の公式を目安にして，受傷後速やかに乳酸リンゲル液を使用して初期輸液を開始する．また，輸液速度の指標として最も重要視するべきものは時間尿量であり，その値は成人で0.5 mL/kg/時，小児で1 mL/kg/時である．当然，尿道カテーテルを挿入した上で経時的な尿量モニタリングが必須である．血漿製剤の使用については，原則的に受傷後24時間以降に開始する．また，乳幼児は低血糖に陥りやすいので，輸液の組成に糖を加えることが推奨されており，維持輸液には5%グルコースなどを含有した乳酸リンゲル液を使用する．

　ABLSコースの内容に準拠した小児の初期輸液の例（体重25 kg，Ⅱ度30%BSA，Ⅲ度10%

BSA）を冒頭の症例検討で提示した．まず，輸液公式に基づいて初期 24 時間の輸液量を算出するが，乳幼児の場合は体重に対応した維持輸液を加えることが重要となる．

6 標準的な輸液法

　現在，最も広く使用されている初期輸液の方法は，先述した ABLS コースでの初期輸液の方法を含め，電解質輸液である Parkland（Baxter）の公式が基本になっている．表 2 に現在までに紹介されている初期輸液の方法を示すが，ほぼ等張の電解質輸液（乳酸リンゲル液など）を使用するのが標準的と考えられる．しかし，先述したコロイド（膠質）輸液（アルブミン，FFP など），高張乳酸食塩水（HLS）の使用，あるいはこれらの組み合わせについては，JSBI ガイドラインにおいても考慮してもよいと記載されている．

　さらに，輸液公式は"受傷時"からの輸液量を示しているものであり，"ER 搬入時刻あるいは診療開始時刻"に基づくものではない．多くの場合，診療開始時にはすでに大きくマイナスバランスに傾いていることを忘れてはならない．

小児熱傷における治療のポイント

- 初期輸液の適応は，小児の場合，熱傷面積で 10%BSA 以上とする．
- 輸液は，熱傷受傷後 2 時間以内に開始する．
- 輸液はほぼ等張の電解質輸液（乳酸リンゲル液など）を使用するのが標準的であるが，コロイド輸液（アルブミン，新鮮凍結血漿など）の使用あるいはこれらの組み合わせを考慮してもよい．
- 乳酸リンゲル液（RL）などにより受傷後 24 時間で概ね 3〜4 mL/kg/% burn を目標値とし，最初の 8 時間にその 1/2 量，次の 16 時間に残りの 1/2 量を投与する．
- 小児（特に体重 30 kg 未満）の輸液量の指標は，体重を基に計算されるよりも多くの輸液を要するために維持輸液量の加算，体表面積を基にした計算が必要であり，尿量 1.0 mL/kg/時を指標として調節する．

■ 文献

1) 日本熱傷学会学術委員会, 編. 初期輸液. In: 熱傷診療ガイドライン. 東京: 日本熱傷学会; 2009. p.26-35.
2) American Burn Association. In: Advanced Burn Life Support Course Provider's Manual. Chicago, IL, USA: American Burn Association; 2005.
3) Evans EI, Purnell OJ, Robinett PW, et al. Fluid and electrolyte requirements in severe burns. Ann Surg. 1952; 135: 804-17.
4) Barrow RE, Jeschke MG, Herndon DN. Early fluid resuscitation improves outcomes in severely burned children. Resuscitation. 2000; 45: 91-6.
5) Baxter CR, Shires T. Physiological response to crystalloid resuscitation of severe burns. Ann NY Acad Sci. 1968; 150: 874-94.
6) Diver AJ. The evolution of burn fluid resuscitation. Int J Surg. 2008; 6: 345-50.
7) 佐々木淳一. 熱傷初期診療の標準化;ABLSの概念に基づいて. 救急医学. 2007; 31: 860-2.

〈佐々木淳一〉

Ⅰ．臨床編―B．小児疾患における輸液療法

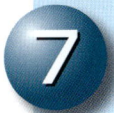

7 糖尿病ケトアシドーシス

実践編　症例検討

症例の経過と実際の輸液療法

症例
1歳6カ月
男児

主　訴　意識障害，体重減少

既往歴・家族歴　特記すべきことなし．

現病歴　2カ月前から食欲不振があり，多飲多尿が出現した．1カ月間で1.0 kgの体重減少をきたした．昨晩から腹痛を訴え，その後昏睡状態となり来院した．

入院時現症　全身状態，顔色は不良で，意識障害（Japan coma scale：Ⅱ-200）を認めた．入院時体重は10.6 kg（病前体重は11.6 kg），身長82 cm．体温36.6℃，血圧90/60 mmHg，呼吸数40回/分，脈拍数76回/分．毛細血管再充填時間（capillary refilling time：CRT）は3秒と延長していた．心肺　清．呼気がわずかにアセトン臭を呈していた．

入院時主要検査所見　検尿で尿糖と尿ケトンが強陽性．低Na血症，低Cl血症，高血糖とHbA1cの高値を認めた．血液ガス分析では著明な代謝性アシドーシスとアニオンギャップの上昇がみられた（表1）．頭部CT（図1-A）では，治療開始時から脳浮腫の所見を認めた[1]．

入院後経過　以上の所見から「糖尿病ケトアシドーシス」と診断し治療計画を立てた．処置としては2本の静脈ラインを確保し，尿量測定のための尿バルーンを留置した．輸液療法については，10％脱水と評価して（表2-1），まず循環動態の改善を目的として生理食塩水（10 mL/kg/時）を2時間で開始し，その後，欠乏量の1/2〜2/3を治療開始後3〜10時間の8時間で投与し，残りの1/2〜1/3はその後24時間以上かけて投与する計画を立てた（表2-2）．血液ガスのpHは著明に低下していたが，重炭酸ナトリウムは使わなかった．循環動態が安定した後，インスリンを0.05 U/kg/時で静脈から持続輸注ポンプで開始するとともに，生理食塩水の流量を下げた（4〜5 mL/kg/時）．1時間毎の血糖降下の目標は50〜100 mg/dL以下とし，血糖が300 mg/dLを下回った時点から，生理食塩水に5％ブドウ糖を同量混ぜてブドウ糖補充を開始した．排尿を認めた後，ソリタT2号®によるKとPの投与を開始した

表1 入院時主要検査所見

【血算】		【血液ガス】	
WBC	13,800/μL	pH	6.96
RBC	495万/μL	HCO$_3^-$	2.2 mEq/L
Hb	14.0 g/dL	BE	−28 mEq/L
Ht	40%	PaCO$_2$	10 mmHg
血小板	26万/μL	PaO$_2$	62 mmHg
【血清・生化学】		【尿検査】	
Na	127 mEq/L	尿：蛋白	1＋
K	4.9 mEq/L	糖	4＋
Cl	96 mEq/L	ケトン	3＋
BUN	22 mg/dL		
Cre	0.22 mg/dL		
血糖	642 mg/dL		
HbA1c	9.8%		

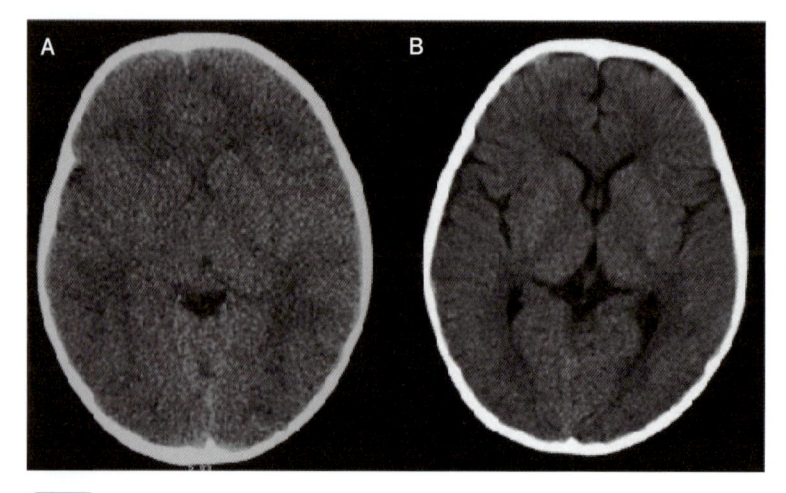

図1 糖尿病ケトアシドーシスに合併した脳浮腫：頭部CT像

A：治療開始前．びまん性に脳浮腫を認める．脳室は狭小化し，脳基底槽はほぼ閉塞している．
B：入院15日目．脳浮腫は消失し，正常化した．

表2-1 呈示症例（糖尿病ケトアシドーシスの10 kgの小児）の輸液計画：総輸液療法時間を34時間とした場合）

	10%脱水による喪失量	必要維持量（34時間）	総必要量（34時間）
水（mL）	1,000	1,420	2,420
Na（mEq）	80	38	118
K（mEq）	40	29	69
Cl（mEq）	60	25	85
P（mEq）	30	9	39

表 2-2 呈示症例（糖尿病ケトアシドーシスの 10 kg の小児）における輸液療法

投与時間	投与輸液製剤	水分投与量 (mL)	Na 投与量 (mEq)	K 投与量 (mEq)	Cl 投与量 (mEq)	P 投与量 (mEq)
開始 1～2 時間	生理食塩水 (Na 154 mEq/L, K 0 mEq/L, Cl 154 mEq/L, glucose 0%)	200	31	0	31	0
次の 3～10 時間 (85 mL/時で 8 時間)	500 mL のソリタ T2 + 50%ブドウ糖 20 mL (Na 84 mEq/L, K 20 mEq/L, Cl 66 mEq/L, P 18 mEq/L, glucose 3.3%)	680	57	14	45	12
次の 24 時間 (55 mL/時で 24 時間)	125 mL の生理食塩水 + 375 mL の 5%ブドウ糖 + 10 mL のコンクライト PK 液 (Na 39 mEq/L, K 20 mEq/L, Cl 39 mEq/L, P 10 mEq/L, glucose 3.75%)	1,320	51	26	51	13
全 34 時間		2,200	139	40	127	25

〔ブドウ糖 3.2%，K 20 mEq/L，P 18 mEq/L（10 mM/L）〕．pH が 7.30 となり，インスリンを 0.025 U/kg/時と漸減した．

入院 3 日後には経口摂取が可能になり，インスリン皮下注射 0.5 U/kg/日で開始し，このうち 40%を持効型インスリンにした．皮下注射開始後 2 時間でインスリンの持続注入は中止した．インスリン皮下注射開始後の 3～4 日はインスリン必要量は変動したが，食前・食後 2 時間の血糖値で判断・調節した．

症例の解説

糖尿病ケトアシドーシス（diabetic ketoacidosis：DKA）は，細胞内液（intracellular fluid：ICF）と細胞外液（extracellular fluid：ECF）の両者の水分・電解質の欠乏によって特徴づけられる．著明な高血糖は浸透圧利尿による水と電解質の喪失を引き起こす．重症の DKA では水分 75～100 mL/kg，Na 6 mEq/kg，K 5 mEq/kg，Cl 4 mEq/kg，P 3 mEq/kg の喪失がある．

臨床的な症状を伴う脳浮腫は，通常治療開始 4～12 時間後に発生することが多いが，本症例のように治療開始前に起こっているという報告が散見される[1]．

補液の管理として，以下の 3 ステップに留意した．1）循環動態の改善を目的として生理食塩水（10 mL/kg/時）を 2 時間で開始．2）循環動態が安定した後，インスリンを乳児であるため 0.05 U/kg/時で静脈から持続で開始し，生理食塩水の流量を下げる．3）1 時間毎の血糖降下の目標は 50～100 mg/dL 以下とし，血糖が 250～300 mg/dL の時点から，生理食塩水に適宜 50%ブドウ糖あるいは 10%ブドウ糖液を加えることにより，ブドウ糖 0.1 g/kg/時～0.3 g/kg/

時で開始する．本症例では排尿開始後，ソリタ T2 号®による K と P の投与を開始した．

　DKA では，4 歳未満の場合や初発時は体重減少度から脱水の程度を推測することは困難である．なぜならインスリン分泌不全から，脂肪や蛋白質分解により体重が減少しているためである．脱水症の臨床的評価は不正確であるが，乳幼児の 5％以上の脱水とアシドーシスの存在を知る他覚症状として，

　　1）毛細血管の CRT の延長（正常の CRT：1.5〜2 秒以下）
　　2）皮膚ツルゴール（緊張度）の低下（たるみや弾力性のない皮膚）
　　3）呼吸パターンの異常（過呼吸）

があげられる．

　他の有用な徴候は，粘膜の乾燥，眼球陥凹，脈拍微弱，四肢冷感である．脈拍の微弱ないし触知不能，低血圧，乏尿は 10％以上の脱水症を示唆する．

　低容量性ショックが持続すれば 0.9％ NaCl の負荷を静脈投与し，循環が改善し利尿が得られるまでを移行期とする．移行期にかかる時間は症例により異なるが，治療開始後 1〜8 時間程度である．水分喪失分は，循環の改善が得られた後，48 時間かけて補正する．

　検査としては，血糖，電解質（重炭酸，総 CO_2 を含む），BUN，クレアチニン，浸透圧，静脈 pH（重症では動脈 pH），$PaCO_2$，ヘモグロビン，ヘマトクリットまたは血算（白血球増加はストレスによるもので，DKA の典型的反応であり，必ずしも感染を示唆しない），Ca，P，Mg，HbA1c の測定を行う．ケトン検査のために検尿を実施する．可能であれば，血中 β ヒドロキシ酪酸を測定する．

解説編　小児の糖尿病ケトアシドーシスとその治療

1 概念

　DKA は，血中インスリンの絶対的または相対的欠乏と，上昇した拮抗ホルモンすなわちカテコラミン，グルカゴン，コルチゾール，成長ホルモンの作用によって生じる[2]（図2）．

　血清インスリン濃度低値と拮抗ホルモン濃度高値の相互作用により，肝臓や腎臓（グリコーゲン分解と糖新生）における糖代謝の異化状態から，末梢組織でのブドウ糖利用障害の結果，高血糖，高浸透圧，また脂肪分解とケトン体産生が進み，高ケトン血症，代謝性アシドーシスとなる．高浸透圧利尿から，脱水，電解質の喪失をきたし，嘔吐やストレスホルモンの上昇からインスリン抵抗性も加わり，さらに悪循環となる．

2 疫学

　糖尿病の発症時に DKA である頻度は，ヨーロッパと北米で 15～70％ と1型糖尿病の発病率で地域差があり，わが国ではより低いと思われる．管理中の1型糖尿病患児も，年間 1～10％ が DKA となるリスクがある．日本の小児思春期糖尿病は学校検尿によって発見されることが多い

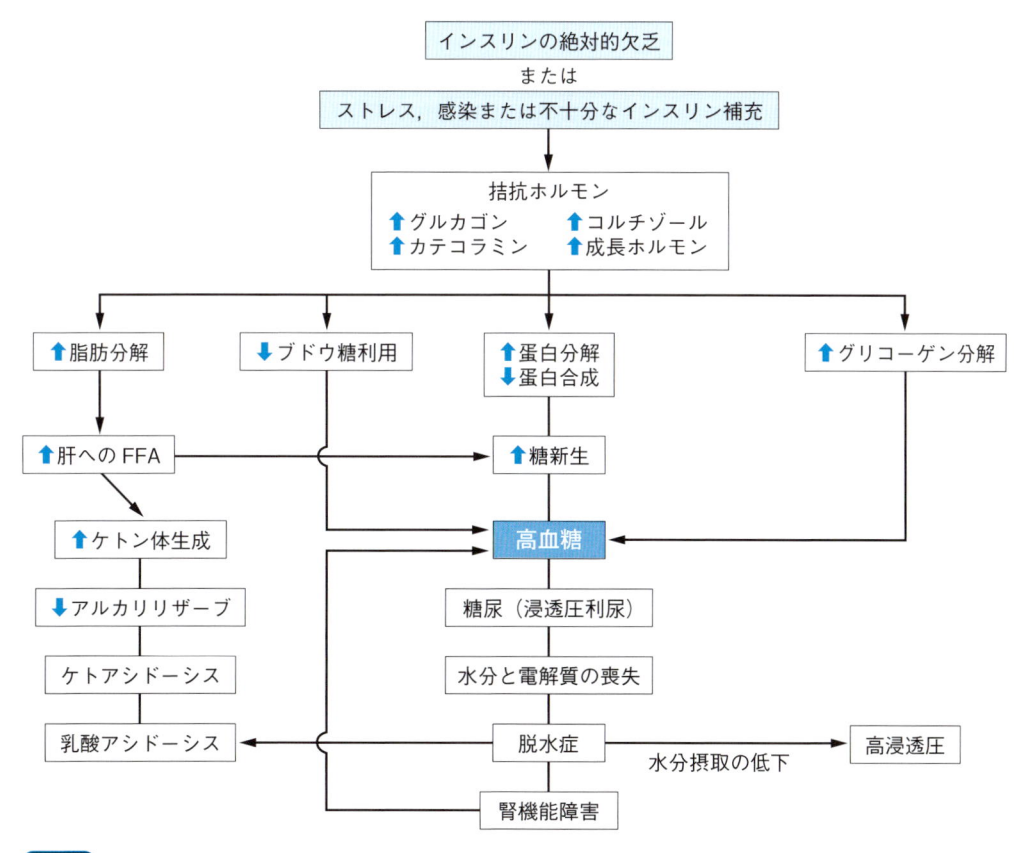

図2 糖尿病ケトアシドーシスの病態生理（Diabetes Care. 2006; 29: 1150-9 より）

7. 糖尿病ケトアシドーシス　117

が，2型糖尿病であっても約5%は診断時にDKAを伴う．

諸外国からの報告によれば小児DKAの死亡率は0.15〜0.3%で，受診時のショックまたは昏睡は予後不良を示す．主な死因は，循環虚脱，低K血症，感染症である．

3 病態生理・臨床症状

インスリンの減少によって肝臓での脂質代謝が乱れ，遊離脂肪酸がトリグリセライドに変換されずにアセチルCoAに変換されてしまう．肝臓におけるアセチルCoAの蓄積は順次アセトアセチルCoAへ変換され，結果的にアセトアセチル酸へ変換される．最終的に肝臓は多量のアセトアセチル酸，βヒドロキシブチル，アセトンなどを生成し始める．血中でのケトン体と乳酸の蓄積，および電解質と水分の尿中への喪失は，重篤な脱水，循環血液量の減少，代謝性アシドーシスおよびショックに発展する（図2）．ECF量が減少し，糸球体濾過率（GFR）が低下するためBUNは上昇する．末梢への循環血液が低下し，腎臓の酸排泄量は低下する．そのため腎の代謝性アシドーシスに対する代償作用が低下する．脱水は，浸透圧利尿と高血糖による過剰な水分貯留をきたすため，低Na血症になる（理論的には，血糖が100 mg/dL上昇すれば血清Naは1.6 mEq/L低下する）．

アシドーシスにより血清Kは上昇するが，嘔吐および尿からの排泄のため，体内総K量は低下している．脱水の改善により腎からKが排泄され，インスリンによりKの細胞への取り込みが促進される．またアシドーシスの改善によって細胞外から細胞内へKの移動が起こり，低K血症となる．DKAにおけるP欠乏の原因は多因子性であり，組織の異化や糖利用，細胞のP取り込み障害，代謝性アシドーシスに起因する腎からの排泄増加による．

DKAの臨床症状を，表3にまとめたが，時に激烈な腹痛をきたし，急性腹症として扱われることもある．この症状は急性膵炎の合併のこともあるが，アシドーシスによる腹部血管の攣縮による可能性がある．脳浮腫は全DKAの60〜90%に及ぶ．また生存者の10〜25%に重度の後遺症を残す．脳浮腫の注意すべき自覚症状と他覚症状を表4にまとめた．

表3 DKAの臨床症状
- 脱水症
- 速く，深い呼吸（Kussmaul呼吸）
- 悪心，嘔吐，急性腹症類似の腹痛
- 進行する意識障害
- 白血球増加と左方移動
- 血清アミラーゼの上昇
- 感染を伴う場合は発熱

表4 脳浮腫の注意すべき自覚症状と他覚症状
- 頭痛と心拍数の減少
- 神経学的状態の変化（不穏，易刺激性，傾眠の進行，失禁）
- 特異的な神経学的な徴候（たとえば脳神経麻痺）
- 血圧上昇
- 酸素飽和度の低下

4 診断および検査

DKA診断の生化学的基準は以下の通りである：①高血糖（血糖200 mg/dL以上），②静脈血pH<7.3または重炭酸<15 mEq/L，③ケトン血症かつケトン尿の存在．

またDKAの重症度はアシドーシスの程度で分類される（表5）．したがって血液ガス，血糖，

表5 糖尿病ケトアシドーシス重症度分類

重症度	静脈血 pH	重炭酸
軽症	<7.30	<15 mEq/L
中等度	<7.20	<10
重症	<7.10	<5

ケトン体，血清電解質（Na，K，Cl，Ca，Mg，P），BUN，クレアチニンの測定および血算を行う．最初の数時間は，30分から1時間毎に血糖を測定し，インスリンの血糖降下作用が把握できるまで続ける．血液ガスと電解質の測定を，当初1時間毎に，引き続いて2〜4時間毎に，アシドーシスが改善し，患者が意識を回復して経口摂取が可能になるまで行う．

糖尿病ケトアシドーシスにおける脂肪分解亢進の評価に，血清脂質を測定する．高脂血症状態の血漿では偽性低Na血症を呈することに注意する．なおケトン体の測定にケトスティックは3-hydroxybutyrate（3-OHB）には反応しないため，3-OHBAフィルムを使用する．准必須項目として，適宜，HbA1c，肝機能，血清アミラーゼ，抗GAD抗体の検査を行う．

5 治療

最初の1時間で生理食塩水を10 mL/kgの速さで点滴輸液する．重症のアシドーシスを伴う患者，特に乳幼児では集中治療室で十分なモニタリングをしながら，代謝上の変化と電解質の異常に注意する．ベッドサイドで経過表 flow sheet（表6）を作成する[3]．採血用と補液用の2つのルートを確保し（採血が輸液内容の影響を受けないように注意する），インスリンのルートにはメインの輸液とは別ルートにして輸液注入ポンプで行う．インスリン注射液は，生理食塩水100 mLにインスリンを100 Uを混注し，1 U/mLの溶液をつくる．体重の少ない乳幼児では生理食塩水100 mLにインスリン10 Uを混注し，0.1 U/mLの溶液を作成して使用する．

治療のポイントは以下の通りである．
①循環不全の治療：水分とNaの補充，②インスリンの補充，③Kの補充，酸塩基平衡の改善，④脳浮腫の防止．

それぞれの項目について，簡単に述べる．

1）循環不全の回復（水分とNaの補充）

DKAの患者は，通常5〜10%の細胞外液（ECF）の欠乏がある．欠乏量の臨床的な評価は困難なことが多く，中等度DKAでは5〜7%，重度DKAでは7〜10%脱水と仮定する．はっきりしない場合には，10%脱水と仮定して0.9%NaCl（生理食塩水）でインスリン治療の前に循環不全の回復を試みる．

DKAにおいては，有効浸透圧〔計算式：有効浸透圧＝$2\times(Na+K)+(血糖/18)$ mOsm/kg・H_2O〕は通常300〜350 mOsm/kg・H_2Oとなる〔注：BUNは細胞膜を通過するため有効な浸透圧とはならず，実際は［BUN］/2.8を除いた値が有効浸透圧である〕．BUNとヘマトクリットの上昇は，ECF減少の有用な指標となる．血清Na濃度からECF欠乏の程度を知ることは偽性低Na血症の

表6 糖尿病ケトアシドーシスの管理に有用な経過表の例

	日時・時刻			
検査値	入院後経過時間（時）			
	血糖（病棟）			
	血糖（検査室）			
	尿糖（病棟）			
	血清：Na			
	Cl			
	K			
	Ca			
	P			
	Mg			
	BUN			
	クレアチニン			
	ヘマトクリット			
	血液ガス：pH			
	PaO_2			
	$PaCO_2$			
	tCO_2			
	AG（Na＋Cl－tCO_2）			
	血清ケトン			
	尿ケトン			
治療	水分摂取：型（Ⅳ/PO）			
	mL/分			
	全水分摂取量			
	全水分排泄量			
	グルコース摂取（mg/kg/分）			
	インスリン（U/kg/時）			
	G/I比			
バイタルサイン	血圧			
	心拍			
	呼吸数			
	その他のバイタルサイン			

存在から，補正 Na 値を使う必要がある．

補正 Na＝実測 Na＋|（血糖－100）/100|×1.65

継続する輸液量（経口分を含む）が，通常の維持量の1.5〜2倍を超えることはない．ICFとECFの欠乏量の補充とNa欠乏量の補充を行い，循環血液量の回復をはかって血圧を安定させる．

生理食塩水ないしは0.45％以上のNaCl溶液を用いて輸液を行うが，0.9％ NaClの過剰は，Na利尿を増加させ，高Cl性代謝性アシドーシスをきたす可能性があることに注意する．低張液の大量投与は，脳浮腫の危険因子となる．

代謝性アシドーシスの是正のための炭酸水素ナトリウムは原則使用しない．その理由は，炭酸水素ナトリウムの投与により，脳細胞内のCO_2が増加し，かえってpHが低下する（パラドキシカルアシドーシス），また低K血症やアルカローシスによる呼吸抑制をきたすことがあるためである．しかし，pHが7.0以下の高度アシドーシスで蘇生を要する場合には，炭酸水素ナトリウムを慎重投与することもある．

2）インスリンの補充

輸液治療開始1～2時間後に，速効性インスリン0.1 U/kg/時を静脈ルートで開始する（乳幼児では0.05 U/kg/時から始める）．50～100 mg/dL/時の血糖下降が認められればよい（100 mg/dL/時以上の血糖降下は急激すぎる）．開始時におけるボーラスのインスリン静脈注射は通常不要である．もしDKAが回復する以前に血糖の降下が急激すぎる場合は，ブドウ糖注入量を増加する．インスリン注入量を減らしてはいけない．

ケトアシドーシスが改善し，経口摂取が可能となれば輸液量を減らす．皮下注射インスリンへの移行に関しては，血糖の再上昇を避けるために，超速効型インスリンの場合は，持続静注インスリン中止の15～30分前に行う．

3）電解質バランスの正常化

インスリンの投与を行うと，細胞内にKが移行する．したがって血清K濃度が正常または高値であっても，通常体内総量は欠乏しており，K補充は必要である．急速輸液と同時にKを補充する場合は，20 mEq/Lで行う（Kが3 mEq/L以下では40 mEq/L/時で，Kが3～4 mEq/Lでは30 mEq/L/時，Kが4～5 mEq/Lでは20 mEq/L/時，Kが5～6 mEq/Lでは10 mEq/L/時で補給する）．

またインスリン投与により細胞内リン酸の利用が促進され，低P血症を認めることがある．DKAにおいてリン酸補充の臨床的有用性を示すエビデンスはないが，血清P濃度が1.5 mg/dL以下となった場合，1 M KClの代わりに0.5 M K_2HPO_4を低Ca血症の誘発に注意して補給する．

4）合併症の回避

DKAにおける頻度の高い合併症としては，脳浮腫（図1），低血糖，低K血症，高Cl性アシドーシスなどがあげられる．これらを防ぐためには，血糖の低下速度を50～100 mg/dL/時とし，血糖が250～300 mg/dL以下となったら輸液中にブドウ糖を加える．また重炭酸ナトリウムの投与についてはその必要性，安全性に関するエビデンスはないのでpHが7.0以下の高度アシドーシスで蘇生を要する場合にのみ，慎重に投与する．脳浮腫の治療にはマンニトールを0.5～1 g/kgを20分以上かけて静脈注射する．

DKAにおける輸液療法のポイント

- 糖尿病ケトアシドーシスは，糖尿病における致死的病態である．
- 糖尿病ケトアシドーシスの病態は，インスリンの絶対的または相対的な欠乏と，上昇した拮抗ホルモンによる．
- 輸液は，インスリン治療の前に開始する．
- 血糖を急激に下げない．浸透圧の急激な変化は脳浮腫を招く．
- 重症のアシドーシスも，輸液とインスリンの補充で可逆的である．アシドーシスに安易に重炭酸ナトリウムを使用しない．
- 血糖が低下し始めたらKの補給を開始する．

文献

1) Takaya J, Ohashi R, Harada Y, et al. Cerebral edema in a child with diabetic ketoacidosis before initial treatment. Pediatr Int. 2007; 49: 395-6.
2) 国際小児思春期糖尿病学会臨床診療コンセンサスガイドライン2006～2008. 日本小児科学会雑誌. 2008; 112. 924-45.
3) 市川家國, 編. 平岡政弘, 監訳. 14章 内分泌疾患. In: 小児科医のための水・電解質. 東京：メジカルビュー社. 1992.

〈髙屋淳二〉

I. 臨床編—B. 小児疾患における輸液療法

8 急性肝不全

実践編　症例検討

症例の経過と実際の輸液療法

症例
7歳 男児

主訴　全身倦怠感，食思不振，黄疸

既往歴・家族歴　感染症，薬剤使用歴なし．

現病歴　元来健康であったが，3～4日前から元気がなく徐々に悪化して摂食不良となったため受診した．

入院時現症　身長 120.5 cm，体重 20.6 kg（以前は 22 kg）．発熱なし，血圧 85/45 mmHg，呼吸数 45 回/分，脈拍数 95 回/分．時にうとうとしているが，呼びかけると通常の会話は可能である．眼瞼結膜黄染，皮膚黄染あり．肝は右季肋下に 1 cm 触知する．脾腫なく，体表リンパ節の著明な腫大なし．

初診時検査所見　比較的軽度の白血球増加，貧血，血小板減少，肝逸脱酵素の著明な上昇，高ビリルビン血症，凝固障害，アンモニア高値，軽度の低アルブミン血症，クレアチニン上昇，低ナトリウム血症を認める（表 1）．

入院後経過　脳症の重症化，多臓器不全への移行を予防するため，脱水の補正が必要と判断した．小児の安静時肝糖新生量に肝不全時の代謝亢進 30%を加味して 4～5 mg/kg/分（＝4.8～6 g/時）とし，初期輸液には乳酸を含まないヴィーンD注®（酢酸リンゲル液：Na 130 mEq/L，K 4 mEq/L，Cl 109 mEq/L，ブドウ糖 5%）を使用して 100 mL/時で輸液を開始した（ブドウ糖 5 g/時）．

　800 mL を輸液したところで，排尿があったため，肝不全時の維持輸液量（通常の維持輸液量の 70%）に未補正脱水量の今後 24 時間での補正を考慮した量として，(1,400－800)/24＋(1,550×0.7)/24 として約 25＋45＝70 mL/時，ブドウ糖 7.5%，K 20 mEq/L に相当する輸液としてフィジオ 35 注®（Na 35 mEq/L，K 20 mEq/L，Cl 28 mEq/L，acetate 20 mEq/L，ブドウ糖 10%）＋生食（Na 154 mEq，Cl 154 mEq/L）（3：1 で混合）とし，24 時間後よりブドウ糖 10%，1/4 生食，K 20 mEq/L 相当としてフィジオ 35 注® を 45 mL/時とする輸液計画を立てた．

　幸い患児は初期輸液後血圧が改善し，翌日には意識清明となり，AST，ALT，TBil，

表1 初診時血液検査所見

【血算】			
WBC	14,200/μL	TP	5.8 g/dL
RBC	370×10⁴/μL	ALB	2.6 g/dL
Hb	10.0 g/dL	T-Bil	9.5 mg/dL
PLT	8.7×10⁴/μL	D-Bil	6.3 mg/dL
【凝固系】		BUN	6 mg/dL
		CRE	1.3 mg/dL
PT	38%	Na	131 mEq/L
PT-INR	1.7	K	4.5 mEq/L
フィブリノゲン	132 mg/dL	Cl	98 mEq/L
FDP D-dimer	1.2 μg/mL	アンモニア	138 μg/dL
【血液生化学】		血糖	60 mg/dL
		CRP	3.2 mg/dL
AST	2,840 IU/L	HA 抗体	(−)
ALT	1,650 IU/L	HBS 抗原	(−)
ALP	1,510 IU/L	HCV 抗体	(−)
LDH	2,860 IU/L		

PT-INR，アンモニアもほぼ一定で経過したのち4日目以降徐々に改善した．食思も次第に改善したため20日後退院となった．

症例の解説

　肝性脳症Ⅱ度を伴う，急性肝不全の症例である．PT-INRの延長と血中アンモニア値の上昇も伴っている．腎不全などの多臓器障害はみられないが，血中ナトリウムは低値であった．初診時点で病因は不明であるが，病歴より薬剤性は否定できそうである．中心静脈圧（CVP）測定は行っていないが，病歴，身体所見より脱水・循環血液量の減少が示唆されるため，脱水補正のための輸液を行ったうえで，維持輸液に移行した．肝不全としては比較的軽症の症例であったため内科的に管理できたが，初期に適切に脱水と低ナトリウム傾向を補正したことで多臓器障害と脳症の進行を抑制できた可能性がある．

解説編　小児の急性肝不全とその治療

1 概念

　肝不全には急性肝不全と慢性肝不全があり，黄疸の出現から4週間以内に肝性脳症や蛋白質合成能の低下（凝固障害など）をきたすものを急性肝不全とする．少し遅れて5～26週間で肝不全に至るものを亜急性肝不全とし，発症から7日以内で肝不全に至るものを甚急性 hyperacute 肝不全と称している．「劇症 fulminant」は肝性脳症を伴うものを指し，症状発現後8週間以内にII度以上の肝性脳症をきたし，PT が40%以下ないし PT-INR＞1.5 を示すものと定義される．さらに劇症肝炎は発病後10日以内に脳症が出現する急性型と，それ以後に発現する亜急性型に分類される[1]．

2 原因

　小児の急性肝不全の原因はウイルス性と薬剤性が主なものであるが，原因不明のものも多い．また，Wilson 病の急性発症などの代謝性疾患も考慮すべきである．Wilson 病でも，劇症発症時は血中銅，セルロプラスミンでは診断が難しいが，溶血所見・腎機能低下を伴いやすく，Kayser-Fleischer 角膜輪の存在や，黄疸のわりに ALP が低いことなどが参考になる．

3 疫学

　わが国での小児急性肝不全の発症頻度は年間10例前後とされる[2]．

4 病態生理・臨床症状

　黄疸，全身倦怠感を主訴とすることが多いが，他の症状で血液検査を行った際に高度の肝機能障害を同定されて気づかれることも多い．肝腫大はある場合もない場合もあるが，いったん腫大した肝が症状の改善を伴わずに縮小した際の予後は不良である．高度の凝固能異常を伴うことが多いが，出血症状を伴うことは少なく（＜10%），むしろ肝性脳症や多臓器不全（特に腎不全）が死因になることが多い．肝性脳症の要因は高アンモニア血症のみではなく，脳内の false neurotransmitter の増加，GABA-ベンゾジアゼピン受容体に作用する異常リガンドの増加，大脳基底核へのマンガンの沈着などが提唱されている．

5 診断および検査

　高度のトランスアミナーゼ（AST, ALT）上昇をみたら，下記を検討する．

　1）悪いのは肝臓か？
　2）肝機能障害の時間経過・原因は？
　3）肝不全の状態か？
　4）肝不全なら現状と合併症は？
　5）肝移植の適応は？

●解説

1）筋疾患でも AST のみならず ALT 上昇もみられ，ALT 優位に数千以上に上昇することも少なくない．黄疸などの肝疾患としての症状が乏しいときは必ず CK を同時測定する．
2）発症からの経過が長い亜急性肝不全では，肝再生能が乏しく予後不良が予想される．アセトアミノフェンによる急性肝壊死では，投与後 72 時間以内なら N–アセチルシステイン投与の適応となる．
3）肝による生体のホメオスタシス維持の破綻を示す，凝固障害（PT-INR），アンモニア値，意識障害の有無に注目する．
4）肝不全と判断したら，下記の各項目について評価する（対応は治療の項）．

- 循環状態の評価

  急性肝不全では，しばしば初診時に高度の脱水症を伴っている．腎不全などの多臓器不全につながるため，早期の補正が必要である．

- 栄養の評価

  急性肝不全では，肝からの糖新生やグリコーゲン分解が低下するため，低血糖をきたしやすい．頻回の血糖測定を行う．分枝鎖アミノ酸の低下と芳香族アミノ酸の血中濃度上昇を伴うことが多い．

- 高アンモニア血症の評価

  概ね 200 μg/dL 以上で意識障害が現れる．

- 凝固障害の評価

  PT-INR（international normalized ratio）にて評価する．>1.5 で臨床的に凝固障害が認められる．血小板数低下（<50,000/μL）にも注意する．

- 肝性脳症の評価

  高アンモニア血症がなくても発症しうる．肝性脳症は急速に進行することがあるので，わずかなサインも見逃さないようにすることが重要である．表 2 に小児肝性脳症レベルの評価方法をあげる[3]．Ⅲ〜Ⅳ度の脳症が疑われるときは脳波検査を行う．CT では脳浮腫はわかっても，脳圧亢進はわからない．脳圧モニタリングは有用であるが，侵襲的操作である．脳症Ⅲ度以上の場合は考慮される．

表 2 小児肝性昏睡の分類（第 5 回小児肝臓ワークショップ：1988 年）

意識障害 （昏睡度）	年長児	乳児
Ⅰ	いつもより元気がない	声を出して笑わない
Ⅱ	傾眠傾向でおとなしい 見当識障害がある	あやしても笑わない 母親と視線が合わない（生後 3 カ月以降）
Ⅲ	大きな声で呼ぶとかろうじて開眼する	
Ⅳ	痛み刺激でも覚醒しないが，顔をしかめたり払いのけようとしたりする	
Ⅴ	痛み刺激に全く反応しない	

・感染症の評価

急性肝不全の多くに感染症が合併し予後を悪化させる．発熱，CRP 上昇などに注意する．

・腎機能障害の評価

急性肝不全の 40〜85％に腎不全が合併するとされる．BUN は肝不全から低値となるため，尿量のほか，クレアチニン，シスタチン C，検尿などを定期的にフォローする．

5）肝移植の適応は？

重症の肝不全は管理が難しく，適切に治療を行っても成功しない場合も多い．凝固障害，腎機能低下のもとで進行性の肝性脳症，代謝性アシドーシス，低血糖が進行する場合は肝移植可能な施設と早めに連絡をとって緊急移植に備えるべきである．わが国では生体肝移植が広く行われており，緊急移植に対する対応は良好である．乾らの報告では，2000〜2005 年に発症した我が国の小児急性肝不全の 70％が肝移植を受けたとされる．小児肝不全の予後もそれに伴って改善している[2]．

6 治療[4-8]

肝不全の治療において，輸液療法はそのごく一部に過ぎないため，診断であげた各項目に対応して包括的に述べる．急性肝不全は比較的まれな状態であるため，治療に関するエビデンスはきわめて限られている．成人では米国を主体にエキスパートパネルが過去の報告例を総括してガイドラインを作成している[4]が，小児ではエビデンスはさらに限られたものとなる．

1）循環状態への対応

発症時の脱水に対しては，体重減少，CVP などを参考にしながら，CVP 5〜8 cm H_2O を目標に補正する．乳酸は肝不全下では乳酸アシドーシスを進行させることがあるため乳酸を含まない輸液（酢酸リンゲルか，アシドーシスがあるときは重炭酸リンゲル）を使用する．低アルブミン血症も 3 g/dL を目標に補正すべきであるがアンモニア上昇につながる可能性がある．

循環血液量を補正しても低血圧が改善されない場合は，昇圧剤の投与を行う．ノルアドレナリンを使用する．ドパミン，エピネフリンは勧められない[4]．さらに低血圧が持続する場合は，相対的副腎不全の可能性を考慮してハイドロコーチゾン投与を行う．低ナトリウム血症は脳症のリスクとなるため，補正が必要である．その他の電解質も必要に応じて補正する．

維持輸液の量は通常の 70％を目安に開始し，適宜調整する．10％ブドウ糖加 1/4 生食に相当する輸液を基本とし，適切な電解質を加えた輸液が推奨されている[7]．

2）栄養への対応

持続的なブドウ糖静注が必要である．急性肝不全時では，安静時と比較して 20〜30％程度の代謝亢進がみられるとされるため，血糖を維持するためには年齢に応じて新生児 5〜8 mg/kg/分，小児 4〜5 mg/kg/分，年長児・成人 2〜2.5 mg/kg/分のブドウ糖持続投与が必要である．ただし，肝不全時では高濃度のブドウ糖輸液により乳酸アシドーシスの進行をきたすことがあるた

め，注意が必要である．脂肪乳剤は比較的安全である．0.5〜1 g/kg/日の蛋白（アミノ酸）投与も必要である．分枝鎖アミノ酸を増強し，芳香族アミノ酸を減量したアミノレバン注®点滴静注（10〜20 mL/kg，1日1〜2回）などが行われる．ビタミンB群，ビタミンC，微量元素の投与も行う．栄養の経口摂取が可能になれば，速やかに開始すべきである．

3）高アンモニア血症への対応

①ラクチュロース：急性肝不全時の有効性を示すエビデンスはないがしばしば投与される．高度の脳症を伴う重症例には気管内挿管なくしては使用すべきでない．

②非吸収性抗生剤（カナマイシンなど）：急性肝不全時の有効性を示すエビデンスはないが，しばしば投与される．

③血液浄化療法：持続血液透析・血液濾過・濾過透析が有効である．

4）凝固障害への対応

①ビタミンKは全例に投与する：ケイツー® 1 mg/kg（最大10 mg）静注．

②新鮮凍結血漿（FFP）投与：PT-INRの延長のみを根拠にしたFFPの予防的投与は行わない．出血症状があるか，外科処置を予定している場合は適応になる．10〜20 mL/kg/回投与を行う．1日1〜2回まで．

③活性型第7因子製剤（rFVIIa）投与：体重1 kgあたり90 μgのノボセブン注®を2〜3時間おき注射する．FFP投与が無効の場合に使用される．あらかじめFFP投与で他の凝固因子を補っていることが条件である．有効性は2〜3時間以内のため，外科処置前に使用する場合は直前に投与する（保険適用外）．

④胃酸分泌抑制：H_2ブロッカーを静注投与する．急性肝不全時の有効性は確認されている．

⑤血小板数<50,000/μLでは濃厚血小板輸血を考慮する．

⑥血液浄化療法：凝固能改善には，体重に応じた血漿交換（>10 kg），交換輸血（<10 kg）も有効である．

5）肝性脳症への対応[4]

安静と30°頭部挙上は全例に有用である．興奮や痛みは脳症進行の要因となるため，必要な鎮痛，鎮静を行う．鎮痛には短時間作用性のオピオイド（フェンタニル®など），鎮静には脳血流低下・脳圧低下作用をもつプロポフォール（ディプリバン®ほか，<5 mg/kg/時）が用いられる．発熱も脳圧亢進の要因となるため，発熱時は解熱をはかるべきであるが，NSAIDの使用は避ける．

脳圧亢進に対する治療にはマンニトール（0.25〜0.5 g/kgボーラス投与）を使用する．反復投与可能であるが，血漿浸透圧の過度の上昇に注意する（<320 mOsm/L）．

高張食塩水（7.5% NaCl 2.0 mL/kg）の2〜3時間おきの投与はマンニトール同様に有効であるとされる．マンニトール無効例に対しては，バルビツレートコーマ（ペントバルビタール，チオペンタールなどによる），インドメサシン（25 mg，1分で静注），低体温療法なども行われるが，肝性脳症が進行する症例では体格に応じた血液浄化療法（血漿交換，交換輸血，持続血液濾過透析など）を行いつつ，不可逆性になる前に肝移植を考慮すべきである．

6）感染症への対応

すでに存在する感染症については，広域スペクトル抗生剤，カテーテル感染やMRSA感染が疑われる場合はバンコマイシンなど，また反応不良であれば抗真菌薬を併用して積極的に治療を行う．重症例や肝移植予定者では，明らかな感染症がなくても予防投与を行う．

7）腎機能障害への対応

低血圧のあるものでは，循環血液量の補正，低蛋白血症の改善，昇圧剤，ステロイド投与などを行う．重症腎不全では持続血液濾過透析を行う．間欠的血液透析は好ましくない．高アンモニア血症，発熱にも有効である．

肝不全における輸液療法のポイント

- 肝不全において輸液療法は治療の一部に過ぎない．
- 血圧，血糖値，アンモニア，凝固系，意識状態，感染症，腎機能について迅速に評価する．
- 急性肝不全では，しばしば初診時に高度の脱水症を伴っている．腎不全などの多臓器不全につながるため，早期の補正が必要である．
- 初期輸液は，乳酸を含まない輸液製剤でCVPを測定しつつ血圧の維持をはかり，血圧維持困難な場合はノルアドレナリン，ハイドロコーチゾンを追加する．
- 維持輸液の量は通常の70％を目安に開始し，10％ブドウ糖加1/4生食に相当する輸液を基本として，適切な電解質を加えた輸液で血糖値を維持する．
- 低蛋白血症には肝不全用アミノ酸製剤を使用し，ビタミンB，C剤も併用する．
- 高アンモニア血症，凝固障害に対してもそれぞれ対応する．
- 肝移植の適応を慎重に見極める．

■ 文献

1) 持田 智，滝川康裕，中山伸朗，他．我が国における「急性肝不全」の概念，診断基準の確立．肝臓．2011；52：393-8．
2) 乾あやの，位田 忍，須磨崎 亮，他．本邦における小児期の劇症肝不全．日本腹部救急医学会雑誌．2009；29：583-9．
3) 白木和夫．小児劇症肝炎診断基準（案）．日本小児科学会雑誌．1989；93：2804-6．
4) Bernal W, Auzinger G, Sizer E, et al. Intensive care management of acute liver failure. Semin Liver Dis. 2008；28：188-200．
5) Stravitz RT, Kramer AH, Davern T, et al. Intensive care of patients with acute liver failure: recommendations of the U.S. Acute Liver Failure Study Group. Crit Care Med. 2007；35：2498-508．
6) Rohman T, Hodgson H. Clinical management of acute hepatic failure. Intensive Care Med. 2001；27：467-76．
7) Whitington PF. Fulminant hepatic failure in children. In: Suchy FJ, et al. editors. Liver disease in children. 2nd ed. NY: LWW; 2001. p.63-94．
8) Arya R, Gulati S, Deopujari S. Management of hepatic encephalopathy in children. Postgrad Med. 2009；86：34-41．

〈依藤 亨〉

Ⅰ．臨床編—B．小児疾患における輸液療法

9 急性腎炎，急性腎不全

実践編　症例検討

症例の経過と実際の輸液療法

症例
4歳 女児

主 訴　発熱，咳嗽
既往歴　2歳時より気管支喘息のためロイコトリエン拮抗薬を内服
現病歴　扁桃炎や膿痂疹の先行感染はなかった．
　入院の2日前より39℃台の発熱が出現した．翌日，咳嗽と呼吸苦が出現したため近医を受診し，胸部エックス線とCTを施行され（図1），「細菌性肺炎と気管支喘息発作の合併」との診断で，抗菌薬，ステロイド，テオフィリン点滴後に当センター救急外来へ紹介受診となった．

救急外来受診時（入院前日）の対応　全身状態はやや不良であったが，意識障害はなく，体温36.8℃と解熱しており，呼吸数24回/分，ルームエアーで酸素飽和度98％と呼吸状態も改善していた．血液検査所見では，白血球数増加（28,600/μL），CRP高値（8.21 mg/dL）に加えて，尿素窒素（25 mg/dL）とクレアチニン（0.69 mg/dL）の高値を認めた．明らかな浮腫は認めなかった．当直医は，母親の「患児の尿が濃い」という訴えを脱水による濃縮尿と考えて，腎機能障害の原因は「腎前性腎不全」と判断し，急速初期輸液（ソリタT1号®：500 mL）を行い，翌日に外来再診とした．救急外来では，尿検査や体重測定は行っていなかった．

入院時現症　体重15.6 kg（病前体重＋1.6 kg），体温36.3℃，心拍数120回/分，呼吸数20回/分，血圧100/62 mmHg．再診時に眼瞼と四肢に著明な浮腫を認めたため，精査目的で入院となった．

入院時検査所見　昨日の急速初期輸液にも関わらず腎機能障害の改善は認めなかった（表1）．また，尿検査にて血尿（肉眼的血尿），蛋白尿，白血球尿を認めたため，腎炎の原因精査を行ったところ，ASO高値，C3低値が判明した．ナトリウム排泄分画（FE_{Na}）は0.05と低値であった．

入院後経過　以上の所見から「溶連菌感染後急性腎炎に伴う急性腎不全」と「細菌性肺炎」の合併と診断し治療計画を立てた．浮腫に対しては，安静，塩分制限（1

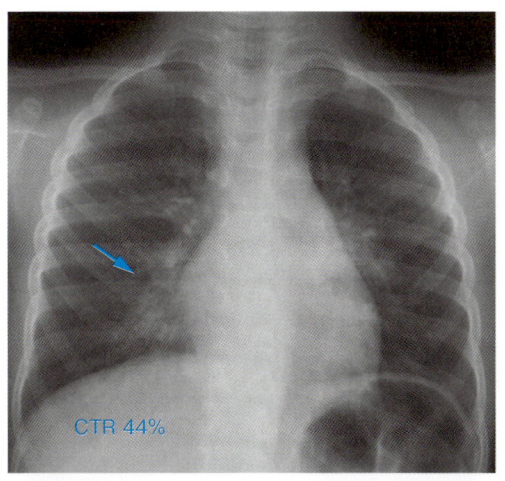

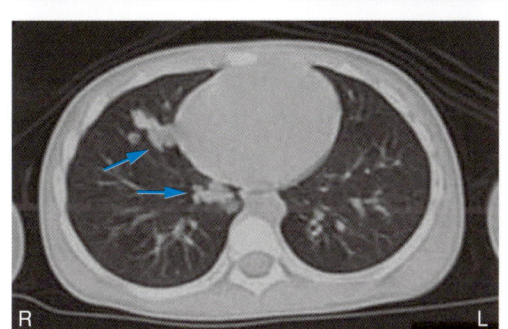

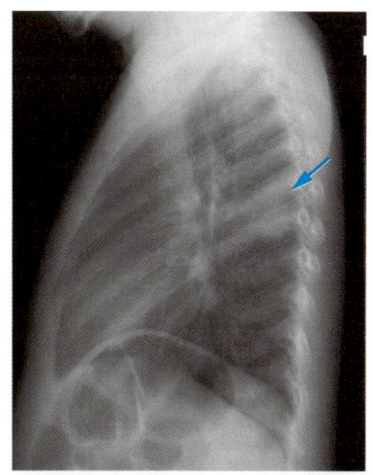

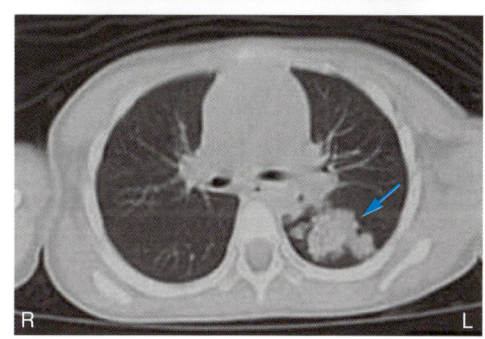

図1 画像所見（上段：胸部エックス線，下段：胸部 CT）

g/日），水分制限（前日尿量＋不感蒸泄，入院当日は前日尿量が不明であるため維持量の約 2/3，800 mL に制限），利尿薬投与（フロセミド 0.5 mg/kg を 1 日 2 回投与）を行い，細菌性肺炎に対しては，ABPC を開始した（図 2）．以上の治療により，全身浮腫は消失したため，入院 4 日目に利尿薬を中止し塩分制限を 3 g/日とした．入院 8 日頃から利尿期に入り，血清クレアチニン値も低下したため塩分・水分制限を解除した．入院 15 日目に胸部 X 線の肺炎像が消失したため，抗菌薬は中止した．微少血尿は入院中持続したが，蛋白尿は入院 20 日目より陰性化したため，24 日目に退院となった．

症例の解説

肺炎に急性腎炎を伴う症例はきわめてまれであり，その合併率は 0.08，0.15％と報告されている[1,2]．しかし，溶連菌に罹患した共同生活者のうち，その後，肺炎を併発した患児のみが急性腎炎を発症したとの報告もあり，肺炎が腎炎発症の何らかのトリガーになっている可能性も示唆されている[3]．急性腎炎を伴う肺炎の起炎菌としては，肺炎球菌，ブドウ球菌，マイコプラズマなどがあげられているが，本症例において培養（前医で抗菌薬投与後）は陰性であり病原体は同定できなかった．ただし溶連菌性肺炎の潜伏期間は 5 日を超えず ASO が上昇（感染後

表1　入院時検査所見

【血算】		【血液ガス分析】（静脈血）		【尿検査】	
白血球数	21,300/μL	pH	7.467	比重	1.024
赤血球数	4.06×10⁶/μL	PCO₂	31.7 mmHg	潜血	3+
ヘモグロビン	11.1 g/dL	PO₂	44.1 mmHg	蛋白	3+
ヘマトクリット	32.1%	BE	−1.3 mEq/L	白血球	3+
血小板	20.8×10⁴/μL	HCO₃⁻	22.4 mEq/L	【尿沈渣】	
【生化学】		【免疫学的検査】		赤血球	100以上/hpf
総蛋白	5.6 g/dL	IgG	861 mg/mL	白血球	100以上/hpf
アルブミン	2.9 g/dL	IgA	113 mg/mL	顆粒円柱	1/20hpf
コレステロール	120 mg/dL	IgM	132 mg/mL	上皮円柱	1/20hpf
総ビリルビン	0.7 mg/dL	C3	11 mg/mL	【尿生化学】	
AST	19 IU/L	C4	18 mg/mL	Na	13 mEq/L
ALT	6 IU/L	ASO	521 IU/L	K	36 mEq/L
LDH	239 IU/L	マイコプラズマ（PA）	<40倍	蛋白	102 mg/dL
尿素窒素	31 mg/dL	C ニューモニエ IgA	（−）	クレアチニン	122 mg/dL
クレアチニン	0.67 mg/dL	C ニューモニエ IgG	（−）	FE_Na	0.05%
シスタチン C	1.55 mg/L	溶連菌迅速検査	（−）		
尿酸	7.4 mg/dL	咽頭培養	常在菌		
Na	139 mEq/L				
K	4.4 mEq/L				
Cl	104 mEql/L				
Ca	8.8 mg/dL				
P	4.8 mg/dL				
CRP	7.68 mg/dL				

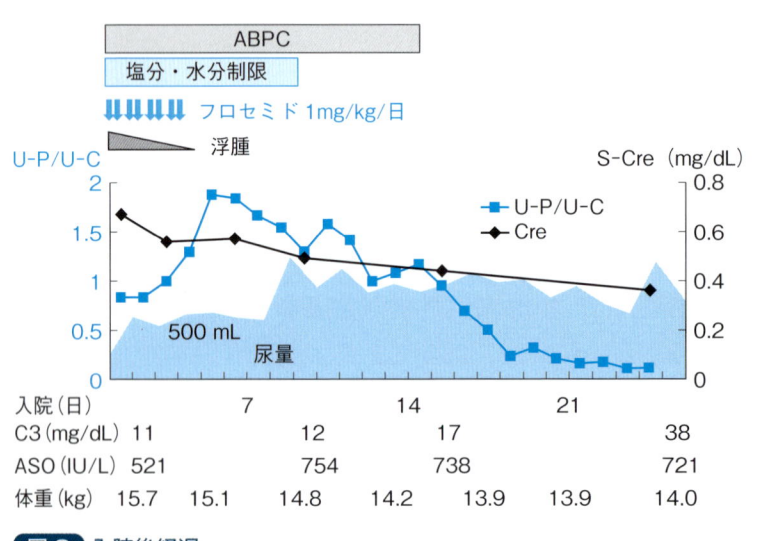

図2　入院後経過

U-P/U-C：尿蛋白クレアチニン比，S-Cre：血清クレアチニン値

1週間後から）する前に発症するため，起炎菌として溶連菌は考えにくい．一方，腎炎の病因としては血清学的に溶連菌感染後急性腎炎と診断した．よって本症例は，軽症であった溶連菌感染後急性腎炎に溶連菌以外の細菌性肺炎が合併し腎炎が顕在化したと思われた．

　溶連菌感染後急性腎炎は，小児では最も頻度の高い急性腎炎であるが，先行感染が不明で肉眼的血尿のない症例の早期診断は困難である[4]．さらに，肺水腫や高血圧性脳症で発症し，明らかな尿所見がみられない腎外症候性急性腎炎の存在にも注意を要する．本症例では肉眼的血尿が存在したにも関わらず，母親はそれを血尿と認識していなかった．したがって，患児や両親に肉眼的血尿の有無を確認する際は，「コーラあるいは麦茶のような尿か」と問うべきである．

　急性腎炎は糸球体濾過率の低下によって循環血液量が増加しており，基本的に輸液は必要ない．まずは，病前の体重を確認し，それを目標に塩分・水分制限やループ利尿薬を用いるべきである．高血圧を合併している場合は，カルシウム拮抗薬を使用する．注意すべき点として，急性腎炎は，重症例を除いて尿細管機能が正常であるため，尿中ナトリウム再吸収の亢進によりFE_{Na}は通常 0.5%以下と腎前性腎不全と同様のパターンをとることがあげられる．急性腎炎による腎不全を腎前性腎不全と判断して輸液を行った場合，心不全の原因となりうるので両者の鑑別は重要である．循環血液量は，体重，血圧，脈拍，胸部エックス線心胸比，下大静脈径，毛細血管再充填時間（CRT：capillary refilling time）などを用いて総合的に評価する．本患児は，急速初期輸液により浮腫が著明となったが，幸い高血圧や心不全は認めなかった．

解説編　小児の急性腎炎とその治療

1 概念

急性腎炎は，WHO 1982年の臨床症候分類による急性腎炎症候群，すなわち「急激に発症する血尿，蛋白尿，高血圧，糸球体濾過量低下，ナトリウムおよび水の貯留を主徴とする症候群」の80〜90％を占める代表疾患である．小児で最も重要で頻度が高いものは，A群β溶連菌感染後急性糸球体腎炎である．

2 疫学

全世界で年間約47万人が罹患しているが，97％が発展途上国における発病であり，先進国では衛生状態の改善により，溶連菌性皮膚感染症が減少したことで明らかに発症率は減少している[5]．好発年齢は5〜12歳であり，2〜3歳未満の発症はまれである．男児は女児の2倍の発症頻度である．腎炎惹起性菌株が起炎菌の場合，咽頭炎後には5〜10％が，皮膚感染症後には25％が腎炎を発症すると報告されている[6]．

3 病態生理・臨床症状[6,7]

先行感染由来の腎炎惹起性抗原と宿主の産生する抗体が，循環血液中あるいは糸球体局所（in situ）で，免疫複合体を形成することにより惹起される．現在，腎炎惹起性抗原として最も有力視されているのは nephritis-assocaited streptococcal plasmin receptor（NAPlr）と streptococcal pyrogenic exotoxin B（SpeB）である．

溶連菌による咽頭炎後7〜15日間，あるいは皮膚感染症後3〜5週間の潜伏期間の後に急性腎炎が発症する．典型例では潜伏期間を経て，突然の血尿，浮腫，高血圧を3主徴として発病する．しかし3主徴のすべてがそろう症例は約40％といわれており，非定型例も多い．ただし顕微鏡的血尿はほぼ必発であり，約1/3でコーラ色の肉眼的血尿を認める．肉眼的血尿は一般に数日で消失するが，顕微鏡的血尿は1年以上持続することがあり，発熱性疾患に伴い再燃する症例も存在する．蛋白尿も通常伴うが，ネフローゼ症候群を呈する症例は5％以下である．また急速進行性の経過をとる症例は0.5％以下である．浮腫は眼瞼周囲に初発することが多く90％の症例に認め

表2　小児の高血圧基準値

		収縮期血圧（mmHg）	拡張期血圧（mmHg）
幼児		≧120	≧70
小学校	低学年	≧130	≧80
	高学年	≧135	≧80
中学校	男子	≧140	≧85
	女子	≧135	≧80
高等学校		≧140	≧85

（日本高血圧学会．高血圧治療ガイドライン2009）

られるが一般に軽度であり，ネフローゼ症候群を呈さなければ腹水を認めることはまれである．溢水による高血圧（表2）は60〜80%の症例に認められ，その約半数が治療を要する．浮腫や高血圧は通常，5〜10日で改善する．まれに肺水腫（呼吸障害）や高血圧性脳症（頭痛，嘔吐，視力障害，けいれん）が初発症状のことがあり，これらの症状をみたら急性腎炎を鑑別に入れる必要がある．

4 診断および検査所見[6,7]

1）問診
先行感染（溶連菌による咽頭炎，皮膚感染症）の有無および溢水の程度を判断するために，保護者から健常時の体重を聴取する．また，学校検尿などにおける尿異常所見や腎泌尿器疾患の既往も確認する．

2）診察
体重，血圧，脈拍数，呼吸数，CRT，咽頭所見（扁桃肥大），皮膚所見（紫斑や発疹），眼瞼や四肢の浮腫を観察する．

3）検査
咽頭培養からは健常学童でも約20%に溶連菌が検出されるため，臨床的には溶連菌関連抗体（ASO，ASK，AHase，ADNaseB）のほうが先行感染の指標として有用である．なかでもASOの感度が最も高く，感染後1週間で上昇し始め3週間で最高値をとる．しかし皮膚感染症の場合は，ASOよりAHaseやADNaseBの感度が高い．血清補体価（C3，CH50）は，ほぼ全例で低下するが一過性であり（6週以内に正常化），8週間以上持続する症例は，膜性増殖性糸球体腎炎やSLEなどに伴う慢性腎炎との鑑別が必要である．糸球体濾過量の低下に伴い血清クレアチニンや尿素窒素の上昇を認めるが，利尿期に入ると急速に改善する．最も注意すべき所見は，腎機能低下による高カリウム血症と高血圧である．小児の急性腎炎は自然治癒傾向が高く，予後も良好なため典型例に対しては腎生検は行われない．ただし，非典型例，すなわち低補体血症が8週以上持続または血清補体価が正常の症例，溶連菌の先行感染が証明できない症例，進行性または高度腎機能障害（糸球体濾過率 <30 mL/分/$1.73 m^2$）が1週以上持続する症例，蛋白尿の持続する症例では腎生検の適応となる．

5 治療[8]

急性腎炎に対する特別な治療はなく，急性期は安静，水分バランス，血圧の管理が基本となる．急性腎炎発症予防のための抗菌薬が有効であるというエビデンスはないが，周囲への腎炎惹起性株の伝播を防ぐ目的でセフェム系またはペニシリン系を10〜14日間使用することがある．高血圧や浮腫のある時期は床上安静とし，体重や血圧が正常化したら解除する．水分制限は，「前日尿量＋不感蒸泄（400〜600 mL/m^2/日）」または「急性腎炎症候群（急性腎不全を含む）の食事療法」（表3）を参考にする．入院を要する重症例では，高血圧，浮腫に対して降圧薬（ニフェジピン0.5〜1 mg/kg/日・分2），利尿薬（フロセミド0.5〜1 mg/kg/回・1日2〜4回）を積極的に使

表3 小児急性腎炎症候群（急性腎不全を含む）の食事療法

区分	対象	総エネルギー (kcal/kg/日)	蛋白質 (g/kg/日)	食塩 (g/kg/日)	水分 (mL/kg)
乏尿期	乳児	70	1.0	0	30 (mL/kg)＋尿量 (mL)
	幼児	50	0.8	0	25 (mL/kg)＋尿量 (mL)
	学童	40	0.8	0	20 (mL/kg)＋尿量 (mL)
利尿期	乳児	80	1.5	0.05	30 (mL/kg)＋尿量 (mL)
	幼児	60	1.2	0.05	25 (mL/kg)＋尿量 (mL)
	学童	50	1.0	0.05	20 (mL/kg)＋尿量 (mL)
回復期	乳児	90	2.5	0.1	制限せず
	幼児	70	1.5	0.1	
	学童	55	1.2	0.1	
治癒期	乳児	100	3.0	0.2	制限せず
	幼児	75	2.5	0.2	
	学童	55	1.5	0.2	

（腎疾患患者の生活指導・食事療法に関するガイドライン）

用する．緊急時や高血圧性脳症の際は，ニフェジピン内服（0.25 mg/kg/回）やニカルジピン持続点滴（0.5〜5 μg/kg/分）を使用する．高カリウム血症に対しては，食事中カリウム制限（1,000 mg/日），$β_2$刺激薬（サルブタモール 0.2〜0.5 mL/回）の吸入，イオン交換樹脂，グルコース・インスリン療法を行う．透析療法が必要な症例はきわめてまれである．利尿期に入り体重が病前へ戻ったら，直ちに利尿薬を中止し，水分制限も解除しなければ，希釈尿による脱水になるため注意が必要である．

急性腎炎，腎不全における輸液のポイント

- 適切な水分量を決めるポイントは，①病前体重の確認，②循環血液量を頻回に評価することである．
- 乏尿，浮腫期は，積極的に降圧薬や利尿薬を使用して血圧を適切に管理する．
- 利尿期には，逆に脱水になることがあるため，速やかに塩分・水分制限や利尿薬を中止する．

■ 文献

1) Lechón FC. Espí Mde L, Abal RP, et al. Acute glomerulonephritis associated with pneumonia: a review of three cases. Pediatr Nephrol. 2010; 25: 161-4.
2) Srivastava T, Warady, Alon US. Pneumonia-associated acute glomerulonephritis. Clin Nephrol. 2002; 57: 175-82.
3) 伊藤秀和, 種市尋宙, 松倉裕喜, 他. 肺炎合併を契機に発見された溶連菌感染後急性糸球体腎炎の2症例. 小児科臨床. 2007; 60: 323-30.
4) Pais PJ, Kump T, Greenbaum LA. Delay in diagnosis in poststreptococcal glomerulonephritis. J Pediatr. 2008; 153: 560-4.
5) Rodriguez-Iturbe B, Musser JM. The current state of poststreptococcal glomerulonephritis. J Am Soc Nephrol. 2008; 19: 1855-64.
6) Avner ED, editor. In: Pediatric Nephrology, 6th ed. Bering, Heidelberg: Springer-Verlag; 2009. p.743-55.
7) Eison TM, Ault BH, Jones DP, et al. Post-streptococcal acute glomerulonephritis in children: clinical features and pathogenesis. Pediatr Nephrol. 2011; 26: 165-80.
8) 伊藤秀一, 編. In: 小児科ピクシス 小児のネフローゼと腎炎. 東京: 中山書店; 2010. p.78-81.

〈藤永周一郎〉

I．臨床編─B．小児疾患における輸液療法

10 ネフローゼ症候群

実践編　症例検討

症例の経過と実際の輸液療法

症例
4歳 男児

主 訴　浮腫，尿量減少，体重増加

既往歴・家族歴　特記すべきことなし．

現病歴　2週間ほど前に咳・鼻汁と37℃台前半の微熱をきたしたが，数日で軽快したため医療機関は受診しなかった．1週間ほど前から上眼瞼が腫れぼったくなり，次第に下肢のむくみが強くなり，運動靴がきつくて履けなくなったということで，かかりつけ医を受診した．

　かかりつけ医で，腹部膨満と陰嚢の腫脹を指摘され，検尿で蛋白尿（4＋）と判明し，当科に紹介となった．

　身長は105.1 cm，体重20.1 kgと，3カ月前の幼稚園で測定された体重16.8 kgより，3.3 kg増加を認めた．意識は清明であったが，顔色は蒼白で，臍部の痛みを訴えていた．体温は36.5℃，血圧は52/38 mmHgと低下し，心拍数132回/分，呼吸数56回/分と頻脈・多呼吸を認めた．毛細血管再充填時間（CRT：capillary refilling time）は3秒と延長していた．呼吸音は左下肺野で減弱しており，腹部は膨隆し打聴診で腹水の貯留が疑われた．

来院時主要検査所見（表1）　①高度の全身性の浮腫に加えて，②高度蛋白尿，③低蛋白（低アルブミン）血症，④高脂血症といった検査所見より，ネフローゼ症候群（NS：nephrotic syndrome）と診断し，加療目的で即時入院となった．胸部エックス線写真では，心胸郭比は39％で，左肺に少量の胸水貯留を認めた．腹部超音波検査では，中等量の腹水を認めた．

入院後経過　小児のNSの初期治療は，ステロイド剤などによる薬物療法と，浮腫の管理などを目的とした対症療法より成り立つ．

　NSでは初発時と再発時に，浮腫の管理が重要である．NSの浮腫の成因は，①血漿膠質浸透圧の低下（underfill mechanism）と，②細胞外液量の増加（overflow mechanism）の2つが提唱されているが，症例によって両者が様々な程度で関与し

表1 入院時主要検査所見

【尿検査】		【生化学，血清】	
比重	1.048	TP	3.9 g/dL
蛋白	(4+)	Alb	1.1 g/dL
潜血	(−)	AST	21 IU/L
尿蛋白定量	4,980 mg/dL	ALT	24 IU/L
尿中クレアチニン	122 mg/dL	LDH	258 IU/L
uPr/uCr	40.8	Cr	0.34 mg/dL
沈渣		BUN	21 mg/dL
赤血球	1〜4/hpf	Na	128 mEq/L
円柱なし		K	3.8 mEq/L
【血算】		Cl	106 mEq/L
白血球	12,400/μL	T-cho	502 mg/dL
赤血球	560×10^4/μL	CRP	0.12 mg/dL
Hb	15.2 g/dL	IgG	210 mg/dL
Ht	47.1%	C3	86 mg/dL
血小板	32.1×10^4/μL	C4	30 mg/dL
		ANA	<40x

ていると考えられる[1,2]．

　本症例では，前者が優位な状態であると判断した．意識レベルの低下はみられなかったが，血圧の低下，頻脈，全身状態の不良など，ショックをきたしている状況であったことより，直ちに「生食 300 mL（約 18 mL/kg）の急速静注」を行ったところ，血圧は正常化し，CRT も 1 秒となった．その後，血圧・心拍の持続モニターを続けながら，「25％アルブミン液 50 mL（アルブミン量 12.5 g，約 0.74 g/kg）を 3 時間かけて点滴静注し，引き続いて，フロセミド（ラシックス®）15 mg（約 0.9 mg/kg）の静注」を施行したところ，112 mL の排尿が得られた．

症例の解説

　NS で浮腫が軽微な場合は，塩分摂取制限にて改善しうるが，重篤な場合には利尿薬投与や，アルブミン等の補充などの薬物治療が必要である．浮腫は，徐々に増悪し，体重の 3〜5％の水分貯留となると外見上明らかとなるとされている[2]．

　一般的には，Na 摂取量は 2〜3 mEq/kg/ 日とする（体重 10 kg の児では，Na 20〜30 mEq/日，食塩 460〜690 mg/ 日である；年長児の場合は，最大食塩摂取量は 2 g/ 日とする）[3]．

　本症例のようにショックに陥っている場合は，まずは循環を改善させることを優先し，ショックを脱するまで生食あるいは細胞外液の急速輸液を行い，ショックを脱した後は，輸液を変更し水分・ナトリウム負荷を極力避ける．重篤な血管内 volume の減少は，再発時の急性期であることが多く[5]，腹痛，低血圧，末梢循環不全といった臨床症状に加えて，相対的多血症，急性尿細管壊死，血栓症などをきたすリスクがある[5]．

　ショックに陥っていない症例や，ショックを脱した症例では，循環血液量が正常・増加・低

下の3群に分けた治療を行う．

　循環血液量が正常な場合は，上述のように塩分制限を行うのみで，水分制限・輸液は不要である．

　循環血液量が増加している場合は，ループ利尿薬であるフロセミド（ラシックス®）を1〜2 mg/kg/日，分3で経口投与する．もし効果がなければ，血清クレアチニン値が正常ならスピロノテクトン（アルダクトン A®）を 2 mg/kg/日投与する（Niaudetらは，5〜10 mg/kg/日を推奨している[3,5]）．急性腎不全をきたして心不全，肺水腫，薬物でコントロールできない高血圧をきたしている場合は，緊急の血液浄化療法〔血液透析，体外限外濾過法（ECUM: extracorporeal ultrafiltration method〕も考慮する．

　循環血液量が減少している場合では，CRTを参考に，生理食塩水のボーラス投与をする[6]．その後，25％（か20％）のアルブミン0.5〜1 g/kgを4時間かけて点滴静注し，0.5〜1 mg/kgのフロセミド（最大量20 mg/回）を1〜2回静注する[6]．アルブミンの静注は速度が速すぎると，急激な血圧上昇や呼吸障害をきたす可能性がある[7]．急速かつ大量投与により，皮下組織の水分が血管内に急速に移動するため，肺水腫やうっ血性心不全をきたすリスクがある[7]．

　アルブミンは血液製剤である点に留意し，使用に当たってはインフォームドコンセントが必要である．

　アルブミンの投与前，開始30分後，60分後，投与終了後のバイタルサインを観察し，高血圧やアナフィラキシーの発現には注意を要する．蛋白尿のない状態では，アルブミン1 g/kgの投与で血清アルブミン約1.0 g/dLの上昇が期待できるとされているが，NSでは目標に達しないことも多い．なお，5％アルブミン液は，血漿と等張なので膠質浸透圧の上昇が望めず，かつNa^+ 160 mEq/Lと塩分負荷になることより，使用はしない．

　一般的には，血清アルブミン値を2.8 g/dLまでゆっくり上昇させれば十分に血管内の膠質浸透圧や体液量は回復すると考えられ，正常値にまで上昇しても臨床的にはさらなる利点は得にくいといわれている[7]．胃腸炎合併など体液の喪失を伴う場合は，血栓の合併や腎前性腎障害を回避する目的でvolume管理をきめ細やかに行う必要がある[6]．

解説編　ネフローゼ症候群の体液管理

1　概念

　NSの浮腫の成因は，①血漿膠質浸透圧の低下（underfill mechanism）と，②細胞外液量の増加（overflow mechanism）の2つが提唱されている[1,2,8]．

　Underfill mechanism（図1）は，多量の蛋白尿によって低蛋白血症をきたし，血漿膠質浸透圧が低下し，水分が血管内から間質に移動するという概念で，微小変化型NSの児ではunderfill mechanismが優位で浮腫をきたす児が多い[2]．

　Overflow mechanism（図2）は，腎臓の集合管上皮のNaチャネル（ENaC: epithelial sodium channel）の制御不能の活性化によるNa再吸収の亢進によってNa保持[2]が生じ，循環血漿量が増加して毛細血管静水圧が上昇することにより浮腫をきたすという概念である．

2　治療

　浮腫の治療に当たっては両者のいずれが優勢なのか評価が必要である．前者が優位な病態では，利尿薬治療によって，浮腫は軽減するであろうが，血管内volumeの減少は増悪し[1]，急性腎不全や血栓症の発症，さらには稀ではあるが，hypovolemic shockを助長するリスクがあるからである[3]．両者の鑑別には，尿中ナトリウム排泄率（fractional excretion of sodium: FE_{Na}）と相対的尿中カリウム排泄：$U_K/(U_K+U_{Na})$が指標として用いられる．FE_{Na}が低値（<1％）で$U_K/(U_K+U_{Na})$が高値（>60％）のNSでは，underfillと考えられ，2つのパラメーターは，血漿レニン・アルドステロン・ノルエピネフリン・バソプレシンの上昇と相関する[7]．

　後者が優位な状態では利尿薬治療が浮腫の軽減に適応があり，効果的である[6]．重症な浮腫を

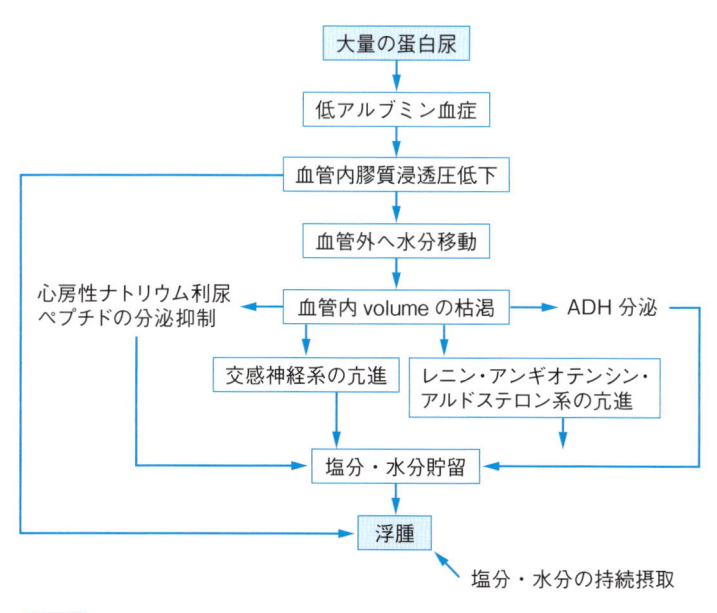

図1 Underfill mechanism

呈した小児のNS 30名の検討で,「FE_{Na}が2%を上回る症例は血管内volume過剰,下回る症例はvolume不足」と分類したところ,FE_{Na}>2%の11例中10例で利尿薬単独で浮腫の治療が可能であった(残りの1例は血清クレアチニンの上昇と低Na血症の進行に対して使用したアルブミンと併用で利尿薬で加療した)との報告がある[9].

NSの浮腫の治療で 最も使用される利尿薬はループ利尿薬のフロセミドである.本剤はヘンレループの細い上行脚のNa^+/K^+/$2Cl^-$共輸送体を阻害して,Na,Clの再吸収を抑制し,Na利尿作用をきたす.ループ利尿薬は強力にアルブミンに結合して糸球体での濾過を免れ,近位尿細管細胞の血管側へ運ばれて取り込まれ,尿細管腔に分泌されヘンレループで作用する.したがって,低アルブミン血症下では近位尿細管細胞に到達するアルブミンに結合したフロセミドが減少してしまう.さらに,大量のアルブミン尿のため,尿細管腔内でフロセミドがアルブミンに結合してしまい,薬理作用を発揮できるフリーのフロセミドが減じてしまう[7].大部分のNS患児は,腎機能は正常かほぼ正常であっても,ループ利尿薬に反応するものの,健常人と比べるとナトリウム利尿の作用は弱い[1].

フロセミドとアルブミンを同時投与することにより腎への利尿薬の到達を向上できる[5].血管内のvolumeを増やすことにより腎の灌流と薬剤の腎への到達が改善するからである[7].

常用量の2〜3倍のフロセミドを投与すると効果が期待できるが,薬剤に反応しない乏尿の状況下で,高用量のフロセミドを使用すると聴力障害をきたすリスクがあり,これは,薬剤の高いピーク血中濃度と相関する[7].

フロセミドの治療に反応しない患者では,サイアザイド系の利尿薬の併用が有効なことがある[1].サイアザイド系利尿薬は主に遠位尿細管に作用するが,近位尿細管にもある程度の効果があるとされている[8].

またスピロノラクトンは,理論的にはNSでNa再吸収が増加すると考えられている皮質集合管のNa保持を阻害するが,実際の作用は弱い.しかしフロセミドなどのループ利尿薬との併用で,ループ利尿薬によって生じうる低K血症を予防できる利点があり,しばしば使用される[3].

なお,ループ利尿薬には,低カリウム血症などの電解質異常,代謝性アルカローシス,高カルシウム尿症,腎石灰化,聴力障害などがあるので,外来患者への長期的な利尿薬投与は避けるべきであり[7],やむを得ない場合は,頻回のモニターが必要である[3].

NSの児でもう一つ輸液上で留意すべき点は,低Na血症である.これは血管内volumeの減少とADH分泌亢進によるものである.むくんでいる児では,低Na血症は体内のNa枯渇によるものではなく,Na過剰でさらにそれを上回る水分過剰の状態にある.したがって血管内volumeが

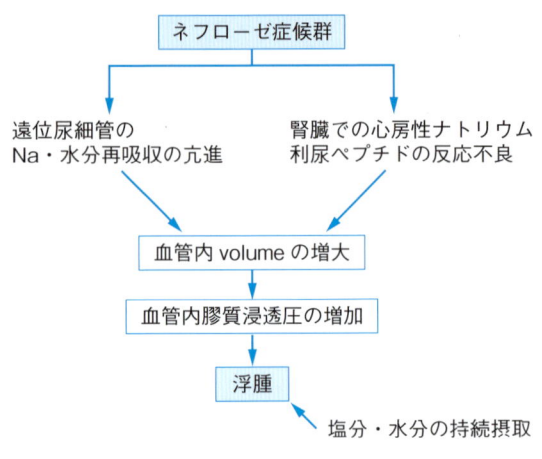

図2 Overflow mechanism

保たれている軽度から中等度の低Na血症の児では，Na過剰の状態にあるので，Na補充を行ってはいけない．ADH分泌過剰による希釈性の低Na血症であるので，血漿Naが125 mEq/L以下の児では，水制限が必要である[3,6]．

> **ネフローゼ症候群における輸液療法のポイント**
>
> - ネフローゼ症候群の主要症状である浮腫の管理において輸液療法が必要となる場合がある．
> - 浮腫の成因は，①血漿膠質浸透圧の低下（underfill mechanism）と，②細胞外液量の増加（overflow mechanism）の2つが提唱されている．
> - 高度浮腫でショックに陥っている場合は，循環を改善させることを優先しショックを脱するまで生食あるいは細胞外液の急速輸液を行い，ショックを脱した後は，輸液を変更し水分・ナトリウム負荷を極力避ける．
> - ショックに陥っていない症例や，ショックを脱した症例では，循環血液量が正常・増加・低下の3群に分けた治療を行う．
> - 浮腫の治療で最も使用される利尿薬はループ利尿薬のフロセミドである．

■ 文献

1) Rose BD. Mechanism and treatment of edema in nephrotic syndrome. UpToDate（updated on Oct 7, 2010）.
2) Niaudet P. Etiology, clinical manifestations, and diagnosis of nephrotic syndrome in children. UpToDate（updated on Sep 12, 2011）.
3) Niaudet P. Symptomatic management of nephrotic syndrome in children. UpToDate（updated on Oct 20, 2010）.
4) Clark AG, Barratt TM. Steroid-responsive nephrotic syndrome. In：Barratt TM, et al editors. Pediatric Nephrology 4th ed. Baltimore：Lippincott Williams & Wilkins；1999. p.731-47.
5) Niaudet P, Boyer O. Idiopathic nephrotic syndrome in children：clinical aspects. In：Avner ED, et al editors. Pediatric Nephrology, 6th ed. Berlin-Heidelberg：Springer-Verlag；2009. p.667-702.
6) Rodig NM. Renal and electrolyte emergencies. In：Fleisher GR, Ludwig S, editors. Textbook of Pediatric Emergency Medicine, 6th ed. Baltimore：Lippincott Williams & Wilkins；2010. p.1099-126.
7) Valentini RP, Smoyer WE. Nephrotic syndrome. In：Kher KK, et al. editors. Clinical Pediatric Nephrology, 2nd ed. UK：Informa Healthcare；2007. p.155-94.
8) Gbadegesin R, Smoyer WE. Nephrotic syndrome. In：Geary DF, Schaefer F, editors. Comprehensive Pediatric Nephrology. Philadelphia：Mosby-Elsevier；2008. p.205-18.
9) Kapur G, Valentini RP, Imam AA, et al. Treatment of severe edema in children with nephrotic syndrome with diuretics alone－a prospective study. Clin J Am Soc Nephrol. 2009；4：907.

〈大友義之〉

I．臨床編—B．小児疾患における輸液療法

11 心不全における輸液療法

実践編　症例検討

　小児心不全の病態は，心臓構造が正常な成人とは異なり，一様ではなく多種多様である（表1）．また，心不全患者には，治療としての「輸液療法」という概念は強調されていない．静脈ラインを確保する目的は，

　1）カテコラミン，血管拡張薬，利尿薬の投与
　2）血圧低下時の容量負荷
　3）血中電解質補正

である．そのため，小児心臓病専門の教科書に「輸液療法」というchapter（章）は存在しない．下記に心不全症例を呈示する．なお，電解質補正は，他の章に譲り，ここでは輸液量のみに言及する．

表1　小児心不全の病態

1）心筋炎・心筋症
2）右心不全
3）単心室循環
4）先天性心疾患
5）慢性収縮能低下
6）栄養不全
7）心臓移植後
8）抗がん剤副作用
9）冠動脈異常
10）心臓手術後（特にフォンタン循環）

症例の経過と実際の輸液療法

1 急性心筋炎

症例	**主　訴**　なんとなく元気がない．顔色不良
3歳4カ月	**家族歴・既往歴**　特記すべきことはなし．
男児	**現病歴**　2日前から37.5〜38℃の微熱．食欲なく，昨夜から，ほとんど食べない．元気なく，顔色も悪いため，心配で今朝，嘔吐があり外来を受診した．

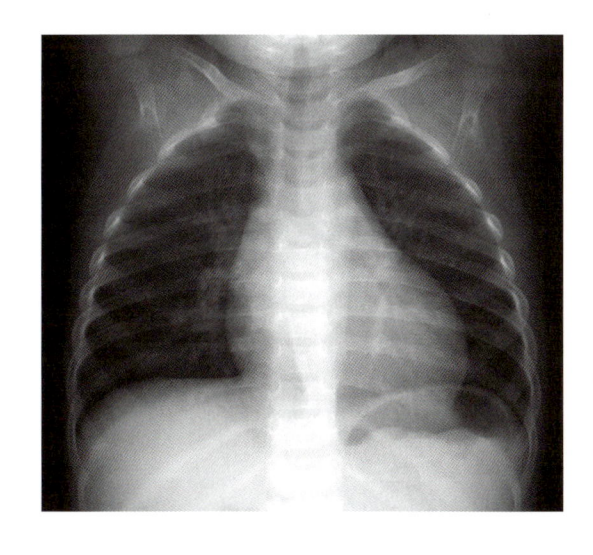

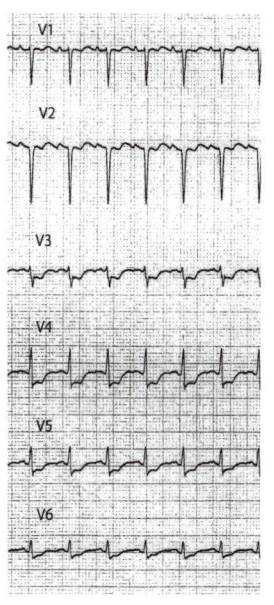

図1 急性心筋炎
左図は胸部エックス線，右図は胸部誘導の心電図

理学および検査所見　体温 36.7℃，顔色不良，呼吸数 46 回/分，やや深い呼吸，聴診では肺野清，心音は整，奔馬調律あり．心拍数約 120 回/分．有意な心雑音はない．
腹部：肝臓 2 横指，弾性硬
胸部エックス線写真：CTR は正常範囲だが，軽度肺静脈の肺うっ血がある（図 1）．
心電図：全体として低電位傾向．左側胸部誘導で ST 低下，T 波平低（図 1）．
血液検査：AST 300 IU/L，ALT 45 IU/L，LDH 1,120 IU/L，CK 1,540 IU/L，トロポニン T 陽性

● **輸液**

急性心筋炎の患者に輸液を行う場合は，維持輸液を，正常小児の輸液量の 3 割程度で開始し，症状の悪化に注意する．輸液は，薬物投与のための維持として割り切って，専門病院へ搬送する．

2 肥大型心筋症

症例
4 歳 男児
体重 14 kg

主　訴　嘔吐
家族歴　特になし．
既往歴　Noonan 症候群で，3 歳時に肥大型心筋症と診断され，β ブロッカーとカルシウム拮抗剤を服用中．
現病歴　昨夜から突然の嘔吐を 3 回繰り返している．水分を摂らせようとしたがす

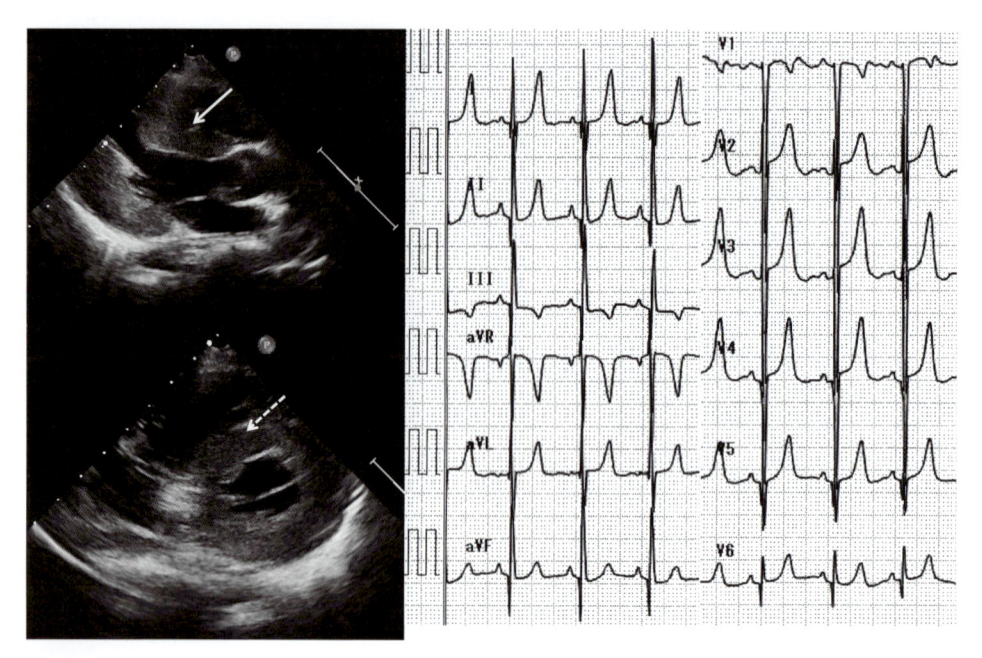

図2 肥大型心筋症

左図は心エコー，右図は 12 誘導心電図．実線→は肥大した心室中隔，点線→は短軸断面での円形の肥大した左室心筋を示す．心電図は左室肥大，心室中隔肥大を示す．

ぐに吐いてしまう．今朝から下痢が始まった．薬も飲めていない．ぐったりしているので，受診した．

理学および検査所見 皮膚ツルゴールは低下し，capirally refill time は 5 秒．この患者の心電図（図2），心エコー（図2）を示す．血圧は 90/62 mmHg．尿量は普段と比べてやや減少している．

●輸液 ・・

末梢循環は悪いが血圧が保たれている．中等度脱水と判断し，リンゲル液，ヴィーン D® のいずれかで，100〜150 mL/時で輸液を開始する．さらなる心拍数増加，肝臓腫大悪化，呼吸数増加がなければ，利尿まで継続する．利尿後，Holliday-Segar 法なら 60 mL/時前後だが，この量では正常人で低 Na 血症になることがあり，45 mL/時で維持することが多い．この症例では，6〜7 割として，35 mL/時で維持して，経過を慎重にみる．

3 特発性肺動脈性肺高血圧症

症例
7 歳 男児
体重 20 kg

主訴 学校心臓検診で心電図異常指摘
既往歴・家族歴 特記すべきことはなし．
現病歴 生来健康であった．小学校 1 年生時の学校心臓検診で心電図異常を指摘され，受診した．受診時の理学所見では 2 音の亢進，胸骨左縁第 2〜3 肋間に最強点

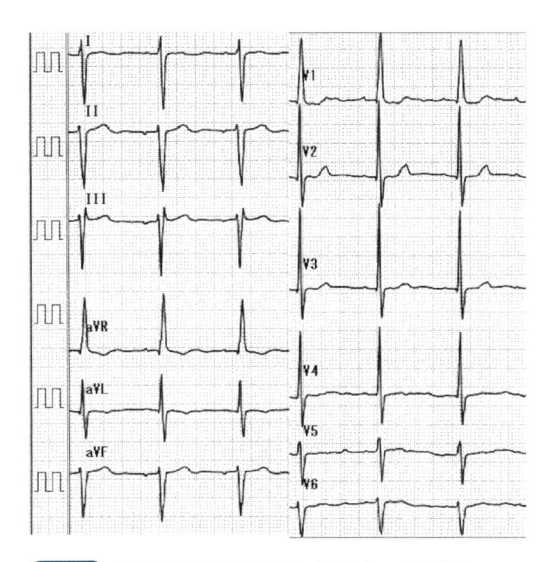

図3 特発性肺動脈性肺高血圧症の心電図

の拡張期雑音（Graham-Steel 雑音）を Levine 1/6 度聴取した．心電図を図3に示す．心エコー検査による推定肺動脈収縮期圧は 70〜80 mmHg である．

●輸液
　もし，この程度の肺高血圧症患者で，脱水があれば，10 mL/kg/時でリンゲル液，ヴィーン D® のいずれかで急速輸液をする．ただ，安全のため，利尿がなくとも，体重 20 kg 以上なら最大 1,000 mL までとする．電解質を検査し，問題なければ維持輸液は，通常の量の 6〜7 割として，経過を慎重にみる．

4 心室中隔欠損症

症例
生後 3 カ月
女児

主訴 咳

既往歴 在胎 39 週で正常分娩．出生時体重 2,950 g．出生時から収縮期雑音を認め，肺動脈弁下型心室中隔欠損症と診断され，利尿薬を服用している．

家族歴 特記すべきことはなし．

現病歴 この 3〜4 日間，哺乳量が少なく，鳴き声も小さくなったように感じ不安だった．昨夜から時々咳をするようになり，呼吸も苦しそうなので受診した．

理学および検査所見 体重 4,120 g．呼吸数 55 回/分，季肋部は吸気に合わせて陥没する．胸骨左縁第 4 肋間に Levine 2/6 度の収縮期雑音を認め，心尖部に拡張期ランブルを聴取する．2 音はやや亢進している．肝臓は右鎖骨中線上 2 横指触れる．胸部エックス線（図4）と心電図（図4）を示す．

●輸液
　もし，この患者で輸液を行うなら，急速輸液は禁忌となる．維持輸液を行うなら，正常維持量は 15 mL/時程度となる．しかし，まだ離乳食の開始されていない乳児な

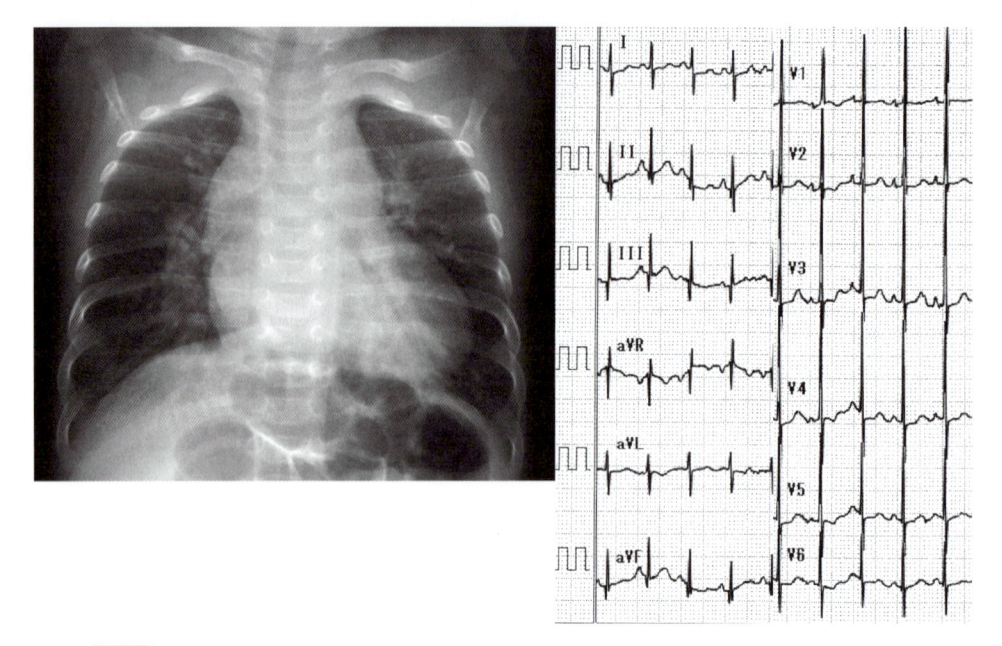

図4 心室中隔欠損
左図の胸部エックス線は肺血流増加，肺静脈うっ血を示す．
右図の心電図は，両心室肥大を示す．右室は肺高血圧による圧負荷を示唆する．

ら，1日摂取ミルク量を 80 mL/kg/日として，13 mL/時程度で維持する．

5 拡張型心筋症

症例
生後6カ月
男児

既往歴・家族歴 特記すべきことはなし．

現病歴 咳で近医を受診した際，心雑音を指摘され，紹介受診した．特に，母親は異変には気づいていない．この1カ月以内に発熱など風邪症状はなかった．

理学および検査所見 呼吸音は清．心音は奔馬調律．雑音は無害性心雑音であった．肝臓は右鎖骨中線上2横指，弾性硬で触知する．胸部エックス線（図5）を示す．心エコー検査では左室駆出率は25％であった．

●輸液
例えば，この患者が嘔吐で飲めずに中等度脱水になったと仮定すると，10 mL/kg を1時間かけて輸液して様子を注意深く観察する．利尿がなくとも，維持液に変更し，通常維持量の5割で輸液して，様子をみる．注意深く，心不全症状の悪化の有無をチェックする．

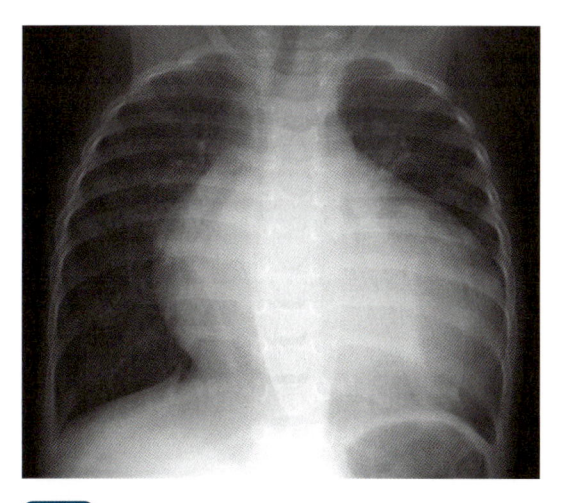

図5 拡張型心筋症の胸部エックス線

6 フォンタン術後

症例
2歳 男児
体重 12 kg

主 訴 下痢，嘔吐

既往歴 無脾症候群で単心室，肺動脈弁閉鎖．1歳10カ月時にフォンタン型手術を施行された．Room air で経皮酸素飽和度（SpO$_2$）は93%．

家族歴 特記すべきことはなし．

現病歴 2日朝から嘔吐が始まり，同日の夜から下痢が起こった．前日も下痢，嘔吐が続いたが，母親は，主治医からもらっていた利尿薬をがんばって服用させていたが，尿はあまり出ていない．今朝になってぐったりしていたので，救急外来を受診した．

理学および検査所見 皮膚ツルゴールは低下．Capillary refill time は5秒．血圧は正常範囲．聴診では心音は正常．有意な雑音はない．

●輸液
　10 mL/kg/時の初期輸液を行う．利尿がなくとも，2時間で中止し，維持輸液を30 mL/時（正常なら44 mL/時．その7割）で行う．肺うっ血になりやすいでの，肺野の聴診，SpO$_2$に留意する．

7 ファロー四徴症術後

症例
10歳 男児
体重 26 kg

主 訴 腹痛，嘔吐

家族歴 特記すべきことはなし．

既往歴 ファロー四徴症で3歳時に心内修復術を施行されていた．利尿薬を服用している．

現病歴 4日前から腹痛があったが，我慢して学校に通っていた．食事をとると腹痛がでるので，食欲はなかった．水分もあまりとっていなかった．ただ，いつもの

利尿薬はなんとか服用していた．今朝になり，腹痛が激しくなり，嘔吐したため，救急外来を受診した．

理学および検査所見　顔色不良．呼吸音は清．心音は整で，胸骨左縁第 2〜3 肋間に to and fro 雑音を聴取する．心窩部に圧痛を認める．血圧は正常範囲．胸部エックス線は CTR 56%，心エコーでは肺動脈弁逆流を中等度，右室拡大を認める．

●輸液

　　初期輸液は 15 mL/kg を 30 分かけて行う．電解質が正常なら，初期輸液 15 mL/kg/30 分を再度施行する．その後，利尿なくとも，維持輸液に変更し，60 mL/時で行う．肺動脈狭窄兼逆流となっていることが多い．ただ，この年齢では，まだ，輸液で心不全が悪化するほどの心機能低下が起こっていることはまずない．しかし，注意は必要である．

解説編　小児の心不全と輸液

　輸液は心臓に前負荷をかける治療である．正常機能をもつ心臓は，初期輸液の大量投与でも生理食塩水 20 mL/kg のボーラス投与でも，一見，「何事もなかったかのように」対応している．どのように心臓が対応しているのか．また，心不全状態では，もともと心臓の機械的代償，神経体液因子の代償機序，ナトリウム利尿ペプチド分泌が起こり，それは利尿に大きく影響している．心不全患者に輸液を行う場合，この病態の理解は不可欠である．

1 Frank-Starling の心機能曲線（図6）から考える

　心臓に対する負荷には，前負荷，後負荷がある．前負荷とは，心室が収縮する直前に加えられている負荷で，心室拡張末期容積（圧）で代表される．静脈還流量が急激に増えれば当然，前負荷は増大する．後負荷は動脈平均血圧などで代表され，心室が収縮している時にかかる負荷である．

　うっ血性とは前負荷の上昇を意味している．Frank-Starling の心機能曲線では，既に拡張末期容積（圧が）が大きくなった状態で，重度のうっ血では，それ以上，前負荷をかけても（急速静注）心拍出量は上昇せず，低下することがありうる（図6の点線の右側の状態）．

　心筋自体が損傷すると，変力作用が障害される．その場合も同様に，輸液によって前負荷がかかっても心拍出量を増加させることはできず，心室拡張末期圧が相対的に上昇するだけである．

　左-右短絡の先天性心疾患（心室中隔欠損症，動脈管開存症など）では，過度な容量負荷が心室にかかり，心室からの拍出量が増加している．例えば，心室中隔欠損症なら，左室は大動脈と右室へ血液を拍出する．この心室拍出量を維持するため，Frank-Starling の機序によって左室拡張末期圧と容量が上昇する．心筋障害がないとしても，心室拡張末期圧の上昇は，肺静脈または体静脈のうっ血を起こしていく．

　肥大型心筋症の場合，心室の拡張機能が侵される．収縮機能は正常である．急速静注しても，心室拡張障害による干渉によって心室1回拍出量は制限される．この病態では，心室拡張末期容量を大きくするには拡張末期圧を相当上昇させなければならないが，当然に，中心静脈圧は相当上昇する．

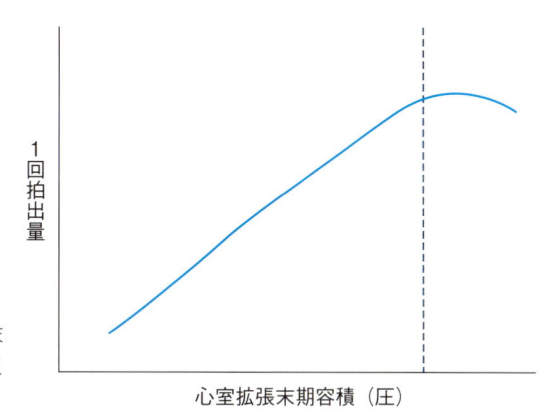

図6 Frank-Starling の心機能曲線
うっ血性心不全が悪化すると，前負荷（心室拡張末期容積）が増大しても，1回心拍出量は減少することになる（点線より右方）．

2 慢性心不全の神経体液性因子

1）交感神経系

心不全では交感神経活性は亢進する．加えて，肺や腎のうっ血が生じるとノルエピネフリンのクリアランスが低下して，結果的に血漿ノルエピネフリンが増加する．

2）レニン・アンギオテンシン・アルドステロン系

慢性心不全における代償機転として最も注目されているのはレニン・アンギオテンシン・アルドステロン系（RAAS系）の賦活である（図7）[1,2]．RAAS系には循環RAAS系と組織RAAS系がある．循環RAAS系は図7のように腎灌流圧・集合管のNa$^+$量・腎交感神経活性に反応して

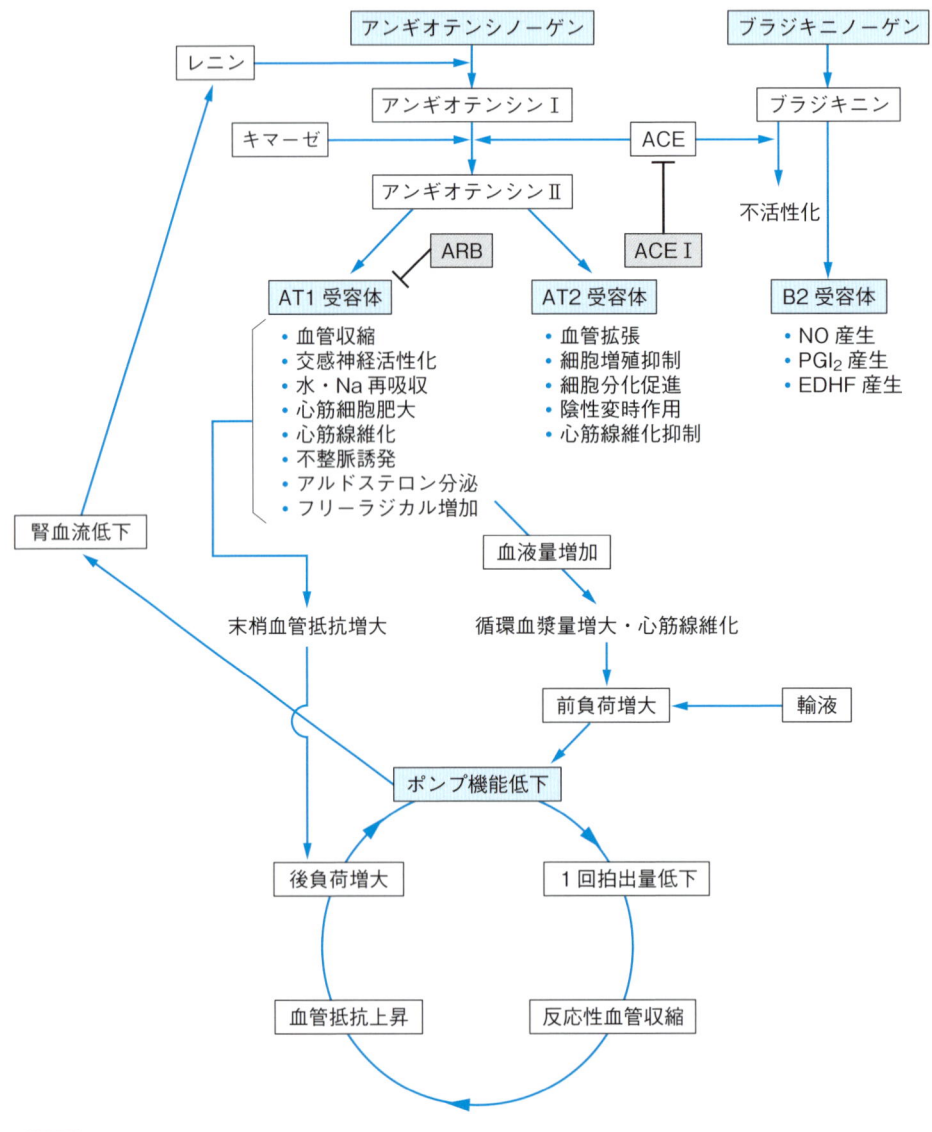

図7 心不全における心血管系の反応とRAAS系（文献1 図2，文献2 図4を改変）

腎臓傍糸球体細胞がレニンを体循環に放出し，順に，アンギオテンシンⅠ（AⅠ），アンギオテンシンⅡ（AⅡ）が活性化される．AⅡはアルドステロン分泌を誘導する．AⅠはACE（アンギオテンシン変換酵素）によってAⅡに誘導される．ただ，心不全でも血漿レニンの上昇がないことも多い．しかし，慢性心不全に対するACEI（アンギオテンシン変換酵素阻害薬）の効果にはエビデンスが示されている．そこで組織RAAS系の関与が注目されている．組織RAAS系は心臓，腎臓などいろいろな組織でオートクライン・パラクライン機構として作用している．

AⅡがAT1受容体を刺激してアルドステロンの分泌，水・Na再吸収，交感神経活性化，血管収縮を起こす．アルドステロンの分泌は前負荷の増大，他は後負荷を増大させる．

3）心不全における機械的因子と神経体液性因子（図7）

図6に示したFrank-Starlingの心機能曲線の点線より右方は，心ポンプ機能の低下を意味する．神経体液性因子は前負荷，後負荷を増加させて悪性サイクルを加速させる．不注意な輸液は，前負荷を増大させ，心不全は悪化していくことになる．

3 小児心不全患者における輸液の原則[3]

小児心不全患者での輸液の原則は，輸液後の心不全悪化の有無を評価することである．心不全患者に脱水があれば，脱水の重症度評価（表2），輸液量の決定，輸液開始後の心不全悪化の有無の評価，脱水の重症度評価（輸液の効果判定），輸液量の再判定のサイクルを繰り返す（図8）．輸液中に確認すべき症状および検査は表3にまとめた．例えば，脱水が重度のため，急速輸液量（正常小児の6割）を開始してみる．輸液開始1時間後に心不全悪化の有無をチェックし，表2の項目の悪化がないことを確認する．悪化がなければ，再度脱水の重症度を判定し，重症度に変化なければ，輸液量を継続するか10〜20％を増量する．増量後にまた心不全症状悪化の有無をチェックする．このようなサイクルを繰り返していく．決まった方法はない．何らかの治療変更

表2 脱水の重症度と臨床症状（文献3より）

臨床症状	脱水の重症度		
	軽度	中等度	重症
体重減少	5%	10%	15%
行動	正常	過敏	異常に過敏 嗜眠傾向あり
口渇	少し	中等度	強い
粘膜	乾燥	非常に乾燥	乾燥しきっている
涙	あり	+/−	なし
皮膚ツルゴール	正常	戻りが遅い	戻りが非常に遅い
皮膚色	青白い	真っ白	まだら状
大泉門	正常	+/−	陥凹
眼球	正常	少し凹んでいる	凹んでいる
尿量	減少	乏尿	高窒素血症あり
血圧	正常	ほぼ正常	低下
心拍数	上昇+/−	上昇	顕著な上昇

```
    輸液量の決定 ─→ 脱水の重症度評価 ←─ 心不全症状悪化の有無の判断
                    ↓↑
                輸液中/後の評価
```

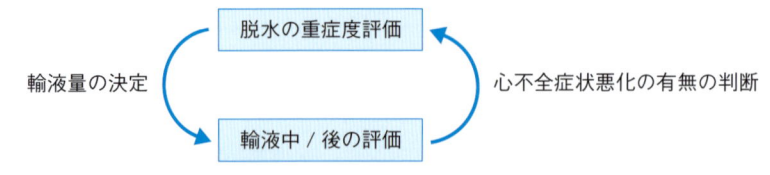

図8 診察の評価サイクル（文献3より）

表3 輸液中/後の確認すべき症状および検査（文献3より）

臨床症状
呼吸状態, 呼吸音（肺ラ音）, 肝臓腫大, 顔の浮腫, 心拍数上昇
検　査
胸部エックス線撮影（心臓の大きさと肺うっ血の有無）
尿量, BUN, クレアチニン, Na, K, Cl
可能なら心エコー（心機能, 下大静脈径）

をした場合は，必ず患者の症状の悪化の有無をチェックすることが肝要である．

　維持輸液量は，Holliday-Segar法で計算することがある．しかしこの維持量で輸液すると低Na血症となることが多いので注意する．心不全では，その重症度で5〜7割で開始して，経過をみながら調整する．心不全が悪化し，輸液過多となったら，フロセミド0.5 mg/kgを静注する．利尿を確認後，フロセミド静注前の維持量の8割で維持する．

　心不全患者が軽度脱水なら初期輸液は行わず，最初から維持輸液で開始するのが無難である．輸液開始前の電解質が，$135 \leq Na^+ \leq 150$ mEq/L，$3.0 \leq K^+ \leq 5.0$ mEq/L なら，ソリタT3号®を用いる．

　利尿薬服用の場合，低Na血症になることがある．$125 \leq Na^+ \leq 135$ mEq/L ならソリタT2号®で十分である．$Na^+ \leq 125$ mEq/L なら，1日で8.0 mEq/L以上の濃度上昇が起こらないよう，NaClを補充する．

　心不全患者で脱水によるショックとなった場合は，血圧上昇を優先して輸液を行う．結果としての肺水腫治療は後にする．

4　心不全の型による対応

　呈示した症例のように成人と異なり，小児心不全は下記の基礎疾患により，大きく4つの型の異なる病態生理がある[4]．

1）心筋症・心筋炎
2）心内修復術前の先天性心疾患
3）心内修復術後の先天性心疾患
4）肺高血圧と右心不全

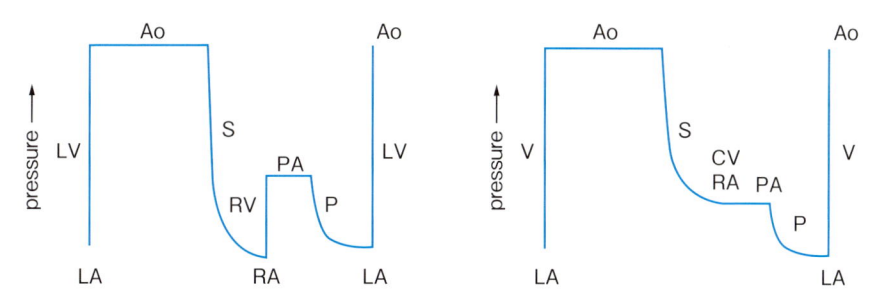

図9 正常循環（左）と Fontan 循環（右）の比較（文献5より）

正常では，肺循環（P）は直列に体循環（S）に連続する．右室は右房圧を左房圧より低く維持して，肺血管内を進むため，肺血管抵抗にあがなうだけのエネルギーを血液に供給する．フォンタン循環では，体静脈は，心房，心室を経ずに肺動脈（PA）へ直接連続する．その結果中心静脈圧は上昇しているものの，その圧自体は正常心の肺動脈圧より低くなっている．
Ao: 大動脈　CV: 大静脈　LA: 左房　LV: 左室　PA: 肺動脈　RV: 右室　V: 単心室

1）心筋症・心筋炎（症例1，症例2，症例5）

急性心筋炎，肥大型心筋症，拡張型心筋症が代表的である．神経体液性因子の影響について，成人と小児での違いは証明されていない．

2）心内修復術前の先天性心疾患（症例4）

症例4のような左-右短絡疾患の場合である．この場合，肺血流増大によって，肺うっ血，体循環血流の減少（腎血流減少）を起こすため，結果としての症状は心筋自体の傷害による心機能低下と同じである．肺うっ血があるなら，輸液量は十分に注意しなければならない．

3）心内修復術後の先天性心疾患（症例6，症例7）

症例6のフォンタン術後，症例7のファロー四徴症術後が代表となる．

フォンタン循環では，正常より高い中心静脈圧の大静脈が肺動脈へ直接連続することが特徴である（図9）[5]．肺動脈血流の流れは，下流にある心室の拡張能に大きく依存する．前負荷の増大は心室機能には影響しない．このようなフォンタン循環で，初期輸液量を通常通り行うと，容易に肺うっ血を生じる．全てのフォンタン循環患者は，外見がよくとも，静脈圧の高いうっ血状態の心不全状態と考えて対応する．

ファロー四徴症術後では，右室流出路の手術のため，肺動脈逆流が生じて，右室拡大が起こっていることが多い．右室拡大は右室収縮能低下を起こし，左室収縮能低下も心室間連関により起こっている．輸液による前負荷増大は，右心不全を起こしやすい．

4）肺高血圧と右心不全（症例3）

症例3の特発性肺動脈性肺高血圧症の場合である．右室圧は高いが，右室収縮能は保たれていることが多い．心室中隔は左室側へ圧排されて左室機能も低下している．前負荷増大で容易に右心不全になりやすい．

> **心不全における輸液療法のポイント**
>
> - 小児の心不全には複数の型がある．
> - 輸液は，前負荷を増大させるということである．
> - 心不全では，Frank-Starling の心機能曲線，RAAS 系の代償機転，ナトリウム利尿ペプチド分泌が起こり，利尿にも大きな影響が出ている．
> - 脱水で輸液療法が必要なら，初期輸液は 10 mL/kg の 1 時間投与が安全である．
> - 脱水によるショックなら 10 mL/kg のボーラスを利尿まで繰り返す．肺水腫の治療は血圧が回復した後に行う．
> - 維持輸液速度は，正常小児の 5～7 割で行う．
> - 輸液を開始したら，心不全悪化があるかどうか，観察/評価を行う．
> - 輸液で心不全が悪化したら，フロセミド 0.5 mg/kg を静注し，利尿を試みる．
> - 左-右短絡の先天性心疾患は，基本的にうっ血性心不全になりやすい．
> - フォンタン循環は，外見がよくても，うっ血性心不全と同等と考える．

文献

1) 長谷川洋，小室一成．高血圧性，弁膜症性心不全．医学のあゆみ．2010；232(5)：309-15.
2) 山田 修．うっ血心不全．小児内科．2008；40(増刊号)：183-8.
3) 賀藤 均．心疾患患児の輸液で注意することは何ですか？ どんな心疾患でも同じ注意でよいのですか？ 小児内科．2011；43(4)：789-91.
4) Shaddy RE, Wernovsky G. In: Pediatric Heart Failure. Boston: Taylor & Francis; 2005.
5) Gewollig M, Brown SV, Eyskens B, et al. The Fontan circulation: who controls cardiac output. Ineract Cardiovasc Thrac Surg. 2010；10(3)：428-33.

〈賀藤　均〉

I．臨床編―B．小児疾患における輸液療法

12 急性脳炎・脳症の輸液療法

実践編　症例検討

症例の経過と実際の輸液療法

症例
3歳9カ月
女児

主 訴　けいれん重積
家族歴　母にてんかん，兄・姉に熱性けいれん
周産期歴　39週 3,300 g 出生．ガスリー異常なし．
発育発達歴　特記事項なし．
既往歴　特記事項なし．
現病歴　(某年の夏) 第1病日発熱．
第2病日朝に30秒程の強直性けいれん出現したために近医受診，入院．以後も複数回同様のけいれんを繰り返したために，急性脳症疑いとして当院搬送となった．
入院時現症　体重：15 kg
意識：E4V5M6　　瞳孔 2.5/2.5 mm　　対光反射あり
啼泣あり，SpO_2 97％（酸素 5 L/分マスク），呼吸数 22回/分
呼吸音清明，心拍数 128回/分，血圧 115/77 mmHg
体温 37.8℃，明らかな四肢麻痺なし．
項部硬直なし，深部腱反射異常なし．
到着後，全身間代性けいれんがあったが，ミダゾラム（MDZ）静注とフェニトイン（PHT）点滴で止痙し，入院となる．
検査結果　白血球 12,630/μL，好中球 89％，CRP 2.5 mg/dL と軽度の炎症反応上昇あり．他にはNa 125 mEq/L の低ナトリウム血症とCK 430 IU/L の上昇があった．静脈血液ガス分析では pH 7.379，PCO_2 42.2 mmHg，HCO_3^- 24.3 mEq/L，BE −0.3 mEq/L であった．他の血液検査所見に異常なく，髄液検査も異常なかった．
画像検査　頭部CT検査で脳底槽の狭小化があり，脳溝の描出も不良であり，強い脳浮腫が疑われた．皮髄境界は明瞭であった．
入院後経過（図1-1，図1-2）　入院後に除脳硬直肢位となり脳波検査でも高振幅徐波をきたしたため，各種検査と頭部画像所見も含めて急性脳腫脹型急性脳症と診断

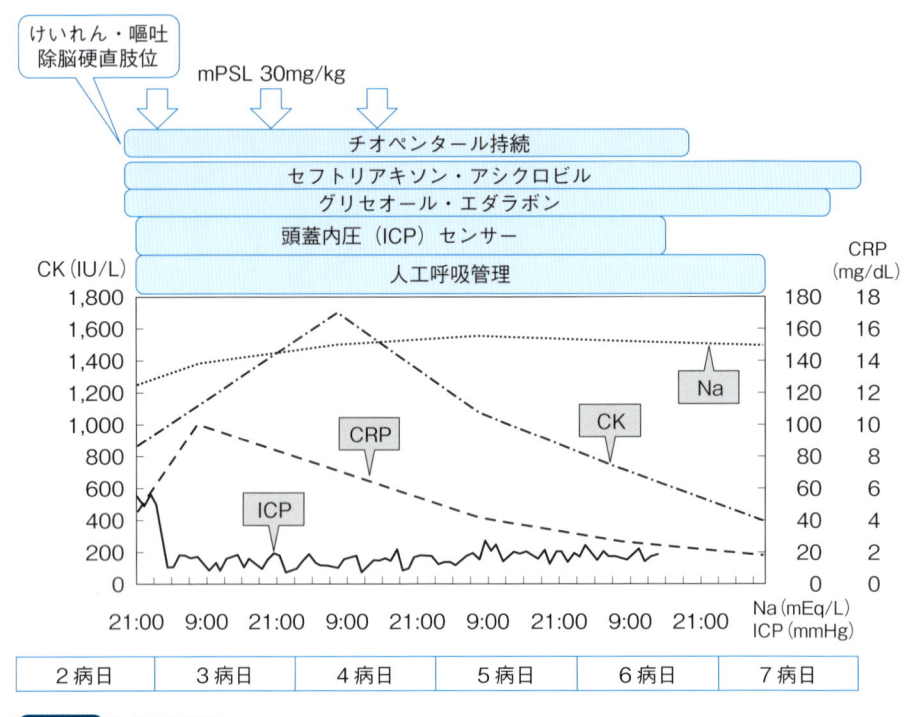

図 1-1 入院後経過

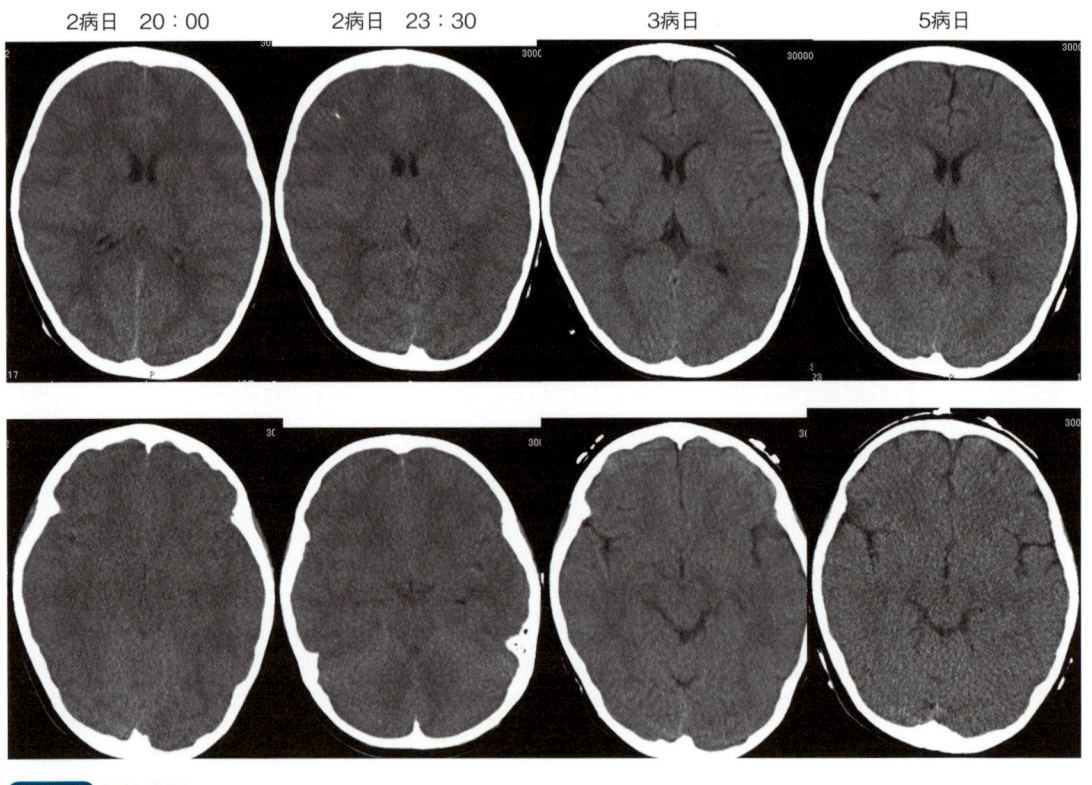

図 1-2 画像変遷

158　Ⅰ. 臨床編—B. 小児疾患における輸液療法

し，挿管下にバルビタール昏睡と脳低温療法を開始した．ステロイドパルス（メチルプレドニゾロン 30 mg/kg 3 日間）と脳保護剤（フリーラジカル消去剤）のエダラボン，浸透圧利尿薬（グリセレブ® 5 mL/kg×3 回/日）を併用した．頭蓋内圧の評価目的に ICP センサーを留置した．当初 ICP は 57 mmHg と高値であったが，治療開始に伴い漸減し，入院 6 時間後には 20 mmHg 以下の正常域にまで低下した．第 3 病日の頭部 CT では脳底槽周囲の開大があり，治療奏効と判断された．48 時間のバルビタール昏睡後，覚醒を待って第 7 病日に抜管し，一般病棟へ転棟となった．以後第 8 病日には発語あり，座位可能となり，第 15 病日に独歩可能，第 18 病日に会話可能となり，明らかな神経学的異常なく，MRI と脳波検査でも異常のないことを確認した上で第 34 病日に軽快退院となった．なお，インフルエンザと RS ウイルスの迅速検査は陰性で，HHV 6，HHV 7，HSV 1，HSV 2 もリアルタイム PCR で陰性，細菌培養検査でも有意な起因菌は検出されておらず，発熱の原因については不明である．

症例の解説

本症例は急性脳症の中でも急性脳腫脹型脳症と考えられる症例であった．後述するように急性脳症にはいくつかの型があることが知られているが，その中でも急性脳腫脹型脳症はインフルエンザ罹患時の急死の原因となっていることが多く，睡眠中の突然死などで発見される例も少なくない．病理解剖を行うと脳は著明に腫脹し，脳ヘルニア所見が指摘される．他の急性脳症に比べて症例は多くなく，病因についても不明の点が多い．

患児の最初の血液検査で血清ナトリウムが 125 mEq/L と著明に低かったが，その他の循環動態は保たれており，ショック状態や脱水状態には陥っていなかった．そのため，初期輸液としての輸液負荷は必要ないと判断して行っていない．経過中に尿量も確保されていたために，維持輸液としては乳酸なしの細胞外液（ビカーボン®）または生理食塩水を用いた．体重 15 kg の児に対して点滴速度としては 50 mL/時とし，他の抗生剤・浸透圧利尿薬などの薬剤の輸液を含めて 1,500～1,600 mL/日の輸液量となった．これに対し，尿量は適宜利尿薬を併用して 1,550～1,700 mL/日保つことができた．人工呼吸管理中の不感蒸泄はほぼ無視できる程度であることが知られているので，1 日の水分バランスとしては±10 mL/kg/日以内となった．血清ナトリウムについては入室 12 時間後には 135 mEq/L まで改善した．以後も細胞外液補充液中心の輸液を続け，入室 24 時間後には血清ナトリウムは 146 mEq/L となり，集中治療中は 145 から 150 mEq/L を維持した．経腸栄養はできるだけ早期から開始することが望ましいが，バルビタール昏睡を行っている間は腸管の動きも悪いために本症例でもバルビタール終了後に経腸栄養を開始している．経腸栄養開始に伴って輸液の水分量を調節し，総輸液量に大きな変動がないように注意した．

血糖値について，経過中は 100～200 mg/dL の間を保つことができた．200 mg/dL を超える高血糖は浸透圧の上昇や尿量の増加を招くことになるため，特に急性期は 1 日 3 回の血糖値の

チェックを行い，低血糖だけでなく高血糖についても慎重な対応が必要となる．

　脳保護のためチオペンタール 4 mg/kg/時持続によるバルビタール昏睡を行うとともに，積極的に冷却ブランケットを用いて，中枢温の目標 36℃台までの体温の低下に努めた．集中治療室入室後約 2 時間で目標温度に到達することができた．中枢温と末梢温の乖離が出てきた場合には積極的に塩酸ヒドララジン注（アプレゾリン®）を用いて末梢温の確保に努めた．本症例では用いていないが，チオペンタールも併用しているために塩酸ヒドララジンを使用した際は血圧が下がりやすく，脳灌流圧を保つためにもノルアドレナリン持続を併用することも珍しくはない．

　当院では ICP モニターとして約 10 分で挿入可能であり，脳温測定もできることから REF110-4BT，Camino を使用している．本症例でも画像所見から頭蓋内圧亢進が疑われたためにセンサーを挿入して脳温ならびに ICP の管理を行った．脳平温療法と浸透圧利尿薬，ステロイドパルスの効果で前述の通り ICP は目標としていた 20 mmHg 以下となった．脳灌流圧（CPP）については 45 mmHg 以上を目標としており，カテコラミンサポートを必要とすることなく，目標値を保つことができた．

解説編　小児の急性脳症・脳炎とその治療

1　急性脳症とは

　急性脳症は単一の疾患ではなく，複数の症候群の集合体である．症候群の分類については研究者間で意見の完全な一致には至っていないが，ある程度共通の理解が得られている．我々はインフルエンザ感染に伴う急性脳症後に後遺症をきたした症例の検討から，急性脳症を画像的特徴から分類する提案[1]として「急性壊死性脳症」，「出血性ショック様脳症」，「急性脳腫脹型脳症」，「けいれん重積型急性脳症」の4つの病型を提唱した．この4病型の他に2004年Takanashiらにより「可逆性の脳梁膨大部病変を有する脳炎脳症」という新しい概念が分類，提唱[2]されている．また，いずれにも分類不能な症例があり，今後の研究が待たれるところである．

1）急性壊死性脳症（acute necrotizing encephalopathy：ANE）

　ANEは1995年にMizuguchiらが報告[3]した両側視床に病変を有し，6カ月から5歳に多い急性脳症である．画像では大脳白質，基底核，小脳髄質，脳幹被蓋にも病変がみられ，髄液検査では髄液蛋白の増加をみる．肝臓・腎臓機能障害，DIC，血球貪食症候群，ショックなどの多臓器障害がみられる例も多く，1/3が死亡，1/3に後遺症をきたす．サイトカインストームが原因と考えられている．

2）hemorrhagic shock and encephalopathy syndrome（HSES）

　HSESはLevinらが1983年に初めて報告[4]した急性脳症で，意識障害やけいれん発作などで発症し，急性期に多臓器不全を伴うことが多く，急激な経過をたどる脳症である．好発年齢は1歳未満だが，年長児での発症もある[5]．生存例では重度脳障害を残し，慢性期には痙性麻痺やてんかんの管理が重要となる．病初期の著しい低血糖と血小板低下は特徴的であり，頭部CTでは経過とともに低吸収域が両側前頭葉・頭頂側頭葉に出現し，全脳浮腫へと進展する．頭部MRIでは急性期に脳回の肥厚を認め，拡散強調画像ではADC低下を認める病変部が明瞭に描出され，脳回に沿った造影剤の漏出が特徴的である．急性期を脱すると皮質層状壊死像が明らかになり，両側性の慢性硬膜下血腫を認めることもある[6]．重症熱中症の画像所見と類似点もあり，高熱の影響が示唆される．

3）けいれん重積型急性脳症（acute encephalopathy with febrile convulsive status epilepticus：AEFCSE）

　AEFCSEでは発熱時にけいれん重積を起こした後に，一旦止痙してある程度意識が回復し，発語や食事が可能となり，その後，3から5日後に短時間の部分けいれんが群発し，神経学的異常が出現するという2相性の経過をとる急性脳症である．3から5日後に反復するけいれんをlate seizureとよんでおり，この時のMRIの拡散強調画像で脳葉単位に皮質下白質の線状高信号がみられ，CTで皮髄境界不明瞭の低吸収域が出現する．

　AEFCSEを最初のけいれん重積の時期に診断することは困難だが，我々はHHV6に伴うAEFCSEで病初期に血清クレアチニンが有意に高いことを報告[7]しており，インフルエンザに伴う急性脳症でも血清クレアチニンが高い報告[8]もあることから，今後の研究が期待される．我々の経験で

は AEFCSE で初期けいれん重積時に気管内挿管を行い，バルビタールを用いて late seizure を予防しても，脳葉性浮腫や神経学的後遺症を予防できるわけではない．治療戦略についても今後の研究が必要と考えられる．

4）可逆性の脳梁膨大部病変を有する脳炎脳症（clinically mild encephalitis/ encephalopathy with a reversible splenial lesion: MERS）

MERS は Takanashi らに報告[2]されて以来，特に MRI での特徴的な画像から報告が散見される．特徴的な画像変化を呈し，この変化は一過性で多くは 1 週間以内に消失する．発症平均年齢は 9 歳で男女差はなく，発熱，嘔吐とともに異常行動・言動やけいれん，意識障害といった神経症状をきたすことが報告[9]されている．病態は不明だが，低ナトリウム血症を合併する．MERS については後遺症をきたすことなく，改善すると考えられているが，慎重な経過観察が必要である[9]．

2 治療

急性脳症に対する特異的な治療法は確立されていない．インフルエンザ脳症のガイドライン[10]では支持療法により呼吸循環動態の安定をはかることを第一にしている．PALS に準じて記載すると，初期評価として全身状態の悪化が認識されたら，ただちに呼吸・循環・意識状態の評価を行う．特に ANE や HSE の場合，初期状態は呼吸不全・低血圧性ショック状態に陥っていることが多く，速やかにバッグ＆マスク換気や確実な気道確保をして呼吸状態の改善をはかるとともに，生理食塩水をはじめとする細胞外液補充液である等張液 20 mL/kg のボーラス投与を開始するべきである．等張液のボーラス投与については脳浮腫を懸念する意見もあるが，末梢循環や脳循環が悪い状況では最終的な脳保護につながらないことを念頭におき，ショック状態から一刻も早く脱することが大切である．けいれんが重積または群発している場合には確実な気道確保がされていることを確認した上で，バルビタールをはじめとする麻酔薬を用いて止痙する必要がある．HSE の場合，充分に輸液を行っていても病初期に著明な低血糖をきたすことがあるので，輸液しながら血糖のチェックを頻回に行う必要がある．

成人の集中治療領域で用いられるような血管内容量や心拍出量を推定できる侵襲を伴うデバイスは小児領域では未だ一般に実用化されておらず，充分な循環血漿量が保たれているかどうかには，血圧と心拍数の他に時間尿量や中心静脈圧が良い指標となる．腎機能が保たれているにもかかわらず尿量が 1 mL/kg/時間より少なくなる場合やバルビタールを用いた時に血圧が大きく変動するよう場合は，循環血漿量が充分足りているとはいえないことを示唆しているので，細胞外液を用いて速やかに補正を行うべきである．中心静脈圧は 5〜12 cmH$_2$O の範囲に収まっていることが望ましく，必要ならばエコーでの下大静脈径の測定や，モニターによる SVV（stroke volume variation）の動きなどの各指標を用いて適切な循環血液量を把握するべきである．

特異的治療としては抗ウイルス薬，メチルプレドニゾロンパルス療法，γグロブリン大量療法を加え，さらに特殊治療としていくつかの治療法がガイドラインに示されている．呼吸と循環をある程度安定させた後には，小児集中治療を行うことのできる施設に搬送した上で，人工呼吸管

理をはじめとする全身管理を行うべきである．けいれんは脳波をモニターしながら適切なコントロールをするべきであるし，脳浮腫によるICP上昇のコントロールは重要であり，ICPモニターの有効性の報告[11]もある．また，体温管理としては積極的な解熱をはかるべきで，解熱薬としてはアセトアミノフェンを使用すべきである．特異的な治療としての抗ウイルス薬，メチルプレドニゾロンパルス療法は予後が比較的良好であったデータはあるものの，γグロブリン大量療法については未だ十分なエビデンスは得られていない．

3 急性脳炎

1）概念

脳炎は，厳密には脳実質の炎症性疾患を指すものであり急性・亜急性・慢性脳炎に分類される．脳症とは異なるものであるが，特に急性のものについて臨床現場では区別することが困難なことも多い．急性の病原体としては単純ヘルペスウイルス，ムンプスウイルス，エンテロウイルス，狂犬病ウイルス，麻疹ウイルス，日本脳炎ウイルスなどのウイルスの他，細菌性，真菌性のものが報告されている．二次性脳炎としては急性散在性脳脊髄炎（ADEM）をはじめとした自己免疫機序と関わる脳炎があげられる．

2）臨床症状

発熱，頭痛，嘔吐，けいれん，意識障害などの神経学的異常を伴うことが多い．

3）診断検査

髄液検査では軽度から中等度のリンパ球優位の細胞数増加がある．髄液検査で単核球の増加がある．

4）治療

一次性脳炎の場合，それぞれの原因によって抗ウイルス薬や抗生剤を使用することが主となる．二次性脳炎の場合にはステロイドが使用されることが多い．いずれの場合であっても輸液療法としては脳浮腫を防止するために維持水分量程度の輸液量が推奨される．急性期の意識状態が悪い時には急性脳症の際の対応と同様，小児集中治療の可能な施設にできるだけ早く搬送して全身管理を開始するべきである．

急性脳症・脳炎における輸液療法のポイント

- 発症初期の全身状態の悪い時には十分な細胞外液の輸液による末梢循環の維持をはかる．
- 集中治療室入室後の水分管理としては±10 mL/kg/日の水分バランスとなるように輸液量を厳密に管理する．
- Na濃度は145～150 mEq/Lを目標に管理する．
- 頭蓋内圧モニターを積極的に利用し，頭蓋内圧（ICP）20 mmHg以下，脳灌流圧（CPP）45 mmHg以上を目標に頭部挙上をするとともに，抗脳浮腫薬，カテコラミンを使用する．

■ 文献

1) 塩見正司.【インフルエンザ】 インフルエンザ脳症の臨床スペクトラム. 小児内科. 2003; 35: 1676-81.
2) Takanashi J, Barkovich AJ, Yamaguchi K, et al. Influenza-associated encephalitis/encephalopathy with a reversible lesion in the splenium of the corpus callosum: a case report and literature review. AJNR Am J Neuroradiol. 2004; 25: 798-802.
3) Mizuguchi M, Abe J, Mikkaichi K, et al. Acute necrotising encephalopathy of childhood: a new syndrome presenting with multifocal, symmetric brain lesions. J Neurol Neurosurg Psychiatry. 1995; 58: 555-61.
4) Levin M, Pincott JR, Hjelm M, et al. Hemorrhagic shock and encephalopathy: clinical, pathologic, and biochemical features. J Pediatr. 1989; 114: 194-203.
5) Bacon CJ, Hall SM. Haemorrhagic shock encephalopathy syndrome in the British Isles. Arch Dis Child. 1992; 67: 985-93.
6) 九鬼一郎, 塩見正司. Hemorrhagic shock and encephalopathy の再検討. 小児科. 2009; 50: 1363-71.
7) Ishikawa J, Yamamuro M, Togawa M, et al. Attempt of differentiation acute encephalopathy with febrile convulsive status epilepticus from febrile convulsive status epilepticus induced by human herpesvirus 6 at early stage. No To Hattatsu. 2010; 42: 283-6.
8) Steininger C, Popow-Kraupp T, Laferl H, et al. Acute encephalopathy associated with influenza A virus infection. Clin Infect Dis. 2003; 36: 567-74.
9) 多田弘子, 高梨潤一. 脳梁膨大部に可逆性病変を有する脳炎・脳症. 小児科. 2009; 50: 369-76.
10) 森島恒雄, 岡部信彦, 中村祐輔, 他. インフルエンザ脳症ガイドライン(改訂版). 小児感染免疫. 2009; 21: 421-66.
11) 林下浩士, 韓 正訓, 塩見正司, 他. 持続脳圧センサーによるインフルエンザ脳症の管理経験. 日本集中治療医学会雑誌. 2004; 11: 237-41.

〈石川順一, 塩見正司〉

II 基礎編

Ⅱ. 基礎編

1 小児の輸液療法に関する基本的な考え方

■ はじめに

　輸液療法とは主に経静脈的に水・電解質，糖質，脂質，アミノ酸や高分子化合物などを投与する治療法であり，①水・電解質や酸塩基平衡の異常状態を改善するために行われる水・電解質輸液，②経口的栄養補給が不十分である患者の栄養状態を改善するために行われる高カロリー輸液，③血漿の浸透圧を改善させるために行われる浸透圧輸液，および④抗生物質や抗がん剤などの薬剤を希釈し，一定速度で投与するために行われる薬剤輸液，などがある[1]．

　小児において最も日常的に行われるのは，水・電解質輸液である．そこで本稿では，輸液の基本的な考え方を理解するために，小児における水・電解質輸液療法の理論的背景を紹介する．

1 小児の水分・電解質バランス

　生体の恒常性の基本である細胞の内部環境を決定する重要な要素は，電解質組成，浸透圧および酸塩基平衡である．これらの要素が働く場が体液であり，体液の主成分が「水」である．

　水分・電解質代謝において，小児は成人に比べると，以下のような特徴を有する．①体重に占める水分の割合が大きい，②1日に出入りする水分量が大きい（体重当たり成人の約3倍），③細胞が急速な成長発達を続けるために水分出納が正である，④腎の尿濃縮力が未熟で水分を喪失しやすい，⑤水分摂取量減少や排泄量増加（下痢，嘔吐，発汗など）が容易に起こる．したがって，数日の下痢・嘔吐で水分・電解質の大量喪失が起こり，容易に脱水症に至る．さらに感冒や気管支炎などのような日常的疾患でも十分な経口摂取ができずに水分・電解質摂取量が低下して脱水症に至ることがある．このような状態で適切な水・電解質輸液が行われないと重篤な循環不全（ショック）をきたす．しかし逆に小児の水分や電解質の組成や所要量の特徴を知らずに安易に輸液療法を行うと，病態の改善どころか，全身状態の悪化を招くことがある（輸液過誤）．

　そこで小児に対して水・電解質輸液を行う際に知っておくべき基本的知識を以下に紹介する．

1）体水分量とその組成

a）成長に伴う体水分量の変化

　胎児は体重の90％近くを水分が占め，満期出生の新生児でも体重の75〜80％が水分である（表1）．しかし出生後の1年間で総水分比率は急速に減少し，1歳で60％になり，その後は思春期まで大きな変化はない．思春期に入ると女児において体重あたりの脂肪（水分含有量が少ない）が増える一方，男児においては筋肉（水分含有量が多い）が増える．このため，男児は体重あたり

表1 成長に伴う体内の総水分量およびその分布の変化（文献2より一部改変）

体重に占める割合（%）	新生児	乳児	幼児/学童	思春期男児	思春期女児	成人
全体水分量（%）	75〜80	70	60	60	50	60
細胞外液（%）	40	30	20〜25	20	20	20
細胞内液（%）			30〜40			

表2 年齢による水分排泄量・成長に必要な量（文献3より）

	出生時	生後2カ月	生後30カ月	成人
不感蒸泄	20〜30	30〜40	30〜40	10〜20
尿	40〜140	62〜158	40〜80	10〜40
便	2〜4	2〜4	2〜4	3〜5
成長に要する水分	―	2〜3	3〜4	―
計	62〜174	96〜205	75〜128	23〜65

（単位 mL/kg/日）

の総水分量は60％程度のままであるのに対して，女児は50％前後まで低下する[2]．

b）成長に伴う体水分組成の変化

体内の総水分は細胞内液と細胞外液に分けられる．胎児や新生児は細胞外液が細胞内液より多い（表1）．しかし出生直後の急速な尿量増加が細胞外液量の急激な減少を引き起こす．それに続いて細胞内液の増加が起こり，1歳までに細胞外液量に対する細胞内液量の比率は成人と同様のレベル，すなわち細胞外液量が体重の20〜25％，細胞内液量が体重の30〜40％となる．ただし，思春期には前述のように水分を多く含む筋肉量の増加のために，男児においては細胞内液の比率が若干女児よりも高くなる．細胞外液はさらに血漿水分と間質液に分けられる．前者は通常，体重の約5％を占めるが，様々な病的状態（脱水，貧血，多血症，心不全，低アルブミン血症などによる血漿浸透圧の変化）によって変動する．後者は通常，体重の約15％を占めるが，これも浮腫をきたす病態において著明に増加する．

以上のように細胞内液と細胞外液中の血漿水分量は出生時から成人まで大きな変化はなく，それぞれ体重の30〜40％および5％（循環血液量は8％）である．

2）必要水分量と水分の過不足

a）必要水分量

通常，健康な状態においては水分の摂取量と排泄量はバランスがとれているので「水分排泄量（尿量＋不感蒸泄量＋便中の水分量）＝必要水分量」という関係が成り立つ．しかし成長期の小児は水分排泄量に加えて細胞の増殖や成長に水分が必須なため，「必要水分量＞水分排泄量」となる[3]．表2から明らかなように，水分排泄量のうち最も多くを占めるのは尿である（約2/3）．尿は血液中の栄養素の老廃物である溶質を体外に排泄する役割を担っているが，その排泄に必要な量は，摂取する蛋白などの量のみならず，腎の尿濃縮力に左右される．したがって尿濃縮力の未

表3 小児のエネルギー・水分・電解質所要量（文献4より一部改変）

体重（kg）	水分（mL/kg/日）およびエネルギー（kcals/kg/日）	Na (mEq/dL/日)	KおよびCl (mEq/dL/日)
3〜10	100×[体重]	3	2
10〜20	1,000＋（[体重]−10）×50	3	2
20＜	1,500＋（[体重]−20）×20	3	2

熟な乳児は溶質を排泄するのに必要な尿量が成人よりも多くなる．また不感蒸泄（肺や皮膚から蒸発する水分で汗を含まない）も体重に比して体表面積の大きい乳幼児では成人より多い（乳幼児で最低 1.0 mL/kg/時，成人は最低 0.5 mL/kg/時：表2参照）．これらのことを加味した小児の必要水分量が Holliday と Segar の提唱した表3である[4]．

b）水分の過不足

(1) 脱水症

体液量（細胞外液量）が減少した状態で，通常水分のみならずナトリウムの喪失を伴う．下痢・嘔吐や腎・皮膚からの体液喪失あるいは摂取水分量の減少などによって起こる．体重に占める水分の割合が大きい乳幼児は成人に比べ脱水症をきたしやすい．適切な治療のためには原因の検索と重症度の把握が重要である．詳細は拙著論文を参考にされたい[5]．

(2) 水中毒

水分過剰状態となり，体液浸透圧低下，細胞膨化を生じ，頭痛，嘔吐，けいれん，意識障害，筋力低下，精神症状や食欲不振，倦怠感などを示す．小児における水中毒は低張性輸液製剤の過量投与など，医原性のことが多い．通常，10％以上の血清ナトリウム濃度低下と体重の10％前後の水分貯留がある．

(3) 浮腫

浮腫（むくみ）は，細胞外液のうち間質液が異常に増加し体表面から腫脹して見える状態を指す．臨床的には皮膚を指で押して指圧痕が残るときに浮腫がある．局所性浮腫（10〜20％）と全身性浮腫（80〜90％）があるが，小児で全身性浮腫をきたす原因および疾患として，①低蛋白血症（ネフローゼ症候群，肝硬変，門脈圧亢進症，蛋白漏出性胃腸症，吸収不良症候群），②循環血液量増加（急性糸球体腎炎，腎不全，心不全），③薬剤・医原的原因（副腎皮質ステロイド，グリチルリチン製剤，輸液過誤），③内分泌異常（甲状腺機能低下症，クッシング症候群）などがあげられる．短期間での体重増加の程度は全身性浮腫の程度を反映するので重要で，通常，浮腫が明らかであれば体重は5％以上増加している[6]．

3）電解質の必要量とその過不足

生体において電解質は代謝されたり，他の物質に変換されることはない．したがって摂取された量と排泄される量とのバランスがとれていなければならない．ヒトにとって重要な電解質としてはナトリウム（Na），カリウム（K），およびクロール（Cl）があげられる．すなわち，Naは細胞外液の主要な陽イオンで，細胞外液量と浸透圧の維持調節に重要であり，Kは細胞内液の主要

表4 主要電解質量の表記における換算表

電解質	原子量	1 mEq に相当する mg 量	1 g に相当する mEq 量
Na	23	1 mEq＝23 mg	1 g＝43.5 mEq
NaCl	58.5	1 mEq＝58.5 mg	1 g＝17.1 mEq
K	39	1 mEq＝39 mg	1 g＝25.6 mEq
Cl	35.5	1 mEq＝35.5 mg	1 g＝28.2 mEq
Ca	40	1 mEq＝20 mg	1 g＝50.0 mEq
Mg	24	1 mEq＝12 mg	1 g＝83.3 mEq
HCO_3^-	61	1 mEq＝61 mg	1 g＝16.4 mEq

＊1 mEq＝（原子量÷原子価）mg

な陽イオンで同じく浸透圧を維持している．そしてClは重炭酸イオンとともに細胞外液の陰イオンの主体をなす．したがってこれらの主要な電解質濃度は体内の酸塩基平衡や水・電解質バランスの指標となる．通常，電解質の量と濃度は mEq で表現することが多いが mg で表記されていることもある．そこで表4に主な電解質の換算表を示した．

a）Na，K および Cl のバランスと必要量

Na，K および Cl のおおよその1日必要量としては，表3に示したように，体重に関係なく，必要水分量 100 mL（1 dL）あたり1日に Na が 3 mEq，K と Cl が 2 mEq 程度である[4]．

(1) Na バランス

体内総 Na 量は成人で約 40 mEq/kg である．一方，新生児や乳児では細胞外液が相対的に多いため，成人よりも若干多い（50 mEq/kg）．主に腎が Na 摂取量に応じて尿中への排泄量を調節しバランスを維持しているが，バランスが負にならないためには 1.0〜1.5 mEq/kg/日（食塩 3〜5 g）は最低限必要である[3]．

(2) K バランス

生体内の K の大部分は細胞内に存在する．体内総 K 量は成人で約 50〜55 mEq/kg（約 3,000〜3,500 mEq）であるのに対して，新生児や乳児では細胞外液に比して細胞内液の比率が相対的に少ないため，若干少なく，約 45〜50 mEq/kg である．K の必要量は 0.7〜0.8 mEq/kg/日である[3]．K の 90％は尿に，10％は便に排泄されるので，下痢，嘔吐がなければ，バランスの評価には尿中 K 排泄量を測定すればよい．

(3) Cl バランス

体内総 Cl 量は 30〜40 mEq/kg である．体内では Cl のみを特異的に調節する機構は知られておらず，Cl の腎臓での再吸収は Na や重炭酸イオンの再吸収に依存している．

b）Na，K および Cl の過不足とその症状・所見

Na，K および Cl イオンの濃度が基準値を超えて上昇，低下を示す各種病態を電解質代謝異常という．表5にこれらのイオンの年齢別基準値およびそれぞれの電解質代謝異常による症状と所見を示した[7]．

表5 各種血清電解質濃度の基準値およびそれらの異常による症状・所見（文献7より一部改変）

	Na（mEq/L）	K（mEq/L）	Cl（mEq/L）
新生児	134～146	3.9～5.9	97～110
乳児	139～146	4.1～5.3	98～106
小児	138～145	3.4～4.7	98～106
成人	136～146	3.5～5.1	98～106
血清濃度上昇による症状・所見	不穏，易刺激性，嗜眠，筋攣縮，振戦，運動失調	不整脈，心電図異常（PR間隔延長，QRS間隔延長，先鋭/テント状T波，P波消失，サインカーブ様QRS），心停止，知覚異常，筋力低下，四肢麻痺	Cl濃度の上昇による症状よりも随伴するNa代謝異常や酸塩基平衡異常の症状が出現
血清濃度低下による症状・所見	頭痛，嘔気・嘔吐，意識障害，けいれん，昏睡，呼吸停止，心停止	不整脈，心電図異常（QT延長，T波平低化，U波出現），テタニー，四肢筋力低下，腱反射消失，呼吸筋麻痺，腸管ぜん動低下（麻痺性イレウス），多飲多尿，成長障害や横紋筋融解（慢性の場合）	Cl濃度の低下による症状よりも随伴するNa代謝異常や酸塩基平衡異常の症状が出現

2 小児の水・電解質輸液の種類と対象疾患

水・電解質輸液はその目的によって以下の3つに大別される[8]．用途に応じて表6や表7にあげた市販の輸液製剤を使い分ける．

1）欠乏輸液

下痢，嘔吐，発汗などにより失われた水分・電解質を補給する輸液で，脱水症に対する輸液ともいえる．小児において脱水症をきたすことの多い疾患としては，乳児下痢症，急性胃腸炎，アセトン血性嘔吐症，先天性肥厚性幽門狭窄症，糖尿病性ケトアシドーシスおよび急性副腎不全などがある．

欠乏輸液では，初期輸液には細胞外液補充液や開始液（1号液）が，また細胞内脱水補正には2号液が用いられる（表6）．

2）維持輸液

必要量の水分・電解質を経口摂取ができない状態のときに輸液によって投与する場合である．維持輸液を要する病態としては，脳炎などの神経疾患で意識障害があるとき，重症感染症などで全身状態が悪いとき，および口内炎がひどいときなど，経口摂取の不可能な病態があげられる．

維持輸液においては，一般に維持液（3号液）とよばれる低張性電解質液が用いられるが，時に脱水補給液（2号液）も利用される．表6にあげた維持液（3号液）はHollidayとSegarの提唱した小児の水分所要量と電解質所要量（表3）を満たすように電解質濃度が調整されている．すなわち1日必要水分量をこれらの輸液製剤で投与すると，必要量のNa，KおよびClが投与される．

また腎不全の患者でKの投与を避けたい場合や手術中に電解質を大量に投与した患者で術後電解質の投与量を少なくしたい場合には，Kを含まず，NaやClも若干3号液より少ない4号液を用いる（表6）．

表6 小児の欠乏輸液や維持輸液に用いられる輸液製剤の組成

主な用途	商品名	Na (mEq/L)	K	Cl	Ca	Mg	塩基	糖濃度 (%)	pH	浸透圧比
	細胞外液補充液									
初期輸液	大塚生食注（生理食塩液）	154	—	154	—	—	—	—	4.5〜8.0	約1
	リンゲル液（リンゲル液）	147	4	155.5	4.5	—	—	—	5.0〜7.5	約1
	ハルトマンD（乳酸リンゲル液）	131	4	110	3	—	28：乳酸	5	4.1〜4.9	1.8〜2.2
	ラクテック注（乳酸リンゲル液）	130	4	109	3	—	28：乳酸	—	6.0〜8.5	約0.9
	ヴィーンD注（酢酸リンゲル液）	130	4	109	3	—	28：酢酸	5	4.0〜6.5	約2
	ヴィーンF注（酢酸リンゲル液）	130	4	109	3	—	28：酢酸	—	6.5〜7.5	約1
	ビカーボン（重炭酸リンゲル液）	135	4	113	3	1	25：重炭酸	—	6.8〜7.8	0.9〜1.0
	開始液（低張性電解質液）									
	ソリタT1号（開始液）	90	—	70	—	—	20：乳酸	2.6	3.5〜6.5	約1
	脱水補給液（低張性電解質液）									
細胞内脱水補正, 維持輸液	ソリタT2号	84	20	66	—	—	20：乳酸	3.2	3.5〜6.5	約1
	KN2号	60	25	49	—	2	25：乳酸	2.35	4.5〜7.5	約1
	ソルデム2	77.5	30	59	—	—	48.5：乳酸	1.45	4.5〜7.5	約1
	維持液（低張性電解質液）									
	ソリタT3号	35	20	35	—	—	20：乳酸	4.3	3.5〜6.5	約1
	KN3号	50	20	50	—	—	20：乳酸	2.7	4.0〜7.5	約1
	ソルデム3A	35	20	35	—	—	20：乳酸	4.3	5.0〜6.5	約1
	フィジオゾール3号	35	20	38	—	3	20：乳酸	10	4.0〜5.2	約2〜3
腎不全の維持輸液, 術後の輸液	術後回復液（低張性電解質液）									
	ソリタT4号	30	—	20	—	—	10：乳酸	4.3	3.5〜6.5	約1
	ソルデム5	30	—	20	—	—	10：乳酸	4.0	4.5〜7.0	0.9

3）特定の電解質異常を是正する輸液

　低Na血症，低K血症，低Ca血症，代謝性アシドーシスなど，特定の電解質欠乏により異常をきたしている場合にその電解質を補給する輸液である．低Na血症の頻度が最も多いが，その種類と原因は多岐にわたる．市販の主な電解質補正用輸液製剤の組成を表7に示した．

3 最近の輸液療法における議論

1）医原性低ナトリウム血症

　前述のように脱水症に対しては欠乏輸液が，また脳炎などの神経疾患で意識障害があるときには維持輸液が行われる．その際，洋の東西を問わず，低張な輸液製剤（Na濃度が135 mEq/Lよ

表7 市販の電解質補正用輸液製剤

分類	商品名	容量	濃度	Na⁺	K⁺	Cl⁻	その他
Na剤	コンクライト-Na	20 mL	2.5モル	2.5		2.5	
	補正用塩化ナトリウム液	20 mL	1モル	1		1	
	10%塩化ナトリウム注射液	20 mL	10%	1.71		1.71	
K剤	コンクライトK	20 mL	1モル		1	1	
	1モル塩化カリウム液	10 mL	1モル		1	1	
	K.C.L注射液	20 mL	15% 2モル		2	2	
	アスパラK注射液	10 mL	17.12%		1		L-Asparate⁻ : 1
Ca剤	コンクライト-Ca	20 mL	0.5モル			1	Ca²⁺ : 1
	補正用塩化カルシウム	20 mL	0.5モル			1	Ca²⁺ : 1
	カルチコール注射液	2, 5, 10 mL	8.50%				Ca²⁺ : 0.4, Glu⁻ : 0.4
Mg剤	コンクライト-Mg	20 mL	0.5モル				Mg²⁺ : 1, SO₄²⁻ : 1
P剤	コンクライト-P	20 mL	0.5モル	1			HPO₄²⁻ : 1
	補正用リン酸二カリウム液	20 mL	0.5モル		1		HPO₄²⁻ : 1
アルカリ化剤	メイロン7.0%	20, 50, 250 mL	7.00%	0.84			HCO₃⁻ : 0.84
	メイロン8.4%	20, 50, 250 mL	8.40%	1			HCO₃⁻ : 1
	重ソー注	20 mL	7.00%	0.84			HCO₃⁻ : 0.84

電解質濃度（mEq/mL）

りも低い溶液）が投与されてきた．わが国も例外ではなく，欠乏輸液（初期輸液）ではソリタ T1 号®（Na 濃度 90 mEq/L）が，また維持輸液ではではソリタ T3 号®（Na 濃度 35 mEq/L）が広く用いられている．しかし最近，この考え方に異論が出ている[9-11]．すなわち「健康小児を基準に作成された水分・電解質所要量（表3）を重症疾患の小児に対して適用すると医原性の低 Na 血症をきたす確率が高まる」という意見である．

一般に疾患を有する小児は，様々な抗利尿ホルモン分泌刺激（①嘔吐，痛み，不安，②薬物，③求心性の迷走神経刺激［例：肺病変］，④中枢神経系病変［脳炎，髄膜炎］，⑤代謝異常，内分泌学的異常［甲状腺機能低下症，ポルフィリア，副腎機能低下］など）が存在するため，抗利尿ホルモン不適切分泌症候群（syndrome of inappropriate secretion of antidiuretic hormone: SIADH），あるいはその準備状態にあると考えられる．このような状態で健康小児の必要水分量を投与すると希釈性低 Na 血症をきたしやすい．実際，熱性けいれん，川崎病，RS ウイルスによる急性細気管支炎，急性胃腸炎，喘息発作，肺炎など小児における入院の原因疾患として頻度の高い病態において 20〜50% もの症例が入院時，低 Na 血症を呈している[12]．

以上のことから筆者は，発熱や炎症など様々な抗利尿ホルモン分泌刺激因子が共存する病態で，低 Na 血症（<136 mEq/L）を呈している小児の維持輸液療法においては，①3号液（例：ソリタ T3 号®［Na 35 mEq/L, K 20 mEq/L, Cl 35 mEq/L］）ではなく，Na 濃度が若干高く，かつ維持量の K を含む2号液（例：ソリタ T2 号®［Na 84 mEq/L, K 20 mEq/L, Cl 66 mEq/L］）を用い，②維持輸液量も Holliday と Segar の提唱した量（表3）の 2/3 相当量を投与している[8,12,13]．

II．基礎編

2）初期輸液に用いる輸液製剤の組成

最近，脱水症の初期輸液には必ず生理食塩水（Na 154 mEq/L，K 0 mEq/L，Cl 154 mEq/L）を用いるべきであるという意見がある[10,14]．近年，ほとんどみることのなくなった"ショックを伴うきわめて重症の脱水症"に対して生理食塩水やリンゲル液（例：ラクテック注®［Na 130 mEq/L，K 4 mEq/L，Cl 109 mEq/L］）のような等張液を急速輸液することは当然であるが，ショックを伴わない脱水症においてまで「必ず生理食塩水を投与すべきである」という考えには異論も多い[14]．実際，わが国では先人たちの功績により，ソリタT1号®という素晴らしい初期輸液製剤が開発され，長年，問題なく投与されてきた．また生理食塩水にはK，糖や塩基が含まれていないため，長期間投与した場合にはこれらの欠乏をきたす可能性もある．したがって筆者は低血圧（収縮期圧が，満期産児：60 mmHg 以下，乳児：70 mmHg 以下，1～10歳：70＋［2×年齢］mmHg 以下，10歳以上：90 mmHg 以下）をきたしていない脱水症においては従来通り，1号液やリンゲル液で初期輸液を行っている．

■ おわりに

輸液療法は適切に行えば，病態を改善させうるが，基本的知識がないままに安易に行えば，致死的な合併症を招く．そのような合併症を少しでも減らすためには，①患児の病態や重症度を評価するのみならず，年齢や体重に基づいた成長や発達の評価を行い，②自分がこれから行おうとしている輸液の目的をはっきり認識し，③その認識に基づいて患者の輸液計画を立て，実践し，④輸液療法開始後は臨床症状の変化や検査結果の推移に応じて調節する．そして⑤輸液療法中は指示通りの輸液が行われているかも定期的にチェックする，といったことが大切である．要は医師の基本である「患者の頻回の診察と評価」を怠らないことが輸液療法の成功の秘訣である．

■ 文献

1) 北岡建樹．輸液療法の歴史．腎と透析．2007；63（増刊）：14-8．
2) Greenbaum LA. Pathophysiology of body fluids and fluid therapy. In: Nelson Textbook of Pediatrics, 17th ed. Philadelphia: Saunders; 2004. p.191-252.
3) 有阪　治．水と電解質の1日必要量と出納量のバランス（in and out）．腎と透析．2007；63（増刊）：51-4．
4) Holliday MA, Segar WE. The maintenance need for water in parenteral fluid therapy. Pediatrics. 1957; 19: 823-32.
5) 金子一成．脱水．小児科診療．2010；73（増刊）：58-60．
6) 金子一成．どのような時に腎疾患を疑い，どのような検査をすべきか？小児内科．2009；41：161-9．
7) 金子一成，林　崇．ナトリウム，カリウム，クロール，カルシウム，リン，マグネシウム．小児内科．2005；37（増刊）：241-7．
8) 金子一成．小児科の輸液．腎と透析．2007；63（増刊）：323-8．
9) Halberthal M, Halperin ML, Bohn D. Lesson of the week: Acute hyponatraemia in children admitted to hospital: retrospective analysis of factors contributing to its development and resolution. BMJ. 2001; 322: 780-2.
10) Moritz ML, Ayus JC. Prevention of hospital-acquired hyponatremia: a case for using isotonic saline. Pediatrics. 2003; 111: 227-30.

11) Moritz ML, Ayus JC. Hospital-acquired hyponatremia-why are hypotonic parenteral fluids still being used? Nat Clin Pract Nephrol. 2007; 3: 374-82.
12) Kaneko K. Hospital-acquired hyponatremia in children: Epidemiology, pathophysiology, and prevention. J Pediatr Biochem. 2010; 1: 39-44.
13) Kaneko K, Shimojima T, Kaneko K. Risk of exacerbation of hyponatremia with standard maintenance fluid regimens. Pediatr Nephrol. 2004; 19: 1185-6.
14) 三浦健一郎.【輸液 Q&A】脱水症患者の初期輸液に生理食塩液を用いる意義と危険性について教えてください（解説/特集）. 小児内科. 2011; 43: 753-4.

〈金子一成〉

Ⅱ. 基礎編

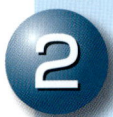

2 小児の輸液療法において必要な体液・電解質調節の基礎知識

■ はじめに

　適切な輸液療法を実施するために，生体内における水・電解質代謝がどのように行われ，どのように調節されているのかを詳細に知ることは，大いに有用である．小児で用いられる輸液製剤には，主要な電解質としてナトリウム，カリウム，クロール，重炭酸，カルシウム，マグネシウム，リン酸が含まれ，輸液組成の検討にはそれぞれの代謝過程の生理と病態をよく理解することが求められる．

　本章では，特に水・電解質代謝の中心的役割をはたす腎の基本的な生理学的事項を整理した．日常臨床の一助となることを期待したい．

1 腎の構造と生理学

　生体内における水・電解質代謝には，肺，皮膚，消化管，腎など様々な臓器が関与し，最も重要な代謝経路が腎である．腎は，排泄される尿量の約100倍もの血漿を原尿として腎糸球体より濾過し，尿細管での分泌と再吸収により，水・電解質バランスの調節に深く関与する．

　腎糸球体では通常，出生時すでに成人と同様に片側腎に約100万個が存在し，血漿の等張性濾過により，蛋白および細胞成分以外の血漿成分が原尿として排出される．原尿はその後，近位尿細管での等張性再吸収を受け，さらにヘンレ係蹄での濃縮・希釈，集合管での再濃縮を経て腎外に排泄される．

　表1は，尿細管の各部位において，水とそれぞれの電解質が再吸収される割合を示したものだが，要約すればいずれの成分もまず近位尿細管において7から8割が再吸収されること，ヘンレ

表1 尿細管各部位での原尿に対するイオンや水の再吸収の割合 （文献1より）

	近位尿細管 (%)	ヘンレ係蹄 (%) 細い下行脚	ヘンレ係蹄 (%) 太い上行脚	遠位尿細管 (%)	集合管 (%)
Na^+	67	0	25	5	3
K^+	67	0	20	0	0
Ca^{2+}	70	0	20	9	0
Pi	80	0	0	10	0
HCO_3^-	80	0	10	6	4
水	67	15	0	variable	variable

K^+は集合管において，0〜70％の範囲で分泌される

係蹄の細い下行脚では水のみが吸収されること，上行脚には水透過性がないこと，遠位尿細管および集合管では，全体の1割程度の再吸収が行われていること，Kは集合管においてその尿中分泌が大きく調節されていることなどといえる[1]．

尿細管はすべて単層上皮であり，各部位の細胞膜は管腔側および血液側に分かれ，それぞれに異なる膜輸送体が分布する．また，細胞間隙にも特異的なバリア構造である tight junction が存在し，水・電解質が合理的に上皮を経て移動する．その概要を理解するため，図1および図2に尿細管各部位に存在する主要な水・電解質の膜輸送体分布を示した．酸塩基平衡に主に関与する輸送体については他章に譲ることとし，基本的には割愛した．

近位尿細管では，管腔側に NHE3 とよばれる Na と proton の交換輸送体が存在し，細胞内外の電気化学勾配によるエネルギーを利用して，細胞内に Na を再吸収するとともに管腔に proton を分泌する．再吸収された Na は，重炭酸イオンとともに血液側細胞膜上の Na-HCO$_3$ 共輸送体である NBC により血液側に排出され，結果的に重炭酸イオンが Cl イオンよりも優先的に再吸収されることになる[2]．水は，ノーベル賞の受賞で有名なアクアポリン AQP1 により，細胞経由で再吸収される（図1）．

ヘンレ係蹄の細い下行脚にも AQP1 が細胞膜上に存在し，大量の水再吸収に関与する．この部位では，細胞間隙を介した Na の再吸収もみられる（図2）．一方，ヘンレの細い上行脚以降，集合管以前の尿細管では，水透過性が管腔側細胞膜には存在しない．希釈セグメントとよばれる所以である．細い上行脚には尿濃縮機構に関連の深い Cl チャンネル CLC-Ka が存在し，細胞間隙の Na 透過性と合わせて NaCl が水の移動なく再吸収されることにより，尿の希釈が行われる．一方，太い上行脚では管腔側細胞膜上に Na-K-2Cl 共輸送体 NKCC2 が存在し[3]，能動的に管腔内の NaCl 濃度を低めることにより，尿中の Na に対する尿素の比率を高め，実はこれが髄質部の集合管における尿濃縮への重要な driving force を生み出していると考えられている（図2）．太い上行脚には，この他管腔側に K チャンネル ROMK，血液側に Cl チャンネル CLC-Kb が存在し，実はこれら3種類の輸送体はいずれもその機能が低下した場合には Bartter 症候群の原因となることがよく知られている．

続く遠位曲尿細管には，管腔側細胞膜上に Na-Cl 共輸送体 NCC が存在する[4]．この輸送体は NaCl の能動的再吸収に関与し，その機能異常が Gitelman 症候群を起こす．また，NCC の機能亢進が一部の高血圧の原因としても重要であることが最近明らかとなってきている（図1）．

集合管は，皮質部と髄質部でその機能が異なっているが，皮質部集合管において，principal cell では主に水・Na の再吸収と K の分泌が行われている（図1）．水の再吸収には，管腔側と血液側の細胞膜では異なるアクアポリンが関与している．管腔側には，AQP2 が存在するが，AQP2 は管腔側の細胞膜下小胞にも存在する．バソプレシンによる V2 受容体刺激は protein kinase A を促進し，一連のシグナル伝達系を経て AQP2 がその膜上に存在する小胞は管腔側細胞膜に癒合するが，このことにより小胞上の AQP2 が細胞膜に埋め込まれ，水透過性の亢進が起こることが知られている．一方，血液側には AQP3 と AQP4 が水チャンネルとして存在するが，これらはバソプレシンによる透過性の調節は受けていないと考えられている．Na の再吸収には主に ENaC と

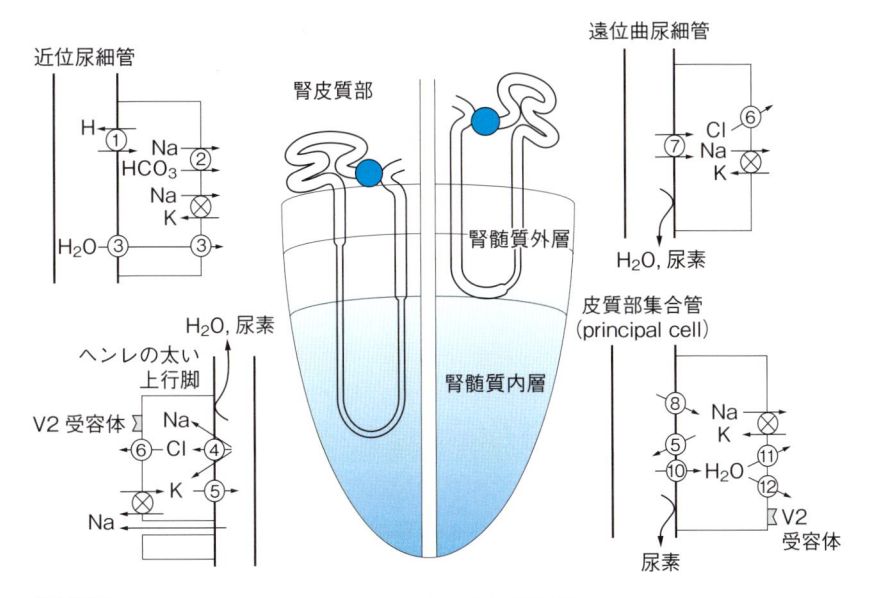

図1 皮質部の主要な尿細管における水・電解質輸送

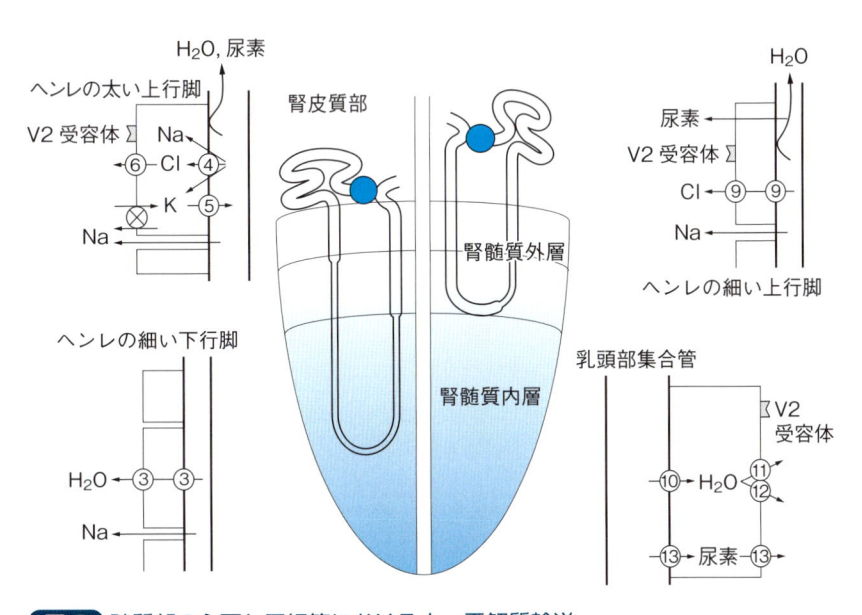

図2 髄質部の主要な尿細管における水・電解質輸送

●図1，図2の説明●

①NHE3	Na/H 交換輸送体	⑧ENaC	上皮 Na チャンネル
②NBC	Na-HCO₃ 共輸送体	⑨CLC-Ka	Cl チャンネル
③AQP1	水チャンネル	⑩AQP2	バソプレシン感受性水チャンネル
④NKCC2	Na-K-2Cl 共輸送体	⑪AQP3	水チャンネル
⑤ROMK	K チャンネル	⑫AQP4	水チャンネル
⑥CLC-Kb	Cl チャンネル	⑬UT-A1	バソプレシン感受性尿素輸送体
⑦NCC	Na-Cl 共輸送体		

2．小児の輸液療法において必要な 体液・電解質調節の基礎知識

よばれる Na チャンネルが関与する．ENaC もバソプレシンによる促進を受けることが示唆されている．K の分泌については，ROMK をはじめとする複数の K チャンネルの関与が考えられている．

皮質部集合管は，鉱質コルチコイドのアルドステロンが作用する重要な Na および K の輸送調節部位であることを忘れるわけにはいかない．アルドステロンは皮質部集合管主細胞の核内受容体に結合することにより，細胞内において様々な作用を示すが，特に ENaC や Na ポンプの促進による Na 再吸収と K 排泄の促進作用は重要である．

一方，髄質の乳頭部集合管では，バソプレシンによる水と尿素の透過性の亢進作用が尿濃縮に大変重要な意義をもつと考えられている．水透過性は皮質部集合管と同様に，管腔側では AQP2，血液側では AQP3 および AQP4 により行われていると考えられるが，AQP2 が血液側にもあるとの報告もみられるようで，いまだ明確ではない．尿素の透過性がバソプレシンにより亢進するという事実は重要である．ヘンレ係蹄の太い上行脚から皮質部集合管に至るまで，尿素に対する透過性は一貫してきわめて低い．乳頭部集合管に至ってから尿素の透過性がバソプレシン反応性に高まるが，実はこのことが水透過性の亢進とあいまって，腎髄質部における尿濃縮機構の基本となっていることが示唆されている．

以上のごとく，尿細管は近位から集合管に至るまで，各部位の機能が複雑に分かれ，細胞膜の種別によってもさらに分布する輸送体が多種多様に変化しており，腎における水・電解質代謝を理解するためには，これらの尿細管機能の複合性を念頭に入れながら，病態を把握することが重要となる．

2 水代謝

1）アクアポリン aquaporin

細胞膜の基本構造である脂質二重層は，水透過性が低い．また，通常は上皮の細胞間隙も水透過性が低い．したがって，体内外の水の移動には細胞膜上で水を透過させる輸送体が必要であり，それがアクアポリン aquaporin とよばれる水チャンネルである．アクアポリンはもともと赤血球細胞膜上の水透過性蛋白質として 1991 年に AQP1 が同定され，以降現在までに 10 種類以上が発見されている．それらの機能は，いまだ完全には解明されておらず[5]，様々な生理的役割をもつと考えられている．これらは図 3 のごとく大きく 3 種に分類され，水のみを輸送する AQP0，AQP1，AQP2，AQP4，AQP5，AQP6，AQP8 の 7 種類，aquaglyceroporin ともよばれ，水分子だけではなく glycerol のような低分子中性物質にも透過性をもつ AQP3，AQP7，AQP9，AQP10 の 4 種類，superaquaporin とよばれる AQP11 と AQP12 の 2 種類などが存在する．これらの他にも細菌・植物などに由来する新たな水チャンネルの存在が証明されている．

2）腎での水代謝

腎では図 2 にも示すように，主に 4 種のアクアポリンが特に重要である．AQP1 は近位尿細管・ヘンレの細い下行脚に主に存在する水チャンネルで，原尿の大半はこの水チャンネルを経由して体内へと再吸収される．一方，AQP2 は，集合管の管腔側細胞膜上および細胞膜下の小胞上に存

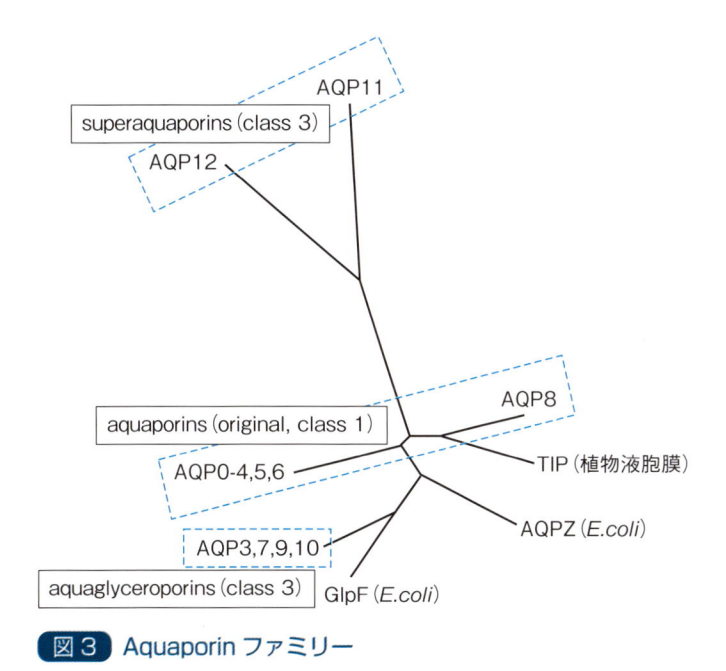

図3 Aquaporinファミリー

在する水チャネルで，バソプレシンが集合管血液側細胞膜上のV2受容体を刺激することにより，小胞のシャトル現象を通じて管腔側細胞膜上に発現し，集合管での水再吸収が促進される．尿細管の血液側細胞膜上には，この他AQP3やAQP4などの水チャネルの分布が知られており，これらはいずれも尿細管上皮細胞内に再吸収された水を血液側に排出するために重要な役割をはたす．

3) バソプレシンによる水代謝の調節機構

　脳下垂体後葉から分泌されるバソプレシン（以下AVPと略）は，水代謝の調節に最も重要な役割をはたす．AVPは，9つのアミノ酸より構成されるペプチドで，視索上核で最も多く産生され，視床下部室傍核でも産生が確認されている．AVPは，下垂体後葉に移送されて貯蓄される．第三脳室の前側部にあり，血液脳関門（blood-brain barrier）をもたない領域に存在する浸透圧受容体osmoreceptorはAVPの分泌を調節すると考えられている．いまだにosmoreceptorの実体は不明確だが，1994年に水チャネルAQP4，2000年にVanilloid受容体関連浸透圧感受性チャネル（VR-OAC）が候補にあがってきている．

　AVPの受容体は$V_{1a}R$，$V_{1b}R$，そしてV_2Rの3種が報告されている．尿濃縮に直接関与するのはV_2Rであり，V_2Rを介するAVP作用は，Gs蛋白を介したアデニル酸シクラーゼの活性化でcAMP産生が促進し，protein kinase Aが作用して集合管の水透過性の亢進が起こる．V_2Rを介した尿細管作用としては，腎髄質内層集合管で尿素の透過性も亢進することが知られている．

3 ナトリウム代謝

1）ナトリウム代謝の生理学

　前述のごとく，Naは細胞外で最も多い陽イオンである．その細胞内外の濃度差は通常血液側の細胞膜上に存在するNa-K ATPase（Naポンプ）により能動的に形成され，様々な生理現象のエネルギー源となっている．たとえば，Naの細胞内への移動に伴ってグルコース・アミノ酸などの重要な代謝物が共輸送で細胞内に取り込まれたり，逆に細胞外へと排出される．糖質・蛋白質代謝物の輸送が，たとえばNa欠乏自体により阻害されて病態に直接つながるかどうかは疑わしいが，生体がNaの細胞内外の濃度差を生み出すことにより，様々な物質輸送を支えているという事実は理解すべき重要な視点である．

2）腎での代謝

　腎では表1のごとく，近位尿細管において糸球体で濾過されたNaの約67％がすでに再吸収を受け，次にヘンレ係蹄の太い上行脚で25％，遠位尿細管で5％，集合管で3％が再吸収される．生理的状態で尿中に排泄されるNaは濾過量の1％未満程度であることが知られている．尿細管各部位でのNaのhandlingの詳細については，図1および図2を参照されたい．

3）ナトリウム代謝の調節機構

　Naの代謝は水代謝と密接な関係にある．Na濃度は，ブドウ糖や尿素などの代謝物による影響を除けば，血漿浸透圧の重要な決定因子であるが，血漿浸透圧の上昇は下垂体後葉からの抗利尿ホルモンADH（バソプレシン）の分泌を促進し，結果的に体液量の増加を通じてNa濃度の低下が起こる．一方，体液量の増加は血管の圧受容体を刺激し，レニン・アンギオテンシン・アルドステロン系やANP，さらにはバソプレシン分泌の抑制により体液量の正常化につながる．Na代謝の調節は，水代謝との関係性において慎重に理解されなければならない．

4 カリウム代謝

1）カリウム代謝の生理学

　Kはナトリウムとともに，最も体内に多い陽イオンの一つで，主に細胞外に存在するNaとは逆に，主に細胞内に存在する．細胞膜上のNa-K-ATPaseにより能動的に細胞内に取り込まれるKは，細胞外で約4 mEq/Lだが，細胞内では約120 mEq/Lに達し，著しい細胞内へのかたよりが特徴である．Kの濃度差は細胞膜静止電位を決定し，この電位エネルギーによって多くの細胞機能が維持されている．また，浸透圧物質としても，細胞内Kは細胞内液量維持にとって重要な役割をもっている．

　Kの代謝は，1）経口摂取，2）便中排泄，3）発汗，4）尿中排泄（腎性調節），5）細胞内外の移行のバランスで恒常性が保たれている．この中で，腎はK代謝調節にとって最も重要な臓器であり，Kの約9割が腎から排泄されるため，周知のごとく腎機能低下はKの著しい排泄障害を起こす．

2）腎内外でのカリウム代謝

　腎糸球体および尿細管各部位において，Kは濾過・再吸収・分泌を受けている．まず，近位尿

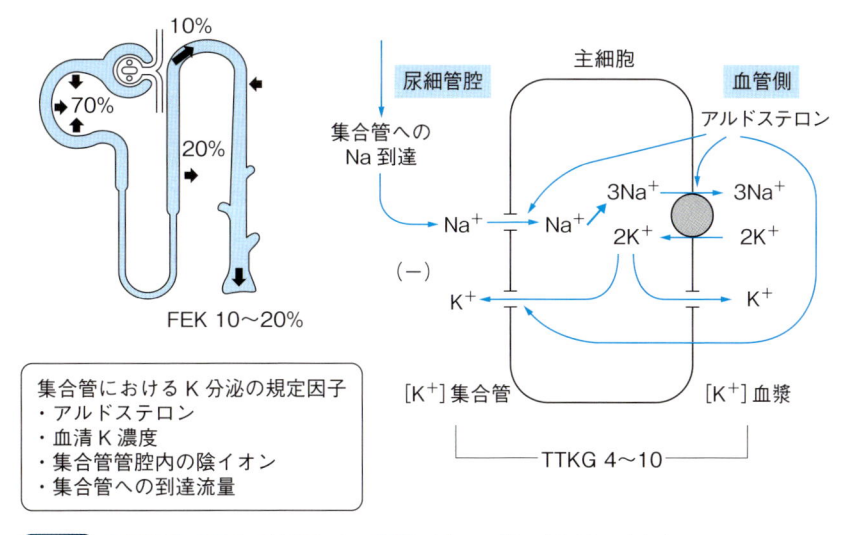

図4 皮質部集合管におけるKの分泌メカニズム（文献6より）

細管からは，糸球体の濾過尿のうち，約6から7割のKが受動的に再吸収される．次いで，ヘンレの上行脚には管腔側細胞膜上にNa-K-2Cl共輸送体NKCC2を介した能動的なK再吸収機序があり，糸球体濾過尿の約2から3割のKが体内に再吸収されている．最終的には約1割のKが遠位側の尿細管に到達するが，皮質部集合管の主細胞 principal cell では図4のごとく[6]，能動的なKの分泌が行われ，アルドステロンは分泌量の調節に大変重要な役割をはたしている．その結果，尿中K排泄総量は主に遠位曲尿細管と皮質部集合管におけるKの分泌により規定されている．

腎におけるKの排泄と同様に重要なカリウムの代謝機序は，細胞内外でのKの移行である．Kは，すでに述べたように細胞内に大量に存在するため，細胞内外の移動は血清K値に大きな影響を与える．インスリン，カテコラミンβ_2受容体刺激，呼吸性および代謝性アルカローシス，さらに血漿浸透圧の上昇や運動も，細胞内へのKの移行を促進する．これに対して，カテコラミンα受容体刺激をはじめ，呼吸性ないし代謝性アシドーシスは反対に細胞外へのKの移行を促進し，高K血症を起こすことがある．一般に代謝性アシドーシスでは高K血症を起こしやすく，pH 0.1の低下に対してKが0.6 mEq/L上昇するといわれている．このように，細胞内外のKの移動は，病態生理学的にも無視することのできない重要なK代謝の構成要素である．

5 カルシウム代謝

1）Ca^{2+}バランスの生理学

Ca^{2+}は細胞内ではその細胞質中濃度が$\mu mol/L$のレベルを大きく下回る一方，細胞外では数mmol/Lである．この著しい細胞内外のCa^{2+}濃度差は，様々な刺激により，細胞膜上あるいは細胞内小器官でのCaチャンネルの活性化を介して，急激な細胞内Caの上昇を起こす．細胞内Ca^{2+}の上昇は，たとえば筋収縮・細胞増殖をはじめとする様々な生体機能の調節に重要な役割をはたすことがよく知られている．

2）腎での代謝

腎では表1のごとく，濾過されたCaの約70%が近位尿細管で再吸収されるとともに，太いヘンレの上行脚と遠位尿細管においてそれぞれ20%，9%程度が再吸収される．尿細管の各部位におけるCaの再吸収機序には，それぞれ特徴がある．近位尿細管では，主に受動的に細胞間隙を経由してCaが再吸収される．太いヘンレの上行脚でも，図5のごとくCaは細胞間隙を経由して再吸収されるが，この部位の尿細管では管腔内の電位が正であるために，二次的能動輸送による再吸収が行われている[7]．一方，遠位尿細管では，Caは管腔側細胞膜において，CaチャネルTRPV5/6[8]を経由して細胞内に吸収されたのち，血液側に存在するNa/Ca交換輸送体NCXとCaポンプPMCA1bにより血液側へと排出される．このように，尿細管の部位により異なる輸送経路を経ながら，糸球体で濾過されたCaは体内へと戻されている．

3）カルシウム代謝の調節機構

Ca代謝の調節は，主にPTH，カルシトニン，活性型ビタミンDによることがよく知られている．

PTHは副甲状腺からイオン化Caの変化を俊敏に感知して分泌されるホルモンで，骨，腎，消化管のPTH1受容体を介してその作用を発現する．骨では破骨細胞のみにPTH1受容体が存在し，骨形成・吸収をともに促進する．腎では，ヘンレ係蹄の太い上行脚および遠位尿細管において，Caの再吸収を促進する．この他，PTHは活性型ビタミンDを合成する1α-水酸化酵素を活性化することも知られている．PTHが腸管で直接Caの吸収を促進しているかどうかはいまだ結論づけられていない．

カルシトニンは，人ではCa代謝の調節能が低く，その働きは明確ではない．この他，ビタミンDは，腸管および尿細管でのCaやPiの吸収・再吸収を促進し，骨でもその作用が確認されて

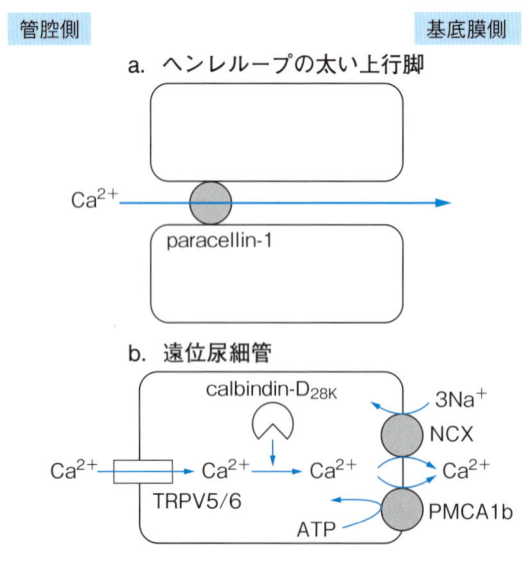

図5 腎尿細管におけるCa^{2+}の輸送（文献7より）

いる.

6 マグネシウム代謝

1）Mg 代謝の生理学

　Mg は，成人体内で約 2,000 mEq（24 g 相当）が保持され，その6割以上は骨のアパタイトに存在する．細胞外液中にはわずか1%程度しか存在せず，その3/4程度がイオン化ないし Mg 塩として存在する．食事からは1日に約 300 mg が吸収される．

2）腎での代謝

　図6のごとく，Mg は腎糸球体で濾過されたのち，その約40%が近位尿細管において再吸収され，次いで50%がヘンレ係蹄の上行脚で再吸収を受ける．また，遠位尿細管でさらに5%が再吸収を受けたのち，約5%が尿へと排泄される．Mg は近位尿細管と太いヘンレの上行脚では細胞間隙を経由して再吸収される．また，遠位尿細管では，Ca と同様に Mg も TRPM6 によって細胞内に取り込まれて再吸収されると考えられている．いまだ，Mg の尿細管における輸送については不明確な点が多い[9]．

3）マグネシウム代謝の調節機構

　図6に Mg 代謝の調節に関与する様々な因子と薬剤を引用した．Mg の代謝調節は主に太いヘンレの上行脚以降の尿細管において行われている．太いヘンレの上行脚と遠位尿細管では，図のごとく Ca と糖代謝・水代謝に関与する様々な液性因子が Mg の代謝にも深くかかわっている事

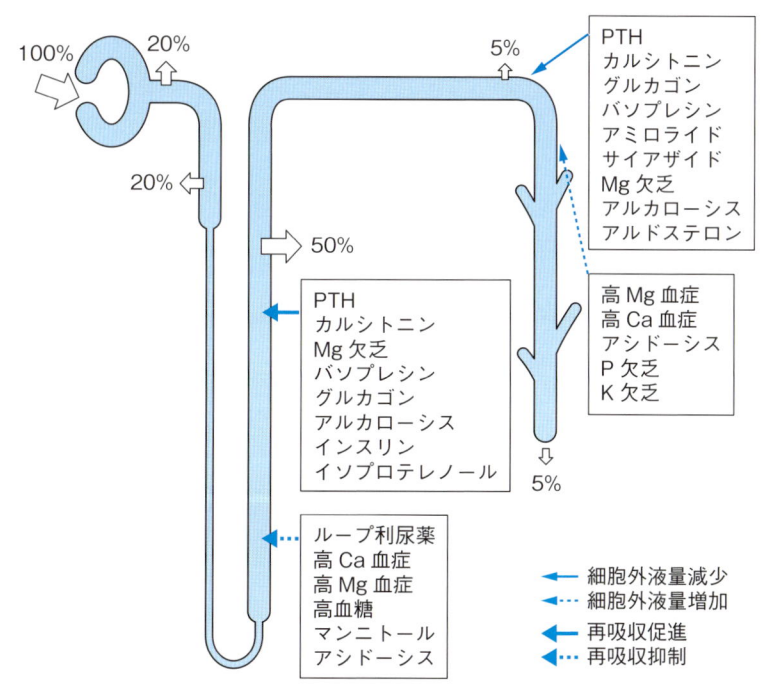

図6 腎における Mg 代謝とその調節（文献6より）

実は大変興味深い．

7 リン酸代謝

1）リン代謝の生理学

リン酸は，成人であれば約600gが体内に含まれ，その85％が骨に存在する．また，細胞外液中に存在する量は全体のわずか0.1％に過ぎない．さらに，細胞外液中のリン酸の半分がイオン化しているのみである．

リン酸は食事中摂取量の8割が腸管から吸収されるが，その量はわずか600 mg前後であり，体内の全リン酸の0.1％に過ぎない．また，同じ量のリン酸が尿から排泄されることにより体内のリン酸量の平衡状態が保たれている．

2）腎での代謝

腎糸球体から排泄されたリン酸は，その80～85％が尿細管で再吸収されるが，その6から7割が近位尿細管による．近位尿細管の管腔側細胞膜上には，Naの細胞内外の濃度差をエネルギーとするNa-Pi共輸送体が存在し，二次的能動性機序によりPiを細胞内に吸収する．

3）リン代謝の調節機構

リン酸の代謝は，様々な因子により調節されているが，特に重要なのは近位尿細管におけるリン酸の再吸収を抑制して排泄を促進するPTH，活性型ビタミンDなどである．この他，グルココルチコイドやドパミン，さらには細胞外液量の増加やリン酸摂取量の増加などもリン酸の排泄を促進する．一方，成長ホルモンやインスリンなどはリン酸の再吸収を促進し，排泄を抑制する．

最近，線維芽細胞増殖因子FGF23（fibroblast growth factor 23）がリン酸の腎における排泄を促進することが明らかとなった[10]．この因子は，常染色体優性低リン血症性くる病の責任遺伝子により産生されており，活性型ビタミンDの産生も抑制することが知られている．

■おわりに

水・電解質代謝の機序や調節機構は複雑であり，その詳細を理解することは容易ではない．しかし，日常臨床の場面で遭遇する様々な病態を適切に解釈するためには，本章で紹介した様々な水・電解質代謝学の基礎を最初に理解しておくことが，より確実な病態の把握に結びつくと考えられる．本章で触れられた基本事項は水・電解質代謝の全体を理解するには不十分かもしれないが，ここで触れられた基本的内容を端緒とし，さらに知識を深めることによって，輸液療法の実践において高い応用力をもたれることを期待したい．

文献

1) 大井克征, 内田信一. 尿細管の生理, SIADH. In: 内田 聖, 富野康日己, 今井裕一, 編. 専門医のための腎臓病学. 第2版. 東京: 医学書院; 2009. p.143-9.
2) Bernardo AA, Bernardo CM, Espiritu DJ, et al. The sodium bicarbonate cotransporter: structure, function, and regulation. Semin Nephrol. 2006; 26(5): 352-60.
3) Gamba G, Friedman PA. Thick ascending limb: the Na (+): K (+): 2Cl (-) co-transporter, NKCC2, and the calcium-sensing receptor, CaSR. Pflugers Arch. 2009; 458(1): 61-76.
4) Ko B, Hoover RS. Molecular physiology of the thiazide-sensitive sodium-chloride cotransporter. Curr Opin Nephrol Hypertens. 2009; 18(5): 421-7.
5) Verkman AS. Aquaporins at a glance. J Cell Sci. 2011; 124(Pt 13): 2107-12.
6) 要 伸也. 高・低K血症, 高・低Mg血症. In: 内田 聖, 富野康日己, 今井裕一, 編. 専門医のための腎臓病学. 第2版. 東京: 医学書院; 2009. p.121-35.
7) 後藤俊介, 深川雅史. 高・低Ca血症, 高・低Pi血症. In: 内田 聖, 富野康日己, 今井裕一, 編. 専門医のための腎臓病学. 第2版. 東京: 医学書院; 2009. p.135-43.
8) Vennekens R, Owsianik G, Nilius B. Vanilloid transient receptor potential cation channels: an overview. Curr Pharm Des. 2008; 14(1): 18-31.
9) San-Cristobal P, Dimke H, Hoenderop JG, et al. Novel molecular pathways in renal Mg^{2+} transport: a guided tour along the nephron. Curr Opin Nephrol Hypertens. 2010; 19(5): 456-62.
10) Civitelli R, Ziambaras K. Calcium and phosphate homeostasis: concerted interplay of new regulators. J Endocrinol Invest. 2011; 34(7 Suppl): 3-7.

〈根東義明〉

Ⅱ. 基礎編

3 小児の輸液療法において必要な酸塩基平衡異常の基礎知識

1 酸塩基とは？

酸とはH$^+$を供与するものであり，塩基とはそれを受け取るものである．

塩酸はHCl$\Longleftrightarrow$H$^+$+Cl$^-$，硫酸はH$_2$SO$_4$$\Longleftrightarrow$2 H$^+$+SO$_4^-$という反応でほぼ100％解離するために強酸といわれ，リン酸はH$_3$PO$_4$$\Longleftrightarrow$H$^+$+H$_2PO_4^-$，炭酸はH$_2CO_3$$\Longleftrightarrow$H$^+$+HCO$_3^-$という反応でわずかに解離するのみであるために弱酸といわれる．逆に，アンモニアはNH$_3$+H$^+$$\Longleftrightarrow$NH$_4^+$，重炭酸イオンはH$^+$+HCO$_3^-$$\Longleftrightarrow$H$_2CO_3$という反応でH$^+$と結合するために塩基といわれる．

2 体内での酸の産生

図1に示すように炭水化物，脂肪，蛋白質すべての栄養素の代謝により酸は産生される．炭水化物，脂肪，蛋白中の中性アミノ酸からは，CO$_2$とH$_2$Oが産生され，前者は呼気中に排泄されるので体内に酸として蓄積しない（揮発性酸）．肺換気機能が悪い場合，CO$_2$が体内に蓄積してCO$_2$+H$_2$O$\Longleftrightarrow$H$^+$+HCO$_3^-$でH$^+$を供与することになり，呼吸性アシドーシスを生じる．

一方，蛋白質中の含硫アミノ酸（メチオニン，システイン，シスチン），陽荷電アミノ酸（リジン，アルギニン，ヒスチジン），有機リン酸は腎での排泄が必要なH$^+$を産生する（不揮発性酸）．

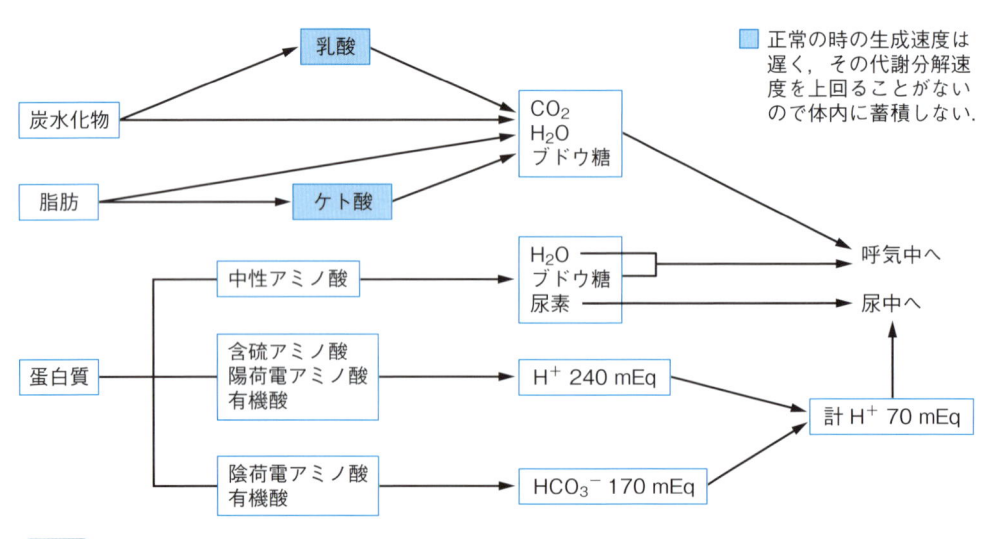

図1 生体内は酸性になりやすい

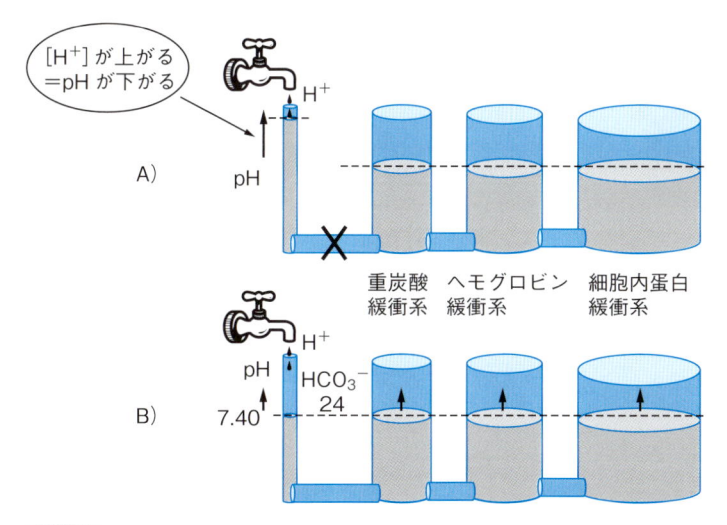

図2 緩衝系は貯水槽である
A) 緩衝系がないと負荷された H⁺ は激しく pH を下げることになるが，
B) 容量の大きいタンク（緩衝系）が存在することにより，pH の低下はわずかになる．

これに反して陰荷電アミノ酸（グルタミン酸，アスパラギン酸）は HCO_3^- を産生し，この差し引きで 1 日 1 mEq/kg の H^+ を腎臓で排泄しなければならない．

また，病態によっては炭水化物や脂肪からも不揮発性酸が生じうる．通常の状態であれば，それが産生されてもその処理能が勝るために体内貯留することはないが，ショックなどによる組織低酸素状態やビタミン B_1 欠乏では炭水化物から乳酸が貯留し，インスリン欠乏時には脂肪からケト酸が貯留し，各々乳酸アシドーシス，ケトーシスを起こす．

3 緩衝系とは？（図2）

1 日に 1 mEq/kg（成人で 70 mEq）の不揮発性酸が産生される．この H^+ がそのままの形で血液中に留まれば，体内は強酸性となってしまう．実際にはそのようなことがないのは，負荷された H^+ が緩衝作用をもつ物質（弱酸性の性質を有する）により一時的に消費されるからである．この緩衝系としては，重炭酸緩衝系，ヘモグロビン緩衝系，細胞内蛋白緩衝系などが知られている．

4 酸排泄のしくみ

揮発性酸である CO_2 は肺で呼出される．

一方，不揮発性酸は体内で，$H^+ + A^- + HCO_3^- \Longrightarrow A^- + CO_2 + H_2O$ という重炭酸緩衝系により H^+ は一旦除去され，その後消費された HCO_3^- は図3で示したように近位尿細管の Na/H exchanger による H^+ 輸送と carbonic anhydrase を酵素とする反応で体内に再吸収される．しかしこの過程のみであれば，実際的な尿中への不揮発性酸の排泄は行っていない．それを行ってい

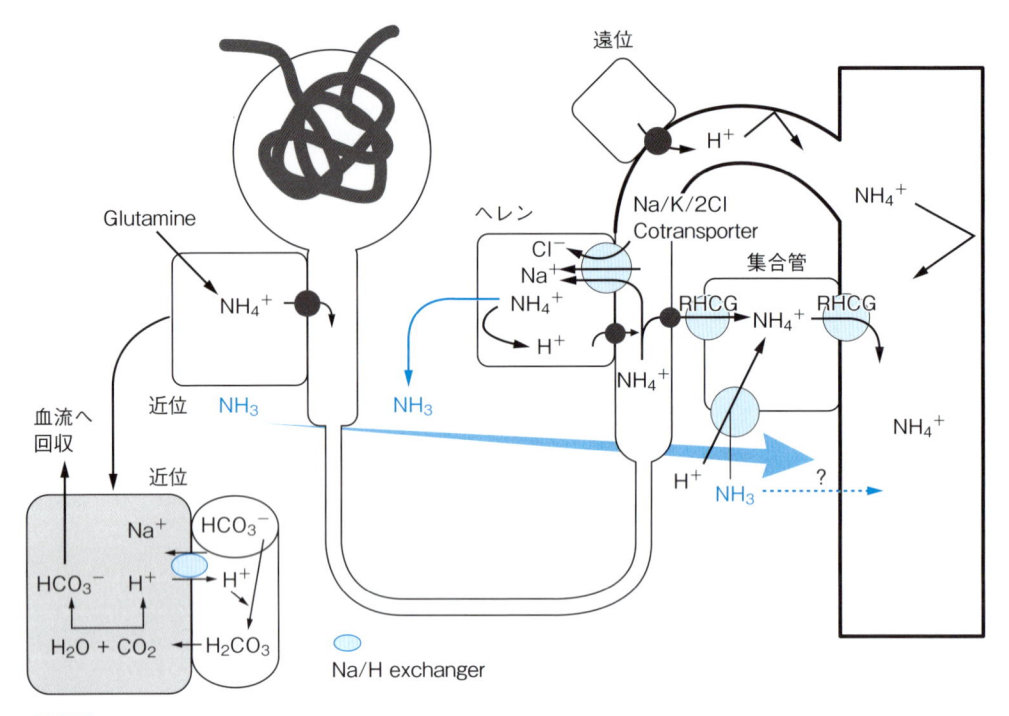

図3 腎での酸排泄の仕組み

近位尿細管ではNa/H逆輸送でH⁺分泌〜NH₄⁺産生が起こる．ヘンレのループ上行脚ではNa/H逆輸送で酸性となる．接合集合管介在細胞でNH₄⁺分泌が起こる．

るのが，皮質集合管type A介在細胞でのH⁺ATPaseによるH⁺分泌である．この時に1日に排泄されるべき1 mEq/kgのH⁺がそのまま排泄された場合，1日1Lの尿排泄があったとしても尿は強酸性となるために（10 kgの小児で10 mEq＝10 mmolのH⁺が1Lの尿に出ると尿pH＝－log 10⁻²＝2）バッファーとしてリン酸やアンモニアが受け皿となり，尿をpH 5〜8に保つことになっている．

ここで使用されるリン酸塩は有機リン酸の排泄産物であり，その排泄量には限度があるためにすべての酸の負荷に対応できない．一方，アンモニアは近位尿細管で摂取したグルタミンから，グルタミン⟶2 HCO₃⁻＋2 NH₄⁺＋ATPという反応で合成される．NH₄⁺は近位尿細管で分泌された後に太いヘンレ上行脚でNa/K/2Cl cotransporterにより再吸収を受け，アンモニアの形で集合管髄質に蓄積する．この時に生じたH⁺はグルタミン分解の際に生成されたHCO₃⁻と相殺される．集合管の尿pHが低い時にアンモニアは管腔内に分泌されてNH₃＋H⁺⟶NH₄⁺となり，尿のpHが強酸性にならないようにしている．

5 pHの定義，血液ガスの基礎知識

pH＝log（1/[H⁺]）＝－log [H⁺] と定義される．

pH 7.00とは [H⁺]＝10⁻⁷mol/L＝100 nmol/Lとなることは容易に理解できるが，pH 7.40では[H⁺]＝40 nmol/Lということは覚えておかなければならない（→12-② 80's rule 参照）．血液pH

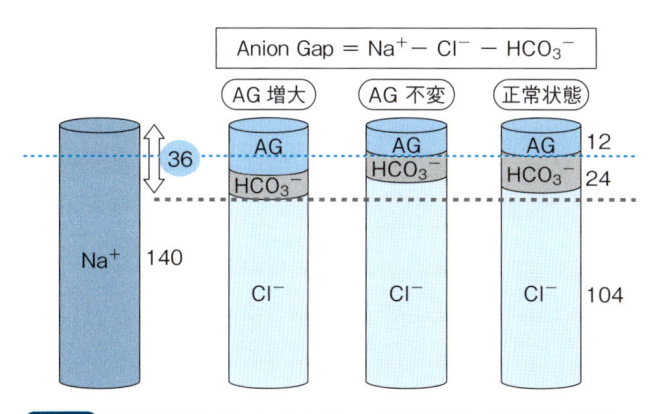

図4 代謝性アシドーシスにはAG増加型と不変型がある

の正常が7.40±0.05といわれているが，このとき[H^+]は35～45 nmol/Lの非常に狭い範囲に調整されていることになる．

- アシデミアとは血液pHが7.35以下，アルカレミアとはそれが7.45以上の状態を指す．アシドーシスとは体液を酸性の方向へ，アルカローシスとはそれをアルカリ性の方向へ変化させる病態を指す．車の速度計にたとえるとアシデミア，アルカレミアは速度計の針の位置であり，減加速して針が動く状態がアシドーシス，アルカローシスということになる．
- 動脈血ガスの各データの基準値はわざわざ記載するほどでもないが，静脈血ガスではpH，BEはほぼ同様の値であり，PCO_2，HCO_3^-は各々5～7 mmHg，1 mEq/L高くなる．

6 アニオンギャップ（AG）とは？（図4）

測定できない陰イオンの濃度であり，正常値12±2 mEq/Lである．生理的条件では，陽イオン（ほとんどNa^+であり，これで陽イオンを代表させる）と陰イオンは等価で存在する．体内の陰イオンにはCl^-，HCO_3^-，有機酸，ケト酸，硫酸，リン酸以外にアルブミンも陰性荷電している．したがって，$Na^+ - HCO_3 - Cl^-$で計算されるAGには，アルブミンと上記老廃物が含まれている．

7 酸塩基平衡理論の変遷とその問題点 [1,2]

1）古典的アプローチ

呼吸性因子CO_2と代謝性因子の代表HCO_3^-で評価する方法である．重炭酸緩衝系での質量保存則に由来したHenderson-Hasselbalch式を用いる．

$CO_2 + H_2O \Longleftrightarrow HCO_3^- + H^+$の平衡反応式に質量保存則を適応させると

定数$K\alpha = [H^+] \times [HCO_3^-]/[CO_2] \times [H_2O]$となり，これを変形して$K\alpha \times [H_2O] = [H^+] \times [HCO_3^-]/[CO_2]$，$[H_2O]$は一定であるから$K\alpha \times [H_2O] = K\alpha'$とおいて

$[H^+] = [CO_2]/K\alpha' \times [HCO_3^-]$

$pH = -\log [H^+] = \log 1/[H^+] = \log K\alpha' \times [HCO_3^-]/[CO_2] = \log K\alpha' + \log [HCO_3^-]/[CO_2]$
$= pK\alpha' + \log [HCO_3^-]/[CO_2]$

$HCO_3^- + H^+ \rightleftharpoons H_2CO_3$ の解離係数 $pK\alpha' = 6.1$, $[CO_2] = 0.03 \times PaCO_2$（血液中に溶解する CO_2 は，$PaCO_2$ にその溶解係数 0.03 を乗じたもの）であるから

$pH = 6.1 + \log[HCO_3^-/(0.03 \times PaCO_2)]$ となる．

一方，Henderson 式では $[H^+] = 24 \times (PaCO_2/HCO_3^-)$ で自然対数を使用しなくてもよく，さらに 80's rule（→12-② 参照）を併用すると非常に取り回しがよくなる．

2) Base Excess (BE) 法

古典的アプローチの問題点は，生体内の緩衝系が重炭酸系だけではなく，リン酸緩衝系や蛋白質緩衝系があり，これを考慮に入れていないことである．この欠点を補うために BE という概念が導入された．BE とは，$PaCO_2$ が 40 mmHg に固定されたときに pH を 7.4 にするために必要な滴定酸の濃度のことである．この方法の問題点は，細胞内バッファーを無視していること，循環血液量と間質液量の比を 1:3 としているために重度の浮腫時には採用できないことなどがあげられている．また，後述するように（→12-⑤ 参照），その運用を誤るととんでもない血液ガス分析をしてしまうことになることも問題である．

3) Stewart 法

1981 年に考案された本法では，体液を構成する成分を 4 つ（水，強イオン溶液，弱イオン溶液，CO_2 溶存溶液）に分けて，各々が pH にどのように関与しているかを示す．非常に複雑な概念を使用しており，実際に分析するときに複雑な計算を使用することになるために一般臨床にはなじまないようである．

以上を統合すると，厳密な意味ではすべての臨床的事象を簡単に説明できる簡単な方法はないが，臨床現場ではアルブミン補正をした AG を考慮した古典的アプローチで十分対応できる．

8 呼吸性代償，代謝性代償とは？

生体はアシドーシス，アルカローシス状態では，それを代償する（正常 pH に戻そうとする）生理的反応を起こす．糖尿病性ケトアシドーシス患者が Kussmaul 呼吸で CO_2 を懸命に呼出するのが一例である．

呼吸性代償は，呼吸中枢の化学受容体が細胞内 H^+ 濃度の変化を捉えて換気量を調節するものであり，その反応は分単位で生じる．腎性代償は急性反応（分単位）と慢性反応（日単位）でその発生機序と程度が異なる．急性反応は細胞内蛋白などの非重炭酸イオン緩衝系が関与し，慢性反応は腎尿細管での NH_3 産生増加や H^+ 排泄増加が関与する．通常の代償変化とその限界値を表 1 に示す．

9 ステップワイズ血液ガス分析（表 2）[3,4]

標準的な分析法を以下に示す．
① アシデミア，アルカレミアの判断．
② pH の異常が HCO_3^- の変化によるか，$PaCO_2$ の変化によるかの判断．
③ AG を計算．AG 増加の場合，補正 HCO_3^- の計算．

表1 代償性変化とその限界

一次性病態	一次性変化	代償性変化	代償性変化の求め方	代償の限界値
代謝性アシドーシス	[HCO_3^-] ↓	$PaCO_2$ ↓	$\Delta PaCO_2 = 1 \sim 1.3 \times \Delta$ [HCO_3^-]	$PaCO_2 = 15$ mmHg
代謝性アルカローシス	[HCO_3^-] ↑	$PaCO_2$ ↑	$\Delta PaCO_2 = 0.5 \sim 1.0 \times \Delta$ [HCO_3^-]	$PaCO_2 = 60$ mmHg
呼吸性アシドーシス	$PaCO_2$ ↑	[HCO_3^-] ↑	急性期 Δ [HCO_3^-] $= 0.10 \times \Delta PaCO_2$	[HCO_3^-] $= 30$ mEq/L
			慢性期 Δ [HCO_3^-] $= 0.35 \times \Delta PaCO_2$	[HCO_3^-] $= 42$ mEq/L
呼吸性アルカローシス	$PaCO_2$ ↓	[HCO_3^-] ↓	急性期 Δ [HCO_3^-] $= 0.20 \times \Delta PaCO_2$	[HCO_3^-] $= 18$ mEq/L
			慢性期 Δ [HCO_3^-] $= 0.50 \times \Delta PaCO_2$	[HCO_3^-] $= 12$ mEq/L

表2 漏れのない，簡単な血液ガス分析

ステップワイズ分析	シンプル解釈
症例1）12歳男児．食欲低下，全身倦怠，嘔吐にて来院．血液ガス pH 7.32, $PaCO_2$ 32.0, HCO_3^- 16.0, Na 145, K 5.5, Cl 109, Alb 3.0	
①アシデミア	Na−Cl=36
②代謝性が一次性変化	同左
③AG=20 mEq/L と上昇．補正 AG=20+1.4×2.5=23.5 補正 HCO_3^-=16.0+(23.5−12.0)=27.5 とやや上昇．	同左（呼吸性であれば④は無効） 同左
④$\Delta PaCO_2 = 1 \sim 1.3$ Δ [HCO_3^-] $= 8 \sim 10.4$ 40−32.0=8.0 と正常な呼吸性代償性変化．	pH の小数点以下2桁 32=$PaCO_2$と同じ． HCO_3^- +16 と $PaCO_2$ は大体同じ．
⑤臨床的に腎臓は小さく，BUN 87.0, Cr 7.84 と腎不全．補正 HCO_3^- の上昇は嘔吐による Cl^- の喪失が関係か？	同左
症例2）3歳男児．倦怠感を訴えていたが，気管支炎症状とともにぐったりとしたために来院．血液ガス pH 7.05, $PaCO_2$ 30.0, HCO_3^- 8, Na 138, K 1.8, Cl 118, Alb 4.2	
	Na−Cl=20, K 低値．pH<7.2 混合性アシドーシスを疑う．
①アシデミア	同左
②代謝性が一次性変化	同左
③AG=12 と正常，補正 AG，補正 HCO_3^- は求める必要なし．	同左
④$\Delta PaCO_2 = 1 \sim 1.3$ Δ [HCO_3^-] $= 16 \sim 20.8$ 40−30.0=10.0 と呼吸性代償が不足．混合性アシドーシスである．	pH の小数点以下2桁 05=$PaCO_2$ 30.0 と乖離．HCO_3^- +16 と $PaCO_2$ が乖離．混合性アシドーシスである．
⑤K がアシデミアにしては低い．早朝尿のpHは？ =翌朝6.0 であった．AG 正常であり，下痢がなければ尿細管性アシドーシスの可能性．呼吸性代償が不十分なのは？ =気管支炎がひどいため？ 低カリウム血症による換気不全なのか？	同左．ただ，血液ガスデータをみる前に見当が付いている．

④代償反応が正常に起こっているかを判断．

⑤臨床的な情報と照らしあわせて，分析に問題はないかを判断．

　表2に例題をあげて，シンプル解釈と比較してみる．

10 混合性酸塩基異常症を疑うには？[5]

① pH が 7.2 から 7.6 を外れたデータとなっている時．原因となった変化に対する代償反応が十分に起これば，特殊病態でない限りこれを外れることはない．

② 代償性変化が予測値よりも大幅に乖離している時．

③ AG 上昇型代謝性アシドーシスの時に算出された補正 HCO_3^- 濃度が，その基準値である 24 mEq/L と大きな乖離がある時．AG は HCO_3^- を等価で打ち消すことから，上昇した AG から予想される HCO_3^- が低い場合には何かの原因で HCO_3^- を失う病態が，高い場合には HCO_3^- を得る（多くの場合，それは嘔吐による Cl^- の喪失である）病態が合併している．

11 実践的血液ガス分析（シンプル解釈）（表2)[6]

白髪が勧める方法のエッセンスを紹介する．基本はステップワイズ分析法と同様であるが，「代償反応が正常に起こっているか否か」をより簡便に判断する．すなわち表1の代償性変化を求める式の $\Delta PaCO_2 = K \times \Delta [HCO_3^-]$ での K を 1 に設定する．$40 - PaCO_2 = 24 - [HCO_3^-]$ より，$PaCO_2 = 16 + [HCO_3^-]$．$[H^+] = 24 \times (PaCO_2/HCO_3^-)$，$PaCO_2 = 16 + [HCO_3^-]$，80's rule から計算すると pH = 7.○○の小数点 2 桁が $PaCO_2$ の値に近似することが判明した．また，血液データをみる前に Na−Cl を計算して 36±3 から外れていないかに着目する．

12 血液ガス一口メモ

ここでは筆者が成書から学んだり，実地臨床中に気づいたコツをあげてみたい．

① Na−Cl≒36：AG を求める式の変形である．すなわち，$AG = Na - Cl - HCO_3^-$ より $Na - Cl = AG + HCO_3^- = 12 + 24 = 36$

Na−Cl を計算して 36 から乖離していれば，追加検査として血液ガスを行うべきである．

② 80's rule：pH から $[H^+]$ を概算するときに用いる法則である．$[H^+]$ を nmol/L として，pH の小数点以下 2 桁の数字と概算 $[H^+]$ を合わせると 80 となるというものである．これを応用すると pH 7.00，7.10，7.20，7.30，7.40，7.50，7.60 の時の $[H^+]$ は各々 80，70，60，50，40，30，20 となり，実際に自然対数から求めた $[H^+]$ では 100，79.4，63.1，50.1，39.8，31.6，25.1 であり，pH が 7.20 未満になるとその精度が落ちる．一方，pH の定義から対数計算機を使用しなくても算出できる pH 7.00 時の $[H^+]$ 10^{-7} mol/L を基点として，pH が 0.1 上がるに従い 0.8 を乗ずる方法で概算すると，100，80，64，51.2，41.0，32.8，26.2 で，実際値と比較してかなり正確であり，これを利用することをお勧めする．実地臨床で $[H^+]$ を考慮することは少ないと思われるが，たとえば次の③のようなことを考えるときには使用できる．

③ pH が 7.2 以下ないし 7.6 以上の場合は混合性変化のことが多い：pH が 7.2 以下の時には代謝性と呼吸性アシドーシスの合併であり，pH が 7.6 以上の時には代謝性と呼吸性アルカローシスの合併であると換言できるが，代償機構が機能しているときには pH は 7.2〜7.6 の間に入るという意味である．

筆者の経験上正しいと思われるが，先述した代償限界と 80's rule から例外があるかを試算，

調査してみた.

a）慢性呼吸性アシドーシスの場合：代償限界値 $HCO_3^- = 42$ mEq/L を採用する．pH が 7.20 の時は 80's rule から［H^+］＝ 60 nmol/L となり，Henderson の式［H^+］＝ 24 ×（CO_2/HCO_3^-）を変形して $PaCO_2$ ＝［H^+］×［HCO_3^-］/24 ＝ 60 × 42/24 ＝ 105．すなわち，$PaCO_2$ が 105 以上になれば pH が 7.20 を下回る（実際には［H^+］＝ 63.1 であるから $PaCO_2$ ＝ 110 となる）．

b）代謝性アシドーシスの場合：酸が急激に体内産生される場合にはありうる．代謝疾患専門家に伺うと，β-ケトチオラーゼ欠損症やサクシニル CoA：3 ケト酸 CoA トランスフェラーゼ欠損症などではありうるとのことであった．成書にあった発作時のデータでは，pH 7.129，$PaCO_2$ 9.7 mmHg，HCO_3^- 3.1 mEq/L，BE − 25.3 mEq/L であり，代償限界とされる 15 mmHg を超える呼吸性代償が起こっているにもかかわらず，pH は 7.20 を下回っている[7]．

④AG が正常なアシデミア，血清カリウムが上昇しないアシデミア：AG 正常のアシデミアでは体内での酸性物質の過剰生成はなく，下痢などで HCO_3^- を多く含む腸液を喪失した場合，腎尿細管での HCO_3^- の再吸収障害がある場合が代表である．この場合，同時にカリウムを喪失している．先述したようにアシデミアがある場合には，血清カリウムが上昇することが一般的であるために（pH が 0.1 下がると血清 K は 0.6 mEq/L 上がる），このパターンの異常をみた場合には，ピンポイントで重症の急性腸炎と尿細管性アシドーシスを考慮してもよい．

⑤BE がマイナスであることが，すなわちアシデミアとはいえない：BE は血液ガス分析装置で直接測定されるものではなく，血液検体を 37℃，$PaCO_2$ 40 mmHg にした時に pH を 7.40 にするための滴定酸の量を反映する．すなわち，呼吸性アルカローシスが一次性変化の際に代償性アシドーシスが起こっている場合にはマイナスになる．筆者が経験した OTC 欠損症での血液ガス分析[8]の結果を記す．

　　　　pH 7.534，$PaCO_2$ 13.8 mmHg，HCO_3^- 11.4 mEq/L，BE − 9.1 mEq/L

アルカレミア，呼吸性アルカローシスが一次的変化であり，代謝性代償は慢性呼吸性アルカローシスの式を採用して ΔHCO_3^- ＝ 0.50 × Δ$PaCO_2$ ＝ 0.50 ×（40 − 13.8）＝ 13.1 となり，予想される代償性変化にほぼ一致する．この陰性の BE は，あくまでも代償性変化を観察しているに過ぎないことに注意すべきである．

⑥AG が低下しているときには低アルブミン血症がないか確認（補正 AG）：アルブミンが陰性荷電しているためである．アルブミンが 4.4 g/dL より 1.0 g/dL 下がるときには AG は 2.5 mEq/L 下がる．分子量 66,200 のアルブミン 1 分子に 17 個の陰性荷電があるため ΔAG（mEq/L）＝ 17 × 10,000（mg/L）/66,200 ＝ 2.57 がその理論的裏づけである．

⑦代謝性因子が一次性変化である場合に呼吸性代償が適切に行われているかは，$PaCO_2$ ＝ HCO_3^- ＋ 16 に近似しているか，あるいは pH 7.○○という小数点以下が $PaCO_2$ に近似していることで即断：これはシンプル解釈に記した．

13 酸塩基障害時の輸液療法での基本的事項

①輸液製剤中のバッファー：重曹，乳酸，酢酸が用いられている．重曹が最も理想的であるが，

製剤中にCa^{2+}があると沈殿を生じるため乳酸を使用することが多い．乳酸も酢酸も体内で分解され，HCO$_3^-$を負荷することになるのであるが，特に乳酸含有輸液の使用は体内での処理速度を産生速度が凌駕するとき（乳酸アシドーシスを生じる病態，ミトコンドリア異常症，重度の肝障害時）には避けるべきである．

②輸液療法を要する酸塩基平衡障害：呼吸性変化の時には必要ない．代謝性アルカローシスでNH$_4$ClやHClを必要とするのはpHが7.6を超えるときであり，非常に稀である．

　代謝性アシドーシスの時が多いが，乳酸アシドーシスでは基本病態の治療が最も優先されるべきである．リン酸が貯留する腎不全時には重曹を投与することがあるが，HCO$_3^-$が12 mEq/Lを下回るようであれば透析を考慮する．ケトーシスがよい適応となるが，病態に応じてインスリン，十分量の糖を投与することも必要である．治療開始，目標の目安は，アシデミアが生体内で有害事象を起こすといわれるpH 7.20と考える．

③実際にどのように治療するか？：投与するアルカリ量（mEq/L）=（[目標HCO$_3^-$]−[実測HCO$_3^-$]）×体重（kg）×（0.2〜0.5）で求める．HCO$_3^-$の体内分布容量は50%であり，アシデミアが高度であればこれが100%まで増えるといわれ，急速な正常化がもたらす悪影響をきたさないための安全係数1/2ないし1/3をかけるために補正係数は0.2〜0.5となり，上式になる．

④目標HCO$_3^-$の設定：pH 7.20が目標である．呼吸性代償が十分に起こっている時PaCO$_2$ 15 mmHgまで下げることが可能であり，この時のHCO$_3^-$は24×PaCO$_2$/[H$^+$]＝24×15/64≒6と求められるが，実際のところは10〜12 mEq/Lとする成書が多い．

⑤使用するアルカリ化剤：重曹，サム（サムセット）を使用する．一般的に使用される重曹（メイロン）は7.0%濃度のものであり，Na$^+$，HCO$_3^-$ともに833 mEq/L含まれており，非常に高浸透圧であることに注意しなければならない．特に未熟児に使用する時には，脳出血の危険性があることに留意しなければならない．サムは強力なアルカリ化剤として知られているが，希釈液，補正液にて強アルカリ，高張を調整して使用する．

　　　謝辞：本稿を作成するにあたり，この分野の教育の第一人者である済生会栗橋病院　白髪宏司先生のご助言をいただいた．深く感謝いたします．

文献

1) Adrogue HJ, Gennari FJ, Galla JH, et al. Assessing acid-base disorders. Kidney Int. 2009; 76: 1239-47.
2) 森松博史, 内野滋彦. 酸塩基平衡に関する新しいアプローチ：Stewart approach. 日集中医誌. 2003; 10: 3-8.
3) 飯野靖彦. 酸塩基平衡. In: 初学者から専門医までの腎臓学入門. 東京: 東京医学社; 2007. p.99-109.
4) 柴垣有吾. 酸塩基平衡異常の診断と治療. In: 深川雅史, 監. より理解を深める！体液電解質異常と輸液. 改訂2版. 東京: 中外医学社; 2006. p.106-59.
5) 粟津　緑. 混合性酸塩基平衡異常のみつけ方. 小児内科. 2011; 43: 763-5.
6) 白髪宏司. 酸塩基平衡と輸液. 小児科診療. 2011; 74: 200-6.
7) 深尾林太郎, 久保敏夫, 深尾敏幸. 有機酸代謝異常症1症例 24 急性胃腸炎を契機に急激な意識障害を起こした9ヶ月男児. In: 日本先天代謝異常学会, 編. 症例から学ぶ先天代謝異常症〜日常診療からのアプローチ〜. 東京: 診断と治療社; 2009. p.100-2.
8) 大田敏之, 古江健樹, 小野浩明, 他. 小児腎臓病医からみた尿素サイクル異常症診療の留意点. 小児科. 2009; 50: 1603-9.

〈大田敏之〉

II. 基礎編

4 小児の輸液ベーシックガイド
小児の輸液療法において必要な検査とその解釈

1 必須検査

絶飲食状態で輸液療法を継続している患者に対しては，原則として毎日，体重，尿量，水分投与量，尿以外の喪失量の測定を行う．また週1回以上の血液電解質（Na，K，Cl，HCO_3^- に加えて Ca，P，Mg も含む）測定を行う．

表1に尿量の基準値を示すが，尿量は飲水量，食事摂取量（食事中の水分量），溶質（塩分や蛋白質）摂取量，発汗，発熱，下痢などの体液喪失量などに影響されることに注意する．

2 Na バランスの指標

体液量増加（溢水，心不全），体液量減少（脱水）を疑った場合には Na バランス異常の評価を行う．Na バランスの評価法に用いる主な指標には，尿 Na 濃度，尿 Cl 濃度，FE_{Na}，FE_{UA} などがある．

1）尿 Na 濃度と尿 Cl 濃度

細胞外液量を規定するのは主に Na 量なので，細胞外液過剰があれば尿中 Na，Cl は増加，細胞外液量欠乏があれば尿 Na，尿 Cl 濃度も低下する．

通常は尿 Na や尿 Cl が低値であれば細胞外液量欠乏と判断してよいが，まれに細胞外液量が低下しているにもかかわらず尿 Na，尿 Cl 濃度が増加する病態もある（表2）[1]．

表1 尿量の基準値

年齢	尿量（mL/日）
1〜2日	30〜60
3〜10日	100〜300
10日〜2カ月	250〜450
2カ月〜1歳	400〜500
1〜3歳	500〜600
3〜5歳	600〜700
5〜8歳	650〜1,000
8〜14歳	800〜1,400

Rubin and Barratt. Pediatric Nephrology 1975

表2 細胞外液量欠乏時の尿 Na，尿 Cl 濃度の関係[1]

尿 Na 濃度	尿 Cl 濃度	
低値	低値	塩分制限 腎外（腸管など）の塩分喪失 嘔吐（維持期）
正常〜高値	低値	代謝性アルカローシスを伴う嘔吐（生成期） 先天性 Cl 喪失性胃腸炎
低値	正常〜高値	代謝性アシドーシスを伴った下痢
高値	高値	利尿薬 Bartter 症候群，Gitelman 症候群 閉塞性腎症の閉塞解除後にみられる Na 喪失性腎症

嘔吐による体液量減少では尿Cl濃度は低下するが，代謝性アルカローシスのため尿中に喪失する HCO_3^- が増加し，これに付随してNaが喪失するので尿Na濃度は正常ないし増加する．代謝性アシドーシスを伴う下痢では陽イオンであるアンモニアイオンの尿中排泄が増加するので，代償的に陽イオンのNa排泄が低下する．このため尿Na濃度は低下，尿Cl濃度は増加する．利尿薬を使用していたり，Bartter症候群，Gitelman症候群では細胞外液量が低下するが，尿Na，尿Clともに排泄が増加する．

尿Na「濃度」は尿量の影響を受けるため，尿Na濃度低値が必ずしも尿Na排泄低値とはならないことにも注意が必要である．多尿などでは，蓄尿によるNa量あるいは FE_{Na} を参考にする（表2）．

2）FE_{Na}（Na排泄分画）

FE_{Na}（Na排泄分画）とは表3に示すように，糸球体で濾過されたNaのうち，再吸収をまぬがれ最終的に尿中に排泄されたNaの割合を示すものである．FE_{Na} 2%とは糸球体で濾過されたNaの98%が尿細管で再吸収され，2%が尿中に排泄されたたことを意味する．細胞外液量，Na欠乏状態では腎機能が保持されているならばNa排泄分画は低下するはずである．そのため FE_{Na} は腎臓のNa保持能を反映するし，Na欠乏の有無を反映するともいえる．

FE_{Na} の基準値は摂取したNa量，GFR，年齢によって異なる．急性腎障害（AKI：急性腎不全と同義）の鑑別では一般に $FE_{Na}<1\%$ の場合腎前性AKI，$FE_{Na}>2\sim3\%$ ならば腎性AKIといわれている．しかし利尿薬を使用していれば腎前性であっても FE_{Na} は上昇するし，GFRが低下すると糸球体で濾過されるNa量が低下するため相対的に FE_{Na} の基準値が上昇する．

3）FE_{Urea}（尿素窒素排泄分画）

利尿薬を投与しているときには尿Na，尿Cl濃度，FE_{Na} から体液量欠乏の有無を判断するのは難しい．嘔吐，経鼻胃管からの吸引で代謝性アルカローシスがあれば体液量が減少があっても尿中への HCO_3^- が喪失に伴ってNa排泄も増加し，結果として尿Na濃度，FE_{Na} が増加する．こうした状況下で体液量欠乏，Na欠乏の有無や，腎前性腎不全と腎性腎不全を鑑別するには FE_{UN}（尿素排泄分画）が有用である．

$$FE_{Urea}(\%) = 尿UN \times PCr \div BUN \times 尿Cr \times 100$$

健常成人の FE_{Urea} 基準値は50〜65%であるが，腎前性腎不全では35%未満となる[2]．

表3 FE_{Na} の計算法

FE_{Na} ＝Na排泄量÷糸球体で濾過されたNa量×100
　　＝U_{Na}×尿量÷P_{Na}×GFR×100
　　＝U_{Na}×尿量÷P_{Na}×Ccr×100
ここでCCr＝尿Cr×尿量÷PCrの関係があるので上の式は
　　FE_{Na}＝U_{Na}×PCr/P_{Na}×UCr×100
となる

3 水バランス―血清ナトリウム濃度異常の判断

水バランス異常は血清ナトリウム濃度の異常をまねく[3,4]．低ナトリウム血症や高ナトリウム血症に対しては次のような検査が有用である．

1）血漿浸透圧，血漿張度

水は通すが溶質は通さない性質をもった半透膜を隔てて高濃度の溶液と低濃度の溶液をおいたとき水が高濃度の溶液に移動して溶液をうすめようとする圧力を浸透圧という．臨床医学では1kgの水の中に存在する粒子のモル数である重量モル濃度（osmolality）mOsm/kg・H_2Oで表示し，1 mOsm/kg・H_2Oは37℃で19 mmHgの静水圧（せいすいあつ）に相当する．

通常は氷点降下法によって実測するが，血液Na，K，BUN，血糖濃度から次の式を用いて推算することができる．一部の血液ガス分析装置では血清Na，K濃度から推算された値を表示するが，実測値ではない．

$$血漿浸透圧（mOsm/kg・H_2O）= 血漿（Na+K）濃度（mEq/L）\times 2 + BUN（mg/dL）/28 + 血糖値（mg/dL）/18$$

血漿浸透圧を構成する溶質のうち，尿素は細胞内外を自由に通過するため細胞膜を介した水の移動に関与しない．細胞内外の水の移動を規定する溶質の濃度を反映したものを有効血漿浸透圧あるいは張度（tonicity）とよび，血漿張度≒2×血漿Na濃度で近似できる．

2）尿浸透圧

尿浸透圧は1 kgの水に溶解している溶質の重量モル濃度（mOsm/kg・H_2O）で表示し，成人では50〜1,200 mOsm/kg・H_2Oの範囲で変動する．新生児は成人にくらべて尿濃縮力が未熟なので最大尿濃縮力は600〜700 mOsm/kg・H_2Oで，成人値に達するのは1〜3歳頃である（表4）[5]．3歳以降で，早朝第一尿が濃縮尿（尿浸透圧850 mOsm/kg・H_2O以上または尿比重1.023以上）で，尿濃縮障害を疑う．

低Na血症では過剰に貯留した自由水が排泄されれば血漿浸透圧は上昇し，血清Na濃度も正常化される．血漿浸透圧と同等の尿が排泄されるならば，血漿浸透圧は変わらないが，尿浸透圧＜血漿浸透圧の尿が排泄されれば血漿浸透圧，血漿ナトリウム濃度は上昇する．

3）尿張度

尿浸透圧は尿中のすべての溶質のモル数の総和であるが，尿素などを除いた尿中電解質イオンのモル数の総和を尿張度とよぶ．尿の張度は主に尿Na＋尿K＋尿陰イオンから構成され，尿の陽

表4 年齢別の最大尿濃縮能

年齢	最大尿濃縮能（mOsm/kg・H_2O）
新生児　早産児	480
新生児　満期産児	800
1〜2週	900
6カ月〜1歳	1,200
1〜3歳	1,400
成人	1,400

イオン＝尿の陰イオンなので

　　尿張度≒［尿Na濃度＋尿K濃度］×2 で近似される．

　　低Na血症や高Na血症の診断，治療の際に尿張度が役立つ．

　　「尿張度＝血漿張度」の尿が排泄されれば，血漿張度ならびに血漿Na濃度は不変である．一方，「尿張度＜血漿張度」の尿が排泄されれば，電解質を含まない自由水（electrolyte free water）が喪失するため血漿Na濃度は徐々に増加する．

　　尿張度を用いて血漿Na濃度の変化を予想するときの注意点は，

　　　（1）尿張度＜血漿張度であっても尿量が少なければ血漿Na濃度は改善しない
　　　（2）尿張度，尿浸透圧は時々刻々変化しうる

ことである．うっ血性心不全やネフローゼ症候群にみられる低Na血症では，「尿張度＜血漿張度」だが，尿量が少ないため自由水が十分排泄されずに低Na血症が改善しにくい．

4）自由水クリアランス

　　尿濃縮，尿希釈障害が疑われる症例では自由水クリアランスを測定すると病態を推測することができる．

　　自由水クリアランスは毎分あたり何mLの溶質を含まない水分が体内から除去されるかを示している．自由水クリアランスが 1.66 mL/分＝100 mL/時間ということは 1 日あたり 2.4 L の溶質を含まない水分が喪失することを意味している．自由水クリアランスがプラスというのは希釈尿が排泄されることを意味し，自由水クリアランスがマイナスでは濃縮尿が排泄され，自由水が貯留していくことを意味している．

　　自由水クリアランスの計算では尿素を含む場合と除く場合の 2 つがある．従来は浸透圧物質に尿素を含めていたが，血清ナトリウム濃度の異常を考える際には，尿素は有効血漿浸透圧を構成しないため，「浸透圧クリアランス」を計算する際に浸透圧物質から尿素を除いたほうがよい．これを「電解質自由水クリアランス（electrolyte free water clearance）」という．「自由水」とは変

> **コラム**　尿浸透圧と尿張度はどう違うか
>
> 　　尿浸透圧が 300 mOsm/kg・H₂O の尿が 1 L 排泄された場合，血漿浸透圧や血漿Na濃度はどのように変わるだろうか．直感的には血漿浸透圧と同等の尿が減少しただけなので，血漿浸透圧も血漿Na濃度も変わらないように思える．しかし，尿浸透圧が 300 mOsm/kg・H₂O であっても，浸透圧物質がすべて尿素の場合と Na，Cl の場合では，前者の尿張度は 0 であり，後者では 300 mOsm/kg・H₂O となる．前者の尿が 1 L 排泄された場合には電解質を含まない水（electrolyte free water）が 1 L 喪失するので血漿Na濃度は上昇し，後者では細胞外液が 1 L 減少し，血漿Na濃度は不変だが，血圧が低下する．
>
> 　　現実には尿素 100％や Na，Cl が 100％の尿は存在しないが，尿浸透圧と尿張度の関係を理解しやすくするために例としてあげた．

な日本語だが,「自由」は"free"の誤訳であり,浸透圧物質を含まない,電解質を含まない水,の意味である.

浸透圧クリアランス(Cosm)とは単位時間あたりの尿に含まれているのと同量の溶質を含む血漿の量である.尿浸透圧が血漿浸透圧と等しいときはCosmは尿量に等しい.尿が血漿よりも低張のときは尿量>Cosmとなり,溶質の排泄に必要な水の他に溶質をまったく含まない水(自由水,free water)が排泄されるためと考えることができる.すなわち尿量は浸透圧クリアランスと自由水クリアランスの和と定義でき,

　　V(尿量)=Cosm(浸透圧クリアランス)+CH_2O(自由水クリアランス)の関係がある.
自由水クリアランスは上記の式を変形し
　　CH_2O=尿量−Cosm　　として求めるが,ここで,浸透圧クリアランスは
　　Cosm=(尿浸透圧÷血漿浸透圧)×尿量　　として計算する.
新生児の自由水クリアランス<30 mL/kg/日は自由水排泄障害ありと判断する[6].

■ 成人基準値[7]
　　Cosm　水利尿時 3.85 mL/分,濃縮時 1.57 mL/分.
　　CH_2O　水利尿時 9.17 mL/分

5)尿比重

尿比重は尿中に含まれる溶質の質量濃度を表し,尿浸透圧と比例関係がある.測定が簡単なので尿の希釈,濃縮力を推定するのに用いられる.健常人の24時間尿の比重は1.015前後だが,1日の中で変動し,1.005〜1.030の幅がある.尿崩症では1.001くらいの低比重尿となることもある.

尿浸透圧は溶解している溶質のモル数,尿比重は質量に比例するので,尿中に高分子物質(造影剤,蛋白尿,尿糖など)が多い場合には,尿比重と尿浸透圧に乖離がみられる.

尿比重の主な測定法は尿屈折計による方法と試験紙法による方法がある.試験紙法は尿中陽イオンを測定することで,間接的に尿比重を推測している.

尿比重から尿浸透圧を推測するのには次の式を用いると便利である.
　　尿浸透圧(mOsm/kg・H_2O)=(尿比重−1)×(15〜40)×1000
　　例)尿比重が1.010ならば尿浸透圧は0.01×(15〜40)×1000=150〜450 mOsm/kg・H_2O

4 カリウムバランス—血清カリウム濃度の異常に対処する

高K血症や低K血症をみたときには,K摂取量の過多,細胞内外のK移動の異常の有無,尿細管でのK調節能を評価する.尿細管のK調節能を反映するものにK排泄分画(FE_K)とTTKGがある[8](表5,表6).

1)FE_K 〔fractional excretion of K (potassium), K排泄分画〕

FE_Kは糸球体で濾過されたKのうち何%が最終的に尿中に排泄されたかを表している.FE_Kが10%ということは,糸球体で濾過されたKの90%が尿細管で再吸収され,尿に排泄されたのは10%ということである.

表5 FE_K[14]

年齢	症例数	血清K（mEq/L）	FE_K（%）
0〜4カ月	13	5.2±0.8	8.5±3.8
5カ月〜1歳	10	4.9±0.5	14.6±5.0
3〜10歳	19	4.2±0.5	14.5±8.9
11〜20歳	17	4.3±0.3	16.2±8.2

表6 TTKGの基準値（Ethier 1990, Rodriguez-Soriano 1990）

健常成人	8〜9
乳児（1〜12カ月）	7.8（中間値）
小児（1〜15歳）	6.0（中間値）

$$FE_K = \frac{最終尿に排泄されたK量}{糸球体で濾過されたK量} = \frac{尿量（単位時間あたり）×尿K濃度}{クレアチニンクリアランス×血清K濃度}×100$$

$$= 尿K濃度÷尿Cr濃度÷血清K濃度×血清Cr濃度×100（\%）$$

GFRが正常の場合には，腎臓からのK喪失が原因で低K血症のときには$FE_K>9.0\%$となる．腎臓以外からのK喪失（腸管からのK喪失など）が原因ならば$FE_K<6.4\%$となる．

高K血症の時には腎臓は最大限Kを分泌しようとするのでFE_Kは20%以上となる．FE_Kが20%未満ならば尿細管でのK分泌障害が示唆される（アルドステロン作用不足や遠位尿細管に到達するNa量不足など）．

このようにFE_Kの基準値はGFRによって異なる．腎不全患者ではGFRに対応するFE_K値を参照し，高K血症があるときにFE_Kが基準値より低ければ尿細管からのK分泌障害があると判断する[8]．

K摂取量が異なればFE_Kの基準値も異なる．そのためSchuckらはK摂取量とGFRから推定されるFE_Kの基準値，adequate FE_Kの概念を提唱している[9]．

$$adequate\ FE_K = 15×(K摂取量（mmol/日）÷Ccr（mL/min）$$

2）TTKG（transtubular K gradient）

尿K濃度から腎臓のK排泄能を評価できれば簡単だが，最終尿は希釈・濃縮されるので判断しにくい．そのため考案されたのがTTKGである．TTKGは腎臓でのK調節の最終部位である皮質集合尿細管（CCD）の管腔内K濃度と血清K濃度の比を示したものである[10]．血清K濃度が5 mEq/LのときにTTKGが8ということはCCD管腔内のK濃度は5×8＝40 mEq/Lであることを示す．ADHが十分に作用している状態ではCCDの管腔内尿浸透圧は血漿浸透圧と等しく300 mOsm/kg・H_2Oと考えられる．尿がX倍に濃縮されれば（尿浸透圧が300×Xになれば）最終尿のK濃度はCCDの管腔内K濃度のX倍になるはずである．

すなわち　最終尿K濃度＝CCDのK濃度×（尿浸透圧÷血漿浸透圧）　の関係がある．

書き換えると　CCDのK濃度＝尿K濃度÷（尿浸透圧÷血漿浸透圧）　なので

TTKG＝CCD の K 濃度/血清 K 濃度
　　　＝[尿 K 濃度÷(尿浸透圧÷血漿浸透圧)]÷血清 K 濃度　　となる

ただし,「尿浸透圧＞血漿浸透圧」でなければ上記仮定が成立しないので, TTKG を用いる際には「尿浸透圧＞血漿浸透圧」であることを確認すること.

図1のように尿 K 濃度＝120 mEq/L, 尿浸透圧 900 mOsm/kg・H_2O, 血漿浸透圧 300 mOsm/kg・H_2O ならば尿は3倍濃縮されているので, CCD の K 濃度は 120÷3＝40 mEq/L である.

血清 K 濃度が 5 mEq/L のとき TTKG は 40÷5＝8　となる.

TTKG の基準値は5以上である[11,12]. 低 K 血症では K 分泌が抑制されるので TTKG＜3〜4 となり, 高 K 血症では最大限に K を分泌しようとするので TTKG＞7〜8 となるはずである. Ethier らの報告によれば, 健常人では K 負荷後に TTKG は平均 13.1 まで増加するし, 低 K 血症があれば TTKG は平均 0.9 まで低下する (表7). 高 K 血症があるにもかかわらず TTKG が十分増加していなければ (皮質集合尿細管腔内の K 濃度が上昇していなければ) 尿細管での K 分泌が障害されていると判断できる.

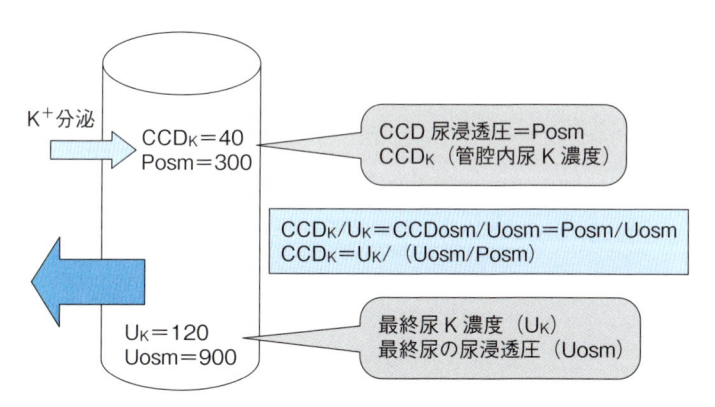

図1 TTKG (transtubular K gradient)

CCD での K 分泌が十分刺激されていることが前提 (尿 Na が 25 mM あれば十分と考える)

表7 血清 K 濃度と TTKG の関連 (Ethier 1990)

	血清 K 濃度 (mEq/L)	TTKG
血清 K 正常	4.0±0.3	8.7±2.7
9α-fludrocortisone		
負荷前	4.1±0.2	8.3±2.4
負荷後	4.2±0.2	11.8±3.6
低 K 血症		
カリウム制限	3.4±0.3	0.9±0.2
DOCA 負荷	3.4±0.3	6.7±1.3
カリウム負荷		
負荷前	4.0±0.2	8.1±1.8
負荷後	4.3±0.2	13.1±3.8

5 酸塩基平衡

1）血液ガスならびに血漿総 CO_2 含量

年齢によって動脈血 pH，$PaCO_2$，HCO_3^- の正常値は著しく変動する（表8）．酸塩基平衡の評価に用いる時には必ずしも動脈血を用いる必要はなく，静脈血 pH，PCO_2，HCO_3^- で代用することが可能である．

肺でのガス交換，酸素化の評価や全身の酸塩基平衡の状態を評価するのに血液ガス分析が用いられる．呼吸不全の評価には pH，$PaCO_2$，HCO_3^- 以外に PaO_2 の測定が必要なので動脈血液ガス分析が必要だが，代謝性アシドーシス，アルカローシスの評価は静脈血ガス分析で代用できることが多い．

静脈血と動脈血の HCO_3^- はほぼ同等で，静脈血 HCO_3^- が動脈血 HCO_3^- よりも約 2 mEq/L 程度高い．

Treger らは ICU 入室患者 40 名を対象に動脈-静脈血液ガスの差異を検討し以下の関係があることを示している[15]．

動脈 pH ＝ －0.307 ＋ 1.05 × 静脈血 pH　　（R^2 ＝ 0.945）

動脈血 $PaCO_2$ ＝ 0.805 ＋ 0.936 × 静脈血 PCO_2　　（R^2 ＝ 0.883）

動脈血 HCO_3^- ＝ 0.513 ＋ 0.945 × 静脈血 HCO_3^-　　（R^2 ＝ 0.950）

なお「静脈血 HCO_3^-」には，(1) 血液ガス分析装置で計算される HCO_3^-，(2) Van Slyke の検圧計を用いて測定する血漿総炭酸（total CO_2 content），(3) 臨床化学自動分析装置を使用し酵素法によって測定される血漿総炭酸がある．血液ガス分析装置では実測された pH，$PaCO_2$ の値から Henderson-Hasselbalch 式を用いて HCO_3^- を計算している．そのため実測 HCO_3^- ではなく「計算された HCO_3^-」といえる．酵素法で測定される血漿総炭酸は HCO_3^-，溶存 CO_2 の合計だが溶存 CO_2（＝0.03×$PaCO_2$）は 1 mEq/L 程度と微量なので検査室では総 CO_2 含量としてではなく

表8 動脈血の正常値（平均値±標準偏差）[13]

年齢	pH	$PaCO_2$ （mmHg）	HCO_3^- （mEq/L）
1 カ月（満期産）	7.39±0.02	31±1.5	20±0.7
3～24 カ月	7.39±0.03	34±4.0	21±2.0
1.5～3.4 歳	7.35±0.05	37±4.0	20±2.5
3.5～5.4 歳	7.39±0.04	38±3.0	22±1.5
5.5～12.4 歳	7.40±0.03	38±3.0	23±1.0
12.5～17.4 歳	7.38±0.03	41±3.0	24±1.0
成人	7.40±0.02	41±3.5	25±1.0

表9 血漿総 CO_2 含量の測定原理

HCO_3^- ＋ PEP $\xrightarrow{\text{ホスホエノールピルビン酸カルボキシラーゼ}}$ オキザロ酢酸 ＋ PO_4^{3-}

オキザロ酢酸 ＋ NADH ＋ H^+ $\xrightarrow{\text{リンゴ酸デヒドロゲナーゼ}}$ リンゴ酸 ＋ NAD^+

HCO₃⁻として報告することもある．

　尿細管性アシドーシス，腎不全，Bartter症候群，糖尿病性ケトアシドーシスなどを疑って代謝性アシドーシス，アルカローシスの有無や程度をみるならば酵素法による総CO₂含量を測定し，必要に応じて血液ガス分析を行えばよい．米国ではルーチンに測定されているが，わが国の病院で測定しているところはまだ少ないようである．血液生化学検査の自動測定装置がある病院ならば，試薬を購入するだけで測定できるのでもっと普及してほしい．表9に示したように血漿中のHCO₃⁻は基質であるホスホエノールピルビン酸と反応し試薬中のNADHを減少させる．NADHの減少度（すなわち血漿CO₂含量）は波長340 nmにおける吸光度から測定できる．なお試薬はオーソ・クリニカルダイアグノスティック株式会社（電話番号0120-03-6527）から「ビトロス® スライドECO₂」として発売されている．

■ 文献

1) Battle D, Shah M. Physiologic principles in the clinical evaluation of electrolyte, water, and acid-base disorders. In: Seldin and Giebisch's The Kidney. Academic Press; 2007.
2) Kaplan AA, Kohn OF. Fractional excretion of urea as a guide to renal dysfunction. Am J Nephrol. 1992; 12: 49-54.
3) 小松康宏．In: 腎臓病診療に自信がつく本．東京: カイ書林; 2010.
4) 小松康宏．水分バランスとその異常．In: 大平整爾．伊丹儀友，編．11日間でマスター: 輸液処方の実践に活かす水電解質・酸塩基平衡の基本．東京: 診断と治療社，2010. p.10-30.
5) Ellis D, Avner ED. Fluid and electrolyte disorders in pediatric patients. In: Puschett JB, editor. Disorders of Fluid and Electrolyte Balance: Diagnosis and Management, New York: Chrchihill Livingstone; 1985.
6) Hazinski TA, Blalock WA, Engelhardt B. Control of water balance in infants with bronchopulmonary dysplasia: role of endogenous vasopressin. Pediatr Res. 1988; 23(1): 86-8.
7) 浅野誠一．浸透圧クリアランス．日腎会誌．1960; 2: 257-63.
8) Battle DC, Arruda JA, Kurtzman NA. Hyperkalemic distal renal tubular acidosis associated with obstructive uropathy. N Engl J Med. 1981. 304: 373.
9) Schuck O. In: Examination of Kidney Function. Boston: Martinus Nijhoff Publsiherrs; 1640179, 1984.
10) West ML, Mardsen PA, Richardson RMA, et al. New clinical approach to evaluate disorders of potassium excretion. Miner Electrolyte Metab. 1986; 12: 234-8.
11) Ethier JH, Kamel KS, Magner PO, et al. The transtubular potassium concentration in patients with hypokalemia and hyperkalemia. Am J Kidney Dis. 1990; 15: 309-15.
12) Rodriguez-Soriano J, Ubetagoyena M, Vallo A. Transtubular potassium concentration gradient: useful test to estimate renal aldosterone bioactivity in infants and children. Pediatr Nephrol. 1990; 4: 105-10.
13) 五十嵐 隆．pH，HCO₃⁻，PO₂，PCO₂，BEの年齢別正常値．小児内科 1998; 30(増刊号): 282-5.
14) Satlin LM, Schwartz GJ. Metabolism of potassium. In: Iekuni I, editors. Pediatric textbook of fluids and electrolyte. Baltimore: Williams and Wilkins; 1990. p.90.
15) Treger R, Pirouz S, Kamangar N, et al. Agreement between central venous and arterial blood gas measurements in the intensive care unit. Clin J Am Soc Nephrol. 2010; 5: 390-4.

〈小松康宏〉

Ⅱ. 基礎編

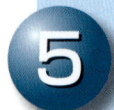

5 誤った輸液療法を行わないための注意

■ はじめに

　新生児や乳児ほか幼若小児に安全で有効な輸液が可能になっておそらく50年ほどであるが，以降画期的な治療成績が得られるようになった．私たちは先達の努力の結晶を利用するにあたり，現在自分は目の前の患児に何をしたくてこの治療行為をするのか考えつつ日常診療を行う必要がある．

　本稿では輸液剤の選択ミスという限定的な話題でなく，さらに広い意味に解釈し輸液療法関連で失敗しないよう臨床的な諸注意点を筆者の見聞きした（可能な限り具体的な）実例を交えて項目別に列挙した．なお電解質輸液剤は低張性・等張性・高張性の3種類に分類されるが，これらの用語は従来電解質のみに関する意味で使用されており，低張性に分類される輸液剤でも全体の浸透圧は糖の混入によりほぼ等張に調整されているので誤解のないようにしたい．

1 不必要な輸液をしない

　腎や呼吸器に大きな基礎疾患がない多くの小児では優れたホメオスターシスが存在する．したがって可及的速やかに少量でも飲水飲食させたほうがおおむね様々なインバランスは早期に改善するという大原則を知るべきである．輸液治療を受けている患児は輸液に関連する痛みや体の不自由に耐え，感染のリスクを負い，輸液行為自体のミスの他にも危うい環境にいることを余儀なくされている．したがって不要なタイミングになれば速やかに輸液治療は中止するほうがよい．以下のような実例も経験した．

　実例はヘルペス脳炎罹患後の重度精神運動発達遅滞の2歳男児である．全く安定した状態で受診した際の採血でNa 146 mEqであった．機嫌も普通で発熱もなく臨床的には問題なかったが，経験の浅い担当医は高張性脱水と判断し入院の上，経口摂取を一時止めて輸液管理を行った．生理食塩水やソリタT1号®で行ったが電解質異常は全く改善せず，患児はむしろ入院後機嫌が悪くなった．1週間入院後家族と互いに気まずい状況のまま退院した．さらに3カ月後の採血では全く電解質異常を認めなかった．脳実質に先天性後天性ダメージが強い場合は，その詳細な機構は不明であろうが，あたかも電解質レベルのセットポイントが変化しているとしか考えにくいことが臨床的に経験される．本児の場合，輸液など結果的には全く不要であったと考えられる．

　次例は溶血性尿毒症症候群（hemolytic uremic syndrome：HUS）の2歳女児である．入院時少々の血便を伴う下痢，軽度の腎糸球体機能障害，軽度の貧血を呈した．けいれんはなく全身状

態は悪くなかった．担当医は入院当日同疾患を鑑別診断として全く考えておらず，急性胃腸炎，脱水，腎前性腎機能障害と単純に考え生理食塩水を比較的急速に輸液する計画を立てた．ところが夜間患児の体動により輸液ラインの接続がはずれ，少量の脱血もきたしその後全く輸液がなされなかった．結果的に本児には急性腎不全に対する保存的治療がなされたことになり，高血圧によるけいれんも惹起されず，翌日上級医からHUSの可能性を指摘された担当医は患児および自らの幸運に感謝した．

2 考えて輸液剤を選択する

　脱水があればソリタT1号®から，脱水がなければソリタT3号®というあまり何も考えていない機械的な選択は基本的にすべきではない．また糖尿病の患児に何も考えずブドウ糖含有の製剤で輸液ラインをとっていることは絶対にないだろうか．心不全で食事内の塩分制限や利尿薬（特にループ利尿薬）を用いている患児に全く意識しないで無用なナトリウムなどを輸液で入れている場合はないだろうか．

　実例は4歳のウイルス性急性胃腸炎の女児である．受診前日から3回の嘔吐と5回の泥状便を認めたが，発熱や腹痛はなかった．活動性もまずまずで軽度の脱水のみ認めた．同児の父親が（小児科以外の）医師のため休日の救急外来で自ら輸液を行うことを決断した．脱水が軽度のため「維持輸液」のソリタT3号®を開始した．当初2〜3時間後には元気がでるだろうと同医は考えたが逆にますます元気がなくなり小児科コンサルトとなった．血中電解質測定を勧めたら，やはり予想通りNa 129 mEqとおそらく医原性低ナトリウム血症を呈していた．輸液内容を生理食塩水に変更したら速やかに元気がでてきて帰宅した．筆者は「維持輸液」という用語自体が不適切だと思うが，使用さえしていれば少なくとも現状が維持できるというイメージは全くの誤解である．医原性低ナトリウム血症症例はあまた存在する．

　次例は異型麻疹の5歳男児である．救急外来の初診で入院となった．母親からの話では水分はきちんと飲めており，確かに皮膚のturgorは比較的保たれていた．活気は全くなかったが，担当医は原疾患による発熱のためと考えてソリタT1号®で初期輸液を開始した．ところが入院時の血清Naが122.5 mEqという著しい低ナトリウム血症が判明し，速やかに輸液剤を生理食塩水に変更した．その後速やかに電解質は正常化した．さらに母親から話を聞いたところ同児はいわゆる自閉症で水に対する拘りが非常に強く，以前から水分というと他に全く何も混入のない水しか一切飲もうとしないことがわかった．本例は患児自らも手を貸した低ナトリウム血症であろうが，初診で患児の背景がよくわからないと重要な病歴の聴取漏れが起こりうる．この場合も精神神経関連疾患のため母親が積極的に伝えたくなかった可能性や，同児の水への拘りが治療上重要であるという認識が母親に全くなかった可能性がある．検査の重要性が再認識された症例だが，適切な治療のためには病歴聴取と診察において十分すぎることはない．

3 なるべくシンプルな輸液を（＝新たに調整しないにこしたことはない）

　既存の輸液剤では自分の理想像と計算があわないため自ら調整する場合がある．しかし過程が

増えるごとに医療過誤のリスクは明らかに増大していくことも一方で考えねばならない．例えば自分自身でも薬剤師でも看護師でも調整ミスで不適切な輸液剤（特にカリウム濃度など）を作成してしまうことや手技的不備から細菌を混入させることは十分にあり得る．したがって成分が比較的近い製品があるのならそちらを選択するという総合的判断も必要になる．各々オーダーメイド医療という理論だけでは日常臨床はベストとは限らないことを認識せねばならない．

4 高浸透圧剤は可能な限り短期間に

　静注している高浸透圧輸液剤が漏れると皮膚および皮下組織にダメージを与え，場合によっては壊死を惹起する．

　実例はReye症候群の1歳男児である．Reye症候群により持続する低血糖のため10％ブドウ糖ベースの輸液が手背から行われていた．途中夜間帯で漏れに気づくのが多少遅れ，幸いにも救命しえたが左第5指を壊死で失った．本例ではリスクの高い治療を日々行っていることに医療側，患児家族側の認識が甘く，医療訴訟に発展し双方に割り切れない気持ちが多大に残った．Reye症候群という特殊な疾患でなくとも，新生児の比較的持続する低血糖や低血糖を伴うアセトン血性嘔吐症は臨床的によく遭遇する．このような場合，頻回に血糖を確認し高浸透圧剤を等浸透圧剤に速やかに変更しておかないと同様な事態を招く恐れがあり要注意である．しかし，たとえ等浸透圧剤であっても漏れが大量になると改善するまで相当時間がかかる強いダメージを与える（図1）．

　なお一般輸液剤ではないが，ガンマグロブリン製剤（特に川崎病や先天性免疫不全などで一度に大量に使用時）や造影剤の漏れは切開処置や後の植皮治療などを要する場合もあり，さらに注意が必要である．特に自然滴下でなくポンプ使用の場合では，たとえアラームシステムがあるにせよ要注意である（図2）．

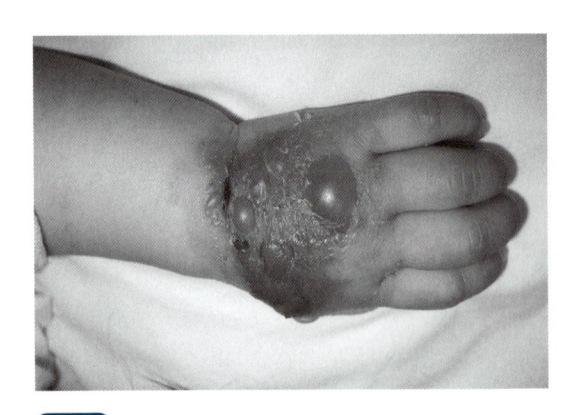

図1　1歳女児
ソリタT3号®をポンプで輸液中に生じた左手背部の漏れである．水疱が多発し改善するのに時間を要した．

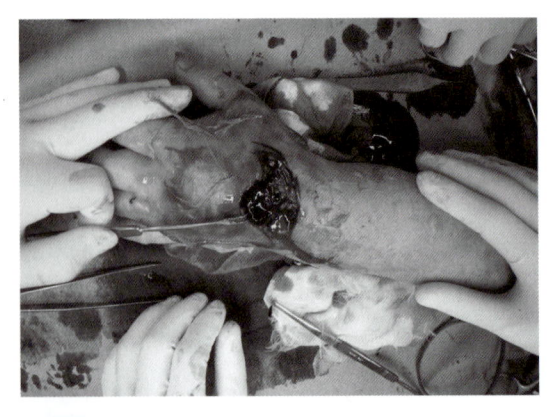

図2　60代女性
ダイナミックCT scanのためポンプで急速に造影剤を注入しており，途中でストップした．脳梗塞の既往があり，感覚もやや鈍麻していた．同日整形外科で観血的に血腫を除去した．

5 病態改善の優先順位を考えた輸液を

　利尿薬を投与されている心不全患児における脱水を伴う急性胃腸炎罹患時など，単一の病態の是正では全身バランスの改善が困難な場合が小児領域でもある．おそらく重篤な基礎疾患を複数もつ高齢者などではさらに判断が難しいと思われる．

　実例は頻回再発型ネフローゼ症候群の5歳男児である．初発後6回目の再発で受診時に著しい全身性浮腫を認め，発熱はなかったが軽度の腹痛と食欲不振を認めた．血清 Na 135，K 3.6 mEq で CTR は 37%，血圧は 75/35 mmHg であった．担当医は浮腫がこれ以上強くなるのを恐れ著しい電解質異常もなかったことから，ソリタ T3 号® で輸液を開始したところ血圧はさらに低下し，顔色不良となったため上級医に相談した．生理食塩水に輸液を変更したところ浮腫はさらに強くなったものの血圧や顔色は速やかに改善した．

　本児の場合，浮腫や食欲不振により循環体液量が低下しプレショック状態であったと考えられ，まずは治療の優先順位を考え浮腫の悪化を恐れず循環体液量を増やす生理食塩水を相当量最初から輸液すべきであった．

6 排尿行為の意味を過大評価しない

　急性胃腸炎で脱水を伴う患児に対して，生理食塩水なりソリタ T1 号® なりで輸液を開始し，排尿が1回あればソリタ T3 号® に変更というオーダーを行ったことのない小児科医は少ないと考えられる．おおむねこれで病態は改善されていくことが確かに多い．しかし排尿行為という案外不確かな生理現象にそこまでの治療根拠があるわけではない．少ない時間尿量ながら膀胱には溜まっており，輸液開始後早々排尿に至ることもあろうし，逆に十二分に初期輸液が入ったにもかかわらず患児が心理的緊張のため排尿しないこともあるだろう．教科書通り，治療直前の患児がどの程度の脱水状態にあるのか，不足水分量がどの程度かをなるべく正確に評価して初期輸液量が決定されるべきである．

7 輸液剤でもアレルギーに注意

　基本的にほとんどの薬剤に対してアレルギー反応があり得るが，通常は抗生剤や解熱鎮痛剤などが臨床的には多く，まして一般輸液剤に含有されている薬物に対するアレルギーなど臨床現場では想定していない．

　実例は小児ではなく初老女性患者であったが，外科的手術のため手術室で 10% マルトースの輸液を開始されたところアナフィラキシーを惹起して手術が中止となった．当初は残念ながら原因不明と処理されたが，はからずもその後他院で結果的にチャレンジテストがなされることになったこともあり，2糖類のマルトース（麦芽糖）によるアナフィラキシーと確定診断された．まれなことではあろうが，日常診療上大きな盲点になりうる．10% マルトース液は小児科領域では一般的ではないものの術中術後や糖尿病患者の輸液に用いられることがあり，要注意である．

8 初期治療の後も考えながら経過を診る

　臨床症状やデータを診つつ経過を診ることが重要である．多くの二次医療施設なら採血後1時間程度で血液生化学データが判明する状況になっている．また常に論理的に考えていかないと重要な疾患を見落とし担当医が恥をかくだけでなく，患児に大きな不利益を与えることにもなりかねない．

　実例はBartter症候群の6歳男児である．同児が感冒で元気がなく，受診時に血清Na 134，K 2.9，Cl 95 mEqであった．担当医は感冒による低張性脱水と診断し入院の上生理食塩水で輸液を開始した．翌日やや活気や食欲が出てきたため，血清Na 135，K 3.0，Cl 95 mEqと翌日データもほとんど変化がなかったが退院とした．その3カ月後気管支炎で他院を受診した際初めてBartter症候群の可能性が指摘され，後に遺伝子的にも確認された．これは輸液治療などでさらに是正されてしかるべきところ，その通りに進んでいないのは何故かと考えるところから基礎疾患の診断に進めた可能性のある例である．

　次例は脱水がらみの先天性低尿酸血症の3歳女児である．同児が嘔吐8回，下痢10回で中程度の脱水と診断され入院となった時点で，血清Na 134，K 3.8，Cl 98 mEq，BUN 22.5，Cr 0.5，UA 3.0 mg/dL，尿中ケトン3+と低張性脱水を呈していた．担当医はソリタT1号®で輸液を開始し，翌日には脱水症状は全く消失し，血清Na 139，K 4.0，Cl 102 mEq，BUN 16.0，Cr 0.3，UA 0.8 mg/dL，尿中ケトン±と改善したが，この低尿酸血症が見落とされた．1年後気管支炎で他院を受診した際の採血で先天性腎性低尿酸血症の可能性を初めて指摘され，両親とも年齢的に低尿酸傾向があり，後に遺伝子的にも証明された．これは脱水の割には入院時の血中尿酸値が低いという認識を担当医がもてるかどうか，また先天性腎性低尿酸血症という疾患の存在の知識があるかどうかである．

　次例は逆流性腎症の6歳男児である．中等度の気管支喘息で入院した際，BUN 22.0，Cr 0.9 mg/dLで尿蛋白が1+であった．担当医は患児が脱水により案外ばてており腎前性の腎機能障害と診断した．尿蛋白は早朝第一尿ではないため起立性蛋白尿と考えた．軽い異常値であったため入院後の再検査をしなかった．同児は次春の学校検尿でやはり軽度蛋白尿が指摘され，血液データはBUN 22.8，Cr 0.9 mg/dL，精査の結果逆流性腎症・腎機能障害と診断された．このように尿細管障害が一次性の疾患群では希釈尿のため試験紙による尿蛋白異常は一般に軽度で学校検尿システムでは発見されにくい．本例では血中Crの正常値の理解が担当医に不足していた可能性がある．以前のヤッフェ法値は近年の酵素法値に比しおおむね0.2 mg/dL高い値であったが，6歳で酵素法値Cr 0.9 mg/dLは明らかに高値である．担当医が腎前性の腎機能障害と考えたところまではまだよいが，確認を怠ったため重大な基礎疾患が残念ながら見落とされた．

9 検査できない時の対処

　今でも時々学会や研究会発表で肝心な初期データが漏れており，休日で，夜間で，正月で，など誠に歯痒いコメントを演者から聞かされることがある．小規模施設で夜間や休日の血中尿中電解質測定が困難な施設も確かに少なくないだろうが，血清分離（血漿も少々あるとレニンやアン

ギオテンシンなど測定用によい）し冷凍しておけば短期であればまず問題はないだろうし，尿生化学検査ではもちろんそのまま冷凍でよい．その場で明確にわからなくとも自らの方針で正しかったかどうかの方向性は判明することが多く，以降の治療機会にも必ず役立つ．

　また案外に尿中電解質測定は臨床現場でオーダーが漏れるものである．採血は患児に精神的肉体的負担を強いる検査であるため可能なら回数は少ないほうがよい．尿中電解質測定はその補完の役割もはたす．インだけ考えてコントロールすることは論理的に無理で，アウトの情報が加わればより正しい判断が可能なことは当然である．

10　検体の deep freezer 保存を

　通常の施設では採血後の余剰血清の保存はおそらく数日であろう．当院の臨床検査部門では全科患者の採血検体が外来入院を問わず自動的に 0.75 mL 最後に分注され半年間マイナス 80℃で保存される．担当医の依頼により特定の患者においてはさらに長期に保存され，納得できない検査値の再検査，後で思いつく（特に先天性内分泌代謝疾患における）追加検査などが可能で日常臨床にははかり知れないメリットがある．このシステムには当然院内合意としかるべき予算が必要で，いずれの施設でも明日から開始というわけにはいかない．しかし臨床経過に納得しがたい点がある患者に関しては，後できちんと判明する可能性があるため血清・血漿・尿検体の保存を強く勧めたい．治療介入前の検査値を後で入手することは一般的に困難なので，思いついた際には可及的速やかに保存の依頼を検査部門にしておくべきである．なお当院の検体保存方針に同意したくない患者は断ることが可能なむね院内掲示されているが，現時点で実例はない．

■ 文献

1) Hoorn EJ, Geary D, Robb M, et al. Acute hyponatremia related to intravenous fluid administration in hospitalized children: An observation study. Pediatrics. 2004; 113: 1279-84.
2) Friedman AL. Pediatric hydration therapy: Historical review and a new approach. Kidney Int. 2005; 67: 380-8.
3) 大友義之．私の見聞きした輸液ミスとニアミス．小児科臨床．2008; 61: 33-6.
4) 上原朋子，松山　健．輸液 Q&A 輸液べからず集．小児内科．2011; 43: 797-800.

〈松山　健〉

索 引

■あ

アクアポリン	176, 178
アシデミア	189
AG 正常—	193
アシドーシス	189
アトピー型喘息	94
アドレナリン	61
アナフィラキシー	207
アミノ酸	4
アミラーゼ	98, 99
アルカレミア	189
アルカローシス	189
アルギニンバソプレシン	20
アルドステロン	181
アルファカルシドール	43
アルブミン	140
アロプリノール	52

■い

医原性低ナトリウム血症	71, 92, 171, 205
維持輸液	14, 72, 170, 205
インスリン	119
インフルエンザ桿菌	55, 58, 59
インフルエンザ脳症の　ガイドライン	162

■う

右心不全	154
うっ血性心不全	156

■え

遠位尿細管	176
塩基	186
炎症性サイトカイン	58

■か

開始液	72
可逆性脳梁膨大部病変を　有する脳炎脳症	162
拡張型心筋症	148
過呼吸	116
学校検尿システム	208
活性型ビタミン D	184
渇中枢	79
カルシトニン	182
カルシトリオール	43
カルチコール	3, 34, 43, 45
肝性脳症	124, 125, 128
緩速均等輸液	65, 71
カンピロバクター	68

■き

希釈尿	208
偽性低 Na 血症	119
偽性低アルドステロン血症	35
拮抗ホルモン	117
揮発性酸	186
偽膜性腸炎	69
急性胃腸炎	68
急性壊死性脳症	161
急性肝不全	123
急性散在性脳脊髄炎	163
急性心筋炎	144
急性腎障害	65
急性腎不全	130
急性膵炎	98
急性脳炎	163
急速初期輸液	64, 71, 72
急速輸液	61
凝固障害	126, 128
橋中心髄鞘崩壊症	16, 20, 21
近位尿細管	175
菌血症	57, 58

■く

グルコース＋インスリン療法	34, 38
グルコン酸カルシウム	3, 38, 43, 45
クロストリジウム・　ディフィシル	68

■け

経口補水液	70
経口補水療法	70
経静脈輸液療法	71
けいれん重積型急性脳症	161
血液培養	55, 59
血液分布異常性ショック	54, 58
血漿浸透圧	197
血漿水分量	167
血漿総 CO_2 含量	202
血漿張度	197
血清浸透圧	4
血清の保存	209
血清補体価	135
欠乏輸液	170
ケトン体	117, 119

■こ

5％ブドウ糖液	76
高 Ca 血症	52
高 Cl 性代謝性アシドーシス	121
高 K 血症	52
高 Na 血症	20, 21, 26, 75, 78, 81
高 P 血症	52
高アンモニア血症	125, 128
口渇障害	77
高カルシウム尿症	11
高カロリー輸液	166
高血糖	19, 98
高浸透圧輸液剤	206
高張性	69
高張性脱水（症）	64, 75, 204
高尿酸血症	52
抗利尿ホルモン	15, 20, 96
抗利尿ホルモン不適切分泌　症候群	52, 172

210　索 引

呼吸状態	94	ショック	14, 57, 139	脱水症	69, 168
呼吸性アシドーシス	93, 96, 181	心筋炎	154	脱水の程度	95
呼吸性アルカローシス	181	心筋症	154	脱水補給液	72
呼吸性代償	190	神経体液性因子	152	炭酸水素ナトリウム	121
骨髄針	61, 62	腎血流量	8	胆道拡張症	101
骨髄内輸液	110	心原性ショック	58	蛋白分解酵素阻害薬	103
骨髄輸液路	61	腎実質性 AKI	66		
骨髄路	54, 61	心室中隔欠損症	147	■ち	
コロイド輸液	109	腎性 AKI	66	中心静脈血酸素飽和度	55
混合性酸塩基異常症	192	腎性代償	190	中枢性尿崩症	77, 79
		腎前性 AKI	66	腸炎ビブリオ	68
■さ		腎前性腎不全	130	腸管アデノウイルス	68
細菌性髄膜炎	56-58	浸透圧クリアランス	199	腸管出血性大腸菌 O-157	68
細菌性肺炎	130	浸透圧受容体	179	超低出生体重児	3
細胞外液	7, 167	浸透圧性脱髄症候群	29	張度	26
細胞外液型輸液	14, 21	浸透圧輸液	166		
細胞外液補充液	72	浸透圧利尿	115	■つ	
細胞内液	7, 167	心房性ナトリウム		ツルゴール	13
細胞内脱水	78	利尿ペプチド	8		
酢酸デスモプレシン	79			■て	
酢酸リンゲル液	59	■す		低 Ca 血症	60
サム（サムセット）	194	膵・胆管合流異常	101	低 K 血症	13, 89, 96
サルモネラ	68	推定糸球体濾過量	66	低 Na 血症	13, 15, 16, 21, 26, 96, 154
酸	186	水分排泄量	167	低血圧	173
酸塩基平衡障害	96	ステロイド	61	低血圧性ショック	14
				低血糖	2, 19, 59, 60, 108
■し		■せ		低張液	15, 21
時間尿量	110	生理食塩水	59, 60	低張性	69
糸球体濾過率	8	生理的体重減少	7	低張性電解質輸液製剤	72
子宮内胎児発育遅延	2	全身性炎症反応症候群	57	低張輸液	79
脂肪	4	喘息死	94	電解質	
集合管	176	先天性心疾患	154	異常	96
重症敗血症	57	前負荷	151, 156	換算表	169
自由水	26, 75			自由水	26
自由水クリアランス	198	■そ		代謝異常	169
重曹	194	早産児	6	必要量	168
重炭酸イオン不足量	66			補正用輸液製剤	171
重炭酸緩衝系	187	■た		電解質輸液剤	204
腫瘍崩壊症候群	48	第三脳室	179		
循環血液量	167	代謝性アシドーシス	13, 117, 181	■と	
循環血液量減少性ショック	58	代謝性アルカローシス	13, 14, 83, 181	等張液	19
循環体液量	207	代償性ショック	57	等張性	69
上大静脈酸素飽和度	61	体水分組成	167	糖尿病ケトアシドーシス	113
小児推定糸球体濾過量	67	多飲・多尿	75	特発性肺動脈性肺高血圧症	146
初期輸液	108				

索引 211

■に

ドパミン	61
ドブタミン	61

■に

肉眼的血尿	133
乳酸リンゲル液	59
尿浸透圧	197
尿素窒素排泄分画	196
尿中 Ca/Cr	43
尿中電解質測定	209
尿中ナトリウム排泄率	8
尿張度	197
尿比重	199
尿崩症	75

■ね

熱傷診療ガイドライン	108

■の

脳萎縮	77
脳腫脹型急性脳症	157
脳性塩類喪失症候群	19, 21
脳低温療法	159
脳浮腫	15, 19, 78
ノルアドレナリン	61
ノロウイルス	68

■は

肺炎球菌	58, 59
敗血症	57
敗血症性ショック	54, 56, 57, 59
肺高血圧	154, 155
排尿	207
播種性血管内凝固症候群	55
バゾプレシン	10, 61, 176
パラドキシカルアシドーシス	121
バルビタール昏睡	159, 160

■ひ

肥厚性幽門狭窄症	85
ビスホスホネート製剤	41
肥大型心筋症	145, 151
ビタミン D	182
必要水分量	167

■ふ

ファロー四徴症術後	149
フォンタン術後	149
フォンタン循環	155, 156
不感蒸泄	6, 9, 168
不揮発性酸	186
浮腫	168
プロスタグランジン	10
フロセミド	156

■へ

ヘンレ係蹄	175

■ほ

ホスホジエステラーゼⅢ阻害薬	55, 61
補正 AG	193
補正 Ca 濃度	41
補正 Na 値	120
母乳	81
ホメオスターシス	204

■ま

マンニトール	121, 128
マルトース	207
慢性心不全	152

■み

水中毒	168
水・電解質輸液	166

■め

メイロン	194

■も

毛細血管再充填（充満）時間	13, 14, 54, 64, 70
目標 HCO_3^-	194

■や

薬剤輸液	166

■ゆ

有効浸透圧	26, 119
輸液療法	166

■よ

容量負荷	144
溶連菌感染後急性腎炎	130
溶連菌関連抗体	135

■ら

ラスブリカーゼ	48

■る

ループ利尿薬	140

■れ

レニン・アンギオテンシン・アルドステロン系	8, 152

■ろ

ロタウイルス	68
ロタウイルス性急性胃腸炎	64

■A

ABLS（advanced burn life support）	108
ADEM	163
ADH	15, 20, 96
AEFCSE（acute encephalopathy with febrile convulsive status epilepticus）	161
AG 正常なアシデミア	193
AKI（acute kidney injury）	65
ANE（acute necrotizing encephalopathy）	161
ANP	8, 10
AQP1	176
AQP2	176
AQP3	176
AQP4	176
aquaporin	178
AVP	10

■B

bacteremia	57
Baxter の公式	111
B 型ナトリウム利尿ペプチド（brain natriuretic peptid: BNP）	8, 10

BUN/クレアチニン比		66

■C

Cl バランス		169
CRT（capillary refilling time）→毛細血管再充填（充満）時間		
CSWS（cerebral salt wasting syndrome）		19-21, 28

■E

eGFR		66
80's rule		192

■F

FE_K（fractional excretion of K）		37, 199
FE_{Na}		8, 196
FE_{Urea}		196
FGF23		184
Frank-Starling の心機能曲線		151, 156

■G

Gitelman 症候群		176
Graham-Steel 雑音		147

■H

HCO_3^-（目標—）		194
Henderson-Hasselbalch 式		189
Henderson 式		190
Holliday-Segar 法		146, 154
HSES（hemorrhagic shock and encephalopathy syndrome）		161
hyperdynamic state		100
hypovolemic shock		98

■I

ICP センサー		159
ICP モニター		160

■K

Kussmaul 呼吸		118
K 排泄分画		199
K バランス		169

■M

MERS（clinically mild encephalitis/encephalopathy with a reversible splenial lesion）		162

■N

Na-K ATPase		180
NAPlr（nephritis-assocaited streptococcal plasmin receptor）		134
Na 排泄分画		196
Na バランス		169
NHE3		176
NKCC2		181

■O

ODS（osmotic demyelination syndrome）		29
osmoreceptor		179
overflow mechanism		138

■P

PALS（pediatric advanced life support）		58, 162
Parkland の公式		111
pRIFLE 分類		66
PTH		182, 184

■R

RAA 系		8, 10
Reye 症候群		206
ROMK		178

■S

salt poisoning		29
Schwartz の式		67
sepsis		57
septic shock		57, 60
severe sepsis		57
SIADH（syndrome of inappropriate secretion of antidiuretic hormone）		19-21, 28, 52, 80, 172
SIRS		57
SpeB（streptococcal pyrogenic exotoxin B）		134
SSCG（Surviving Sepsis Campaign guidelines）		56

■T

TLS（tumor lysis syndrome）		48
TRPV5/6		182
TTKG（transtubular K gradient）		37, 181, 200

■U

underfill mechanism		138

■V

V2 受容体		176

■W

Williams 症候群		35

すぐに使える
小児輸液実践ハンドブック　　　　　　　　　　　　　　　ⓒ

発　行	2012 年 9 月 1 日　　1 版 1 刷
	2014 年 10 月 10 日　　1 版 2 刷

編著者　金　子　一　成

発行者　株式会社　　中外医学社
　　　　代表取締役　　青　木　　滋
　　　　〒162-0805　東京都新宿区矢来町 62
　　　　電　話　　03-3268-2701（代）
　　　　振替口座　　00190-1-98814 番

印刷・製本／三報社印刷（株）　　　　　　　　　〈MS・YI〉
ISBN 978-4-498-14522-1　　　　　　　　　Printed in Japan

JCOPY ＜(社)出版者著作権管理機構 委託出版物＞

本書の無断複写は著作権法上での例外を除き禁じられています．
複写される場合は，そのつど事前に，(社)出版者著作権管理機構
（電話 03-3513-6969，FAX 03-3513-6979, e-mail: info@jcopy.
or.jp）の許諾を得てください．